中国傷寒論解説

故・北京中医薬大学終身教授 劉 渡舟　訳＝勝田正泰／川島繁男／菅沼伸／兵頭明

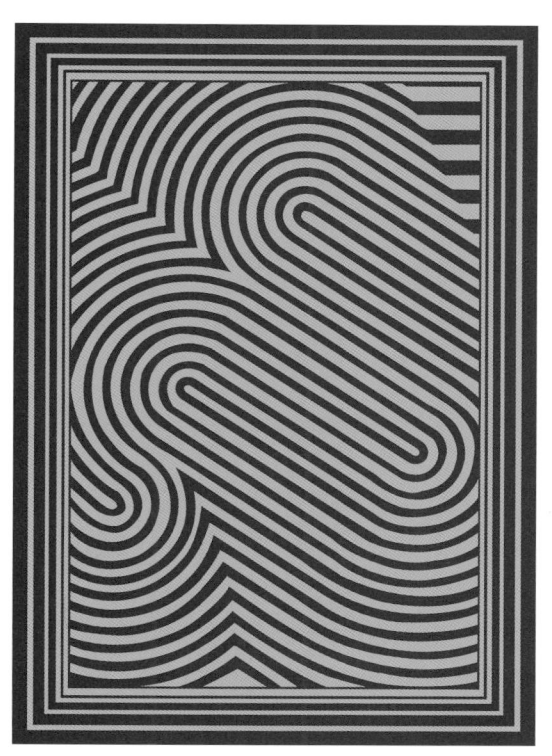

東洋学術出版社

『中国傷寒論解説』の出版にあたって

　『傷寒論』という医書は、まことに奇妙な書物である．ごくわずかな字数で書かれた医書であるにかかわらず、医学の理論と技術に関する膨大な内容を包蔵している．だから、原典そのものは小さくても、これの注釈書は汗牛充棟もただならざる有様を呈する．

　この書をよく読み、深く理解したものは、その理と術のあまりの周到さにただただ圧倒され、あるものはこの書の成るのは人わざにあらずといい、またあるものはこの書一冊があれば医のすべては足りるとまでいう、ことほどさように、この書は研究すればするほど、そしてこれを実地に行えば行うほど、その奥行きの深さがわかり、同時に臨床上での無限の可能性を感じさせるのである．

　『傷寒論』には理論がないとか、『傷寒論』はすでに過去の遺物であるとかの言葉を弄するものもあるが、さらに深く研究が進めば、憶面もなく出した不用意な己の言葉に、いたたまれぬ思いをするときが来るであろう．

　『傷寒論』が『内経』由来だとする見方と、しからずとする考え方は、往時から議論の尽きないところであるが、現在では大雑把にいって、中国の『傷寒論』研究の大部分は前者であり、わが国の古方出身者ないしはその系統の研究者のほとんどは後者に属するのではないかと思う．

　『傷寒論』の奇妙さのもう一つは、『傷寒論』という医書は『内経』を土台として研究しても、またそうでなくても、ともに立派に臨床に役立つということである．

　ところで、今回、東洋学術出版社によって出版された北京中医学院・劉渡舟教授の著『中国傷寒論解説』は、まさに『内経』を土台として研究されたものの成果である．私もそうであるが、日本の漢方研究家の大抵が『傷寒論』は『内経』とほとんど関係がないという立場をとっているが、この劉渡舟教授の書はそういう私どもにとっても大変参考になり、かつためになる本である．かつて大塚敬節先生は、他派の学説をこそよく聴くべきであると、しばしば述べられたが、本書を熟読するに及んでつくづくその言葉の本当であることを感じさせ

られる．したがって，本書は日本の漢方研究家にとっては，かなり異質な面もあるが，同時にまた，同じ『傷寒論』を学ぶもの同士の深く同感しあうところも多く持っている．私ども日本のすべての漢方研究家は，本書をよく読むことによって，その考え方においても臨床応用の面においてもより大きな広がりを持つことになろう．

　中国の『傷寒論』研究書は，ことに最近のものは，私どもが読みたくても簡体字のせいもあって制約を受けていたが，訳者・勝田正泰氏らの大変読みやすい訳文によって，このような名著がごくたやすく入手でき，読むことができるようになったことは，いくら感謝しても感謝しきれない．

　劉渡舟教授とは，1981年1月に『中医臨床』誌座談会の席でお会いして忌憚ない意見交換をし，その学識の深奥さと温いお人柄に心から尊敬の念をいだいたのであったが，一昨年10月，北京での「日中傷寒論シンポジウム」で再びお目にかかり，ますますその感を強くしたものである．本書の出版は，私にとっても誠に嬉しいことであり，また日中の学問の橋渡し，両国の友好にとっても貴重な役割を果すものと疑わない．わが国のすべての漢方研究家が本書を熟読されるよう推奨するものである．

日本東洋医学会評議員　藤平　健

凡　　例

○本書は，劉渡舟編著・傳世垣整理『傷寒論通俗講話』（上海科学技術出版社，1980年第1版）の全訳である．
○第1章概論の部分は，劉渡舟「『傷寒論』芻言」（新中医，1980年第4期）の翻訳である．これは，原著第1章概論に若干の追補を加えて発表されたもので，より詳しい説明がなされているので，本書ではこれを採用した．括弧内が追補された部分である．
○〔　〕は，訳注および理解を助けるために訳者が補った部分である．
○〔　〕内のアラビア数字は，条文番号を示す．これは，「宋版」に基づいた成都中医学院主編『傷寒論釈義』（中医学院試用教材重訂本，1964年版）の番号に従って，訳者が附したものである．詳しくは，巻末の「日中条文番号対照表」を参照されたい．
○翻訳は，第2章から第3章第6節までを勝田が，第3章第7節から第10節までを川島が，第4章から第5章までを菅沼が，第6章から第9章までを兵頭が，それぞれ分担し，最終的に勝田が全体に検討を加え修正を行なった．第1章については，井垣清明氏の未発表の翻訳を，勝田が検討を加え修正を行なった．訳文を提供された井垣氏に感謝する．
○本文の左右にあるキーワードは，原著にはないが，読者の便を考え附加した．
○巻末の日中条文番号対照表と索引は，出版社側が作成した．

内容目次

『中国傷寒論解説』の出版にあたって ……………………藤平　健…… (1)
凡　例 ……………………………………………………………………… (3)

第1章　概　論 …………………………………………………………… 3
第1節　『傷寒論』の成立と歴史 ………………………………… 3
第2節　『傷寒論』はどんな書物か ……………………………… 5
第3節　「六経」とは何か ………………………………………… 7
第4節　六経病の伝変 ……………………………………………… 11
第5節　六経病の主証・兼証・夾雑証 …………………………… 12
第6節　『傷寒論』の治法と方剤 ………………………………… 13
第7節　『傷寒論』の弁証論治の精神 …………………………… 14

第2章　陰陽・寒熱の綱要 ……………………………………………… 21

第3章　太陽病の脈・証・治 …………………………………………… 24
第1節　太陽病の弁証の綱要 ……………………………………… 24
第2節　太陽病の経証 ……………………………………………… 27
　　1. 太陽中風の証・治 …………………………………………… 28
　　　(1) 桂枝湯の主証 ……………………………………………… 28
　　　(2) 桂枝湯の加減証 …………………………………………… 32
　　　　　桂枝加厚朴杏仁湯の証（32）　桂枝加葛根湯の証（33）　桂枝加附子湯の証（34）　桂枝去芍薬,桂枝去芍薬加附子湯の証（35）　桂枝加芍薬生姜各一両人参三両新加湯の証（37）　桂枝去桂加茯苓白朮湯の証（38）
　　　(3) 桂枝湯の禁忌証 …………………………………………… 39
　　2. 太陽傷寒の証・治 …………………………………………… 42

　　　　　(1) 麻黄湯の主証 ……………………………………………… 42
　　　　　(2) 麻黄湯の加減証 …………………………………………… 45
　　　　　　　小青竜湯の証 (45)　　大青竜湯の証 (47)
　　　　　(3) 葛根湯の証 ………………………………………………… 49
　　　3．麻・桂・越婢合方の小汗証 ……………………………………… 50
　　　　　(1) 桂枝麻黄各半湯の証 ……………………………………… 50
　　　　　(2) 桂枝二麻黄一湯の証 ……………………………………… 52
　　　　　(3) 桂枝二越婢一湯の証 ……………………………………… 52
第3節　発汗禁忌の証 ……………………………………………………… 54
第4節　伝経と不伝経 ……………………………………………………… 59
第5節　太陽の腑証と治法 ………………………………………………… 61
　　　1．太陽の蓄水の証・治 ……………………………………………… 61
　　　2．太陽の蓄血の証・治 ……………………………………………… 63
　　　　　(1) 瘀血初期の証・治 ………………………………………… 63
　　　　　(2) 瘀血形成後の証・治 ……………………………………… 64
　　　　　(3) 瘀血の軽証と治法 ………………………………………… 66
第6節　虚煩の証・治・治療禁忌 ………………………………………… 67
　　　1．梔子豉湯の証 ……………………………………………………… 67
　　　2．梔子豉湯の加減証 ………………………………………………… 68
　　　3．梔子豉湯の禁忌証 ………………………………………………… 68
第7節　結胸の証・治 ……………………………………………………… 69
　　　1．大陥胸丸の証 ……………………………………………………… 70
　　　2．大陥胸湯の証 ……………………………………………………… 71
　　　3．小陥胸湯の証 ……………………………………………………… 73
　　　4．三物白散の証 ……………………………………………………… 74

5. 陥胸湯の禁忌と結胸証の予後 ……………………………… 75
第8節　心下痞の証・治 ……………………………………………… 78
　　1. 半夏瀉心湯の証 ……………………………………………… 79
　　2. 生姜瀉心湯の証 ……………………………………………… 80
　　3. 甘草瀉心湯の証 ……………………………………………… 81
　　4. 大黄黄連瀉心湯の証 ………………………………………… 82
　　5. 附子瀉心湯の証 ……………………………………………… 84
　　6. 旋覆代赭湯の証 ……………………………………………… 85
第9節　太陽病の変証と治法 ………………………………………… 88
　　1. 表裏先後，標本緩急と陰陽調整の治療法則 ……………… 89
　　2. 邪熱による喘の証・治 ……………………………………… 92
　　3. 協熱による下痢の証・治 …………………………………… 93
　　4. 誤治による虚証と治法 ……………………………………… 94
　　　(1) 心虚による悸の証 ……………………………………… 95
　　　(2) 心虚による煩躁の証 …………………………………… 95
　　　(3) 心虚による驚狂の証 …………………………………… 96
　　　(4) 心陽虚による奔豚初期の証 …………………………… 97
　　　(5) 心陽虚による奔豚の証 ………………………………… 98
　　　(6) 心陽虚による水気上衝の証 …………………………… 99
　　　(7) 心虚による動悸と脈・結代の証 ……………………… 101
　　　(8) 心腎の双虚の証 ………………………………………… 103
　　　(9) 胃虚による水停の証 …………………………………… 103
　　　(10) 脾虚による煩悸の証 …………………………………… 104
　　　(11) 脾虚による気滞腹脹の証 ……………………………… 105
　　　(12) 中寒による吐逆の脈・証 ……………………………… 106

(13) 吐後の内煩の証 ………………………………… 107
　　　(14) 腎陽虚による水泛の証 ……………………… 107
　　　(15) 腎陽虚による煩躁の証 ……………………… 109
　　　(16) 腎陰陽の俱虚による煩躁の証 …………… 110
　　　(17) 陰陽両虚と陰陽転化の証 ………………… 110
　　　(18) 証に随って治を施す ………………………… 111
　　5．火逆の変証 …………………………………………… 114
　　　(1) 太陽中風を誤って火攻したとき ………… 114
　　　(2) 傷寒陽鬱を誤って火攻したとき ………… 115
　　　(3) 表実内熱を誤って火攻したとき ………… 115
　　　(4) 温病を誤って火攻したとき ……………… 116
　　　(5) 陰虚を誤って火攻したとき ……………… 116
　第10節　太陽病の類証と治療 ……………………… 117
　　1．温病 ……………………………………………………… 118
　　2．風温 ……………………………………………………… 118
　　3．風寒湿痺の証 ………………………………………… 119
　　　(1) 桂枝附子湯の証 …………………………………… 119
　　　(2) 甘草附子湯の証 …………………………………… 120

第4章　陽明病の脈・証・治 …………………………… 122
　第1節　陽明病の弁証の綱要 ……………………… 123
　第2節　陽明病の成因 ………………………………… 124
　第3節　陽明病の腑証と治法 ……………………… 126
　　1．調胃承気湯の証 …………………………………… 126
　　2．小承気湯の証 ………………………………………… 128
　　3．大承気湯の証 ………………………………………… 129

　　　　4. 麻子仁丸の証 …………………………………… 133

　　　　5. 蜜煎導法 ………………………………………… 134

　第4節　陽明病の下法の適応と禁忌 ……………………… 135

　第5節　陽明病の経証と治法 ……………………………… 139

　第6節　陽明病の熱証と治法 ……………………………… 141

　第7節　陽明病の寒証と治法 ……………………………… 143

　第8節　陽明病の蓄血証と治法 …………………………… 146

　第9節　湿熱発黄の証・治 ………………………………… 147

　第10節　陽明病の予後 ……………………………………… 150

第5章　少陽病の脈・証・治 …………………………… 152

　第1節　少陽病の弁証の綱要 ……………………………… 152

　第2節　少陽病の正治法 …………………………………… 153

　第3節　少陽病の治療禁忌 ………………………………… 159

　第4節　少陽病の病機の変化 ……………………………… 160

　第5節　少陽病の権変治法 ………………………………… 162

　　　　1. 柴胡桂枝湯の証 ………………………………… 162

　　　　2. 大柴胡湯の証 …………………………………… 163

　　　　3. 柴胡加芒硝湯の証 ……………………………… 164

　　　　4. 柴胡桂枝乾姜湯の証 …………………………… 165

　　　　5. 柴胡加竜骨牡蠣湯の証 ………………………… 167

　第6節　熱が血室に入った証・治 ………………………… 168

第6章　合病, 併病 ………………………………………… 171

　第1節　太陽と陽明の合病 ………………………………… 171

　第2節　太陽と少陽の合病 ………………………………… 172

　第3節　陽明と少陽の合病 ………………………………… 172

第4節　三陽の合病 ……………………………………………… 173
　第5節　太陽と陽明の併病 ……………………………………… 174
　第6節　太陽と少陽の併病 ……………………………………… 175
　第7節　少陽と陽明の併病 ……………………………………… 176
第7章　太陰病の脈・証・治 …………………………………… 177
　第1節　太陰病の弁証の綱要 …………………………………… 177
　第2節　太陰の臓病の証・治 …………………………………… 178
　第3節　太陰の経病の証・治 …………………………………… 181
　第4節　太陰の経臓倶病の証・治 ……………………………… 181
第8章　少陰病の脈・証・治 …………………………………… 182
　第1節　少陰病の弁証の綱要 …………………………………… 183
　第2節　少陰病の寒証 …………………………………………… 184
　　1．麻黄附子細辛湯と麻黄附子甘草湯の証 ………………… 185
　　2．附子湯の証 ………………………………………………… 186
　　3．真武湯の証 ………………………………………………… 187
　　4．四逆湯の証 ………………………………………………… 188
　　5．通脈四逆湯の証 …………………………………………… 190
　　6．白通湯と白通加猪胆汁湯の証 …………………………… 191
　　7．呉茱萸湯の証 ……………………………………………… 193
　　8．桃花湯の証 ………………………………………………… 193
　第3節　少陰病の熱証 …………………………………………… 195
　　1．黄連阿膠湯の証 …………………………………………… 195
　　2．猪苓湯の証 ………………………………………………… 196
　　3．少陰の邪熱が太陽に外転した証 ………………………… 197
　　4．四逆散の証 ………………………………………………… 198

第4節	少陰の咽痛の証・治	200
第5節	少陰病の急下の証	202
第6節	少陰病の治療禁忌	204
第7節	少陰病の予後	206

第9章　厥陰病の脈・証・治　209

第1節　厥陰病の弁証の綱要 …… 210
第2節　厥陰病の寒熱錯雑の証・治 …… 211
　1．烏梅丸の証 …… 211
　2．乾姜黄芩黄連人参湯の証 …… 212
　3．麻黄升麻湯の証 …… 213
第3節　厥陰病の寒証 …… 215
　1．呉茱萸湯の証 …… 217
　2．当帰四逆湯の証 …… 218
第4節　厥陰病の熱証 …… 219
第5節　厥陰病の病機の変化 …… 221
第6節　厥陰病の治療禁忌 …… 225
第7節　厥陰病の予後 …… 225
　日中条文番号対照表・条文索引 …… 229
　方剤名索引 …… 236
　書名・人名索引 …… 239
　病症名・術語その他索引 …… 241
　編著者劉渡舟教授について …………………… 兵頭　明 …… 246
　訳者あとがき ……………………………………… 勝田正泰 …… 247

表紙・市川寛志

#　中国傷寒論解説

第1章　概　　論

第1節　『傷寒論』の成立と歴史

　『傷寒論』の原書は『傷寒雑病論』あるいは『傷寒卒病論』という名であった．（西暦196〜204年にかけて）東漢〔後漢〕の張機(ちょうき)（字(あざな)を仲景(ちゅうけい)）が著した．

　張仲景は，南郡涅陽(てつ)（現在の河南省南陽県）の人で，大体150〜219年に生存した．同郷の張伯祖について医を学び，刻苦研鑽してついには医学理論の面でも臨床実践の面でも，師よりすぐれるようになった．いわゆる「青は藍より出でて，藍より青し」である．

　張仲景が生きた後漢末は，封建支配階級の苛酷な搾取と圧迫により，特に何年も続いた戦争により，人民は安心して暮らすことができず，疾病が流行し多数の人命が失われた時代であった．張仲景の一家も，もとは200人以上の大家族であったが，建安元年〔196年〕から10年足らずの間に3分の2が死亡し，そのうち70％が傷寒による病死であった．このような疫病による惨状，とりわけ傷寒病によって生命や健康が失われていく悲惨な情況を目のあたりに見て，深く感じるところのあった張仲景は，病を治して人を救うために，一つ先人の医療経験を総括した書物を著そうと決意した．（『傷寒論』は客観的に必要であったといえる．）また当時は医学のレベルからいってもそうした条件が備わっていた．具体的にいうと，医学理論の面では，秦漢以来の多数の臨床経験を総括することによってかなり完全な医学理論が形成されていたし，用薬の面では，単味薬を使っていた経験の中から徐々に複方・配合

『傷寒雑病論』

張　仲　景

の用薬が行なわれ，かつその理論も生まれはじめていた．こうした医学的成果は，張仲景の著作にとって良い条件を提供したのである．

（張仲景はその序文で，「かつて，続出する死者や若死する人を救うことができなかったことに感じて発憤し，古人の教えを探求し，諸々の薬方を採集し……『傷寒雑病論』をつくった．合せて16巻…」と記しているが，まさにその通り，『傷寒雑病論』は歴史の産物であり，疾病との闘争の経験を総括した画期的な一大医学巨書である．）

成立後の歴史

『傷寒雑病論』は，世に出てまもなく，戦乱の渦にのまれて原書が散逸した．しかし，西晋時代〔265～316年〕に西晋の太医令の王叔和〔3世紀〕が収集整理したことによって，内容に調整と増減がなされたけれども，とにかく現在まで伝えられるようになったのである．

その後，宋の治平年間〔1065年〕に高保衡，孫奇，林億などが朝廷の命をうけて医書の校定に当った時，「百病の急なるや，傷寒より急なるは無し」に鑑みて，まず『傷寒論』10巻を校定して出版した．それから『金匱玉函要略方論』（略称『金匱要略』）を校定した．それ以来『傷寒雑病論』は，『傷寒論』と『金匱要略』という二つの書物として伝えられることになった．

『傷寒論』と『金匱要略』

二系統の版本
①宋の治平本

②『注解傷寒論』

『金匱玉函経』

現行の『傷寒論』には，大別して2系統の版本がある．一つは高保衡などの校定になる宋の治平本である．他の一つは『注解傷寒論』といわれる，南宋の紹興14年（1144年，また金の皇統4年）に成無已〔11世紀〕の注になるものである．これら二つの他に『金匱玉函経』という全8巻の『傷寒論』の別本があるが，これも宋の高保衡，孫奇，林億などが校定したもので『傷寒論』と同体異名のものといえる．宋朝に校定した原刻本〔治平本〕は既に失われているが，明朝の趙開美による復刻本がその原型をよくとどめているので，その後の医家によく利用されている．成無已が註した本では，明の嘉靖年間に汪済川が校刊したものが最も良い．

『傷寒論』は全10巻，22篇である．本書では「弁太陽病脈証并治法」「弁陽明病脈証并治法」「弁少陽病脈証并治法」「弁太陰病脈証并治法」「弁少陰病脈証并治法」「弁厥陰病脈証并治法」など8篇の主な内容を紹介する．この他の「弁脈法」「平脈法」「弁不可発汗脈証并治法」などの篇は，上述の8篇の内容とほとんど重複しているので省略する．

全10巻,22篇

第2節　『傷寒論』はどんな書物か

『傷寒論』を学ぶ場合，まず最初に，どんな内容のいかなる書物であるかをはっきりさせる必要がある．それをはっきりさせることにより自信がわき，目的と方針をもって学ぶことができ，「古を今に用いる」ことができる．

『傷寒論』に対して古来多くの注釈家がいろいろな見解を示してきたが，結局は二つに分けられる．一つは，『傷寒論』は外感熱病の識別と治法を論じた専門書であるとする見方．具体的にいうと，風寒の邪気に傷なわれた外感の疾病について，その証の区分法と治法を論じた専門書であるとする見方である．他の一つは，『傷寒論』は弁証・論治〔証を区分して治療方法を述べる〕の書であるとし，いくつかの雑病を外感の傷寒の中に含め，六経分証〔六経による証の分類〕をもって諸病を包摂しており，傷寒一病をのみ論じているのではなく，傷寒をとりあげることにより疾病一般を論じたものであるとする見方である．さて『傷寒論』は，陰陽の区分・寒熱の観察・表裏の確定・虚実の分類を通して，病変の性質と部位・邪気と正気の盛衰に関する判断および疾病の発生発展の法則を明らかにしており，しかも綱領的なことをとりあげることにより，繁雑をさけ簡便をもたらしている．この意味からいえば，『傷寒論』は主として外感の風寒を論じ，あわせて内科の雑病を論じたものであるということができる．その見識は高く内容も豊かであって，実用価値はきわめて高い．

二つの見解

①外感熱病病専門書

②疾病一般を論じた書

『傷寒論』の内容に入る前に，まず第一に，傷寒とは何かについて述べておこう．傷寒という病には，広義と狭義の二つの意味がある．『素問』熱論篇にいう「今いう熱病とはみな傷寒の類である」は，広義の傷寒を指している．すなわち，一切の外感熱病の総称である．一方，狭義の傷寒とは専ら，風寒の邪気を感受したことによる外感病症を指す．『難経』をひもとくと，「傷寒に五つある．中風，傷寒，湿温，熱病，温病がある」と記されている．明らかに広義の傷寒は外感の温熱病をも含んでいる．

①広義の傷寒
②狭義の傷寒

　　『傷寒論』は傷寒の名を冠しているが，傷寒，中風，温病など多種の外感病症のそれぞれを記述している．したがって，本書表題の傷寒は広義の傷寒であるといえる．ところが，論及している内容をよく見ると，狭義の傷寒に重点がおかれている．温病に関する記述は傷寒との比較・識別が簡単に行なえるように類証として提示されているにすぎず，系統的全面的な論述はなされていない．

『傷寒論』の傷寒

　　ここで一言，『傷寒論』にいう傷寒病は西洋医学でいう「チフス」〔中国語ではチフスをも傷寒という〕と異なる点を述べておく必要があろう．病変の過程と臨床所見からいうと，西洋医学でいう発疹チフスや腸チフスはその多くが温熱病の類に入る．これら具体的病気は広義の傷寒に概括しうるものではあるが，中医学でいう傷寒病とは別のものであり，混同してはならない．

『傷寒論』の傷寒病と西洋医学のチフス

　　第二に，雑病とは何かについて簡単に述べておこう．漢代以前には(「内科」の名称もなかった程で，疾病を各科に分けることは今日ほど細かくなく，)傷寒以外の疾病はみな「雑病」と称されていたと考えられる．『傷寒雑病論』の内容から考えて，その頃の雑病というは今日の内科に相当し，しかも今日の内科よりもずっと広範囲であったと考えられる．『傷寒雑病論』はのちに『傷寒論』と『金匱要略』の二書に分れたのであるが，弁証論治の具体的内容において両者はやはり密接不可分に連係しあっている．そのうえ，『傷寒論』の六経分証の方法はもともと諸々の疾病に対しての

雑病とは何か

ものであって、何も傷寒一病のためのものではなかったのであり、その弁証・論治の体系は臨床に用いればぴたりと当る普遍的実用的意義をもった科学である、といえる。したがって、張仲景がその「原序」で、「未だ能く盡(ことごと)く諸病を愈す能わずと雖も、庶(こいねが)わくば以って病を見て源を知るべし。若し余が集むる所を尋ねれば、思い半ばに過ぎん。」と自負しているのも当然である。

第3節 「六経」とは何か

『傷寒論』は六経を弁証論治の綱領としている。六経とは、太陽・陽明・少陽・太陰・少陰・厥陰(けっちん)の総称である。『傷寒論』の六経分証は、『素問』熱論篇の六経分証を受けつぎ、その上に漢代までの平脈弁証と治療経験を吸収し、これらを創造的に発展させ、系統化し完全にしたものであり、科学性と実践性がそなわっている。『素問』熱論篇の六経は、単に分証の綱領として記されているだけで、弁証論治の具体的方法を提示するには至っていない。また内容面でも、六経の熱証と実証について述べているだけで、六経の寒証と虚証には論及していない。（この点で一面的であるとの批判を免れることはできない）

これに対して『傷寒論』の六経は、関連する臓腑経絡の病変と証候とを有機的に結びつけて概括し、分析し、証の弁別と治療に指針を与えている。具体的にいえば、病邪に対する抵抗力の強弱・病勢の進退・緩急などいろいろの素因にもとづき、疾病の発生発展過程における各種証候を分析・帰納・総合して、病変部位・寒熱の性質・正邪の盛衰および治療の順逆・禁忌などを判断し、これを診断・治療の根拠としている。

たとえば、風寒がはじめ表に客(ひょう)すると、悪寒・発熱、頭痛と項(うなじ)の強ばり、浮脈などの、太陽経の表が不利となり営衛(えいえ)の和が失われた証候を現わす、これが太陽病である。

邪気が熱に化して裏に入ると、ただ熱のみで悪寒がない、口渇、

六　　　経

『傷寒論』の六経

『素問』の六経

太　陽　病

陽　明　病

発汗，ひどい場合は腹満疼痛して按されるのをいやがる，大便が燥結(そうけつ)して出ない，など胃腸の燥熱による実証が現われる，これが陽明病である．

少陽病 　邪気が表を離れたがまだ裏に入ってはおらず，半表半裏の脇下・胆経の部位で正気と邪気が抗争している場合は，寒熱往来，胸脇の苦満，無口になり飲食を欲しない，胸がむかついてよく吐く，口が苦い・咽が乾く・目眩(めまい)がするなどの証候が現われる，これが少陽病である．

以上三つの陽経の病は，邪気が盛んではあるが正気が衰えておらず，邪気と頑強に闘っていることを示し，機能の昂ぶりとなって現われ，その病変部位は表であり，経であり，腑である．またその病変の性質は熱証，実証が主である．

三陰病 　これに対し，病邪が三陰に入った場合は，生体の機能の衰退，病邪に対する抵抗力の無力化をもたらし，寒邪が裏に入って臓が病み，陽虚陰盛の虚寒証を示す．

太陰病 　その中で，脾陽が虚衰する・寒湿が内を困(くる)しめることにより，嘔吐・下利，腹満して疼痛があり温めたり按したりすると気持がよいなどの証を現わすものが太陰病である．

少陰病 　心腎の陽が虚となる・陰寒が内で盛んになることにより，四肢の厥冷，清穀(せいこく)の下利〔不消化下痢〕精神がいじけてただ寝ていたい，脈が微細，などの証を現わすものは少陰病である．

厥陰病 　厥陰病は六経病の最終段階であり，その病証は，肝腎の陽が衰えてはまたもどって来るという寒熱錯綜の症が主で，消渇(しょうかつ)〔口渇，多飲，多食，多尿を主症状とする一種の病証〕，気が上って心を撞く，胸心の疼熱，腹がすいているが食欲がない，嘔吐，蚘(かいちゅう)を吐く，下痢などの証となって現われる．

六経病証 　以上，六経病証を列挙した．このことから，六経病証は疾病が現わす証候を六つに概括したものであることがよくわかるが，同時にまた，傷寒の病変過程における異なるが関連しあう六つの段階を示していることもよくわかる．さらにまた，六経により陰陽

を区分し，陰陽は表裏・寒熱・虚実を統括するという，六経と八綱の内的つながりをも具体的に現わしているのである．

以下，六経と臓腑経絡の関係，および六経と六気の関係について，簡単に紹介しよう．

1. 六経と臓腑経絡

六経は十二経の総称である．経脈はそれぞれ関連する臓腑に絡属しており，生理上・病理上，経脈と臓腑は相互に関連しあい影響しあっている．したがって六経病証は，臓腑経絡の病変を具体的に現わす．張介賓〔かいひん〕〔約1563〜1640年〕は「経脈は臓腑の枝葉である．臓腑は経脈の根本である．十二経の道がわかれば，陰陽・表裏・気血・虚実がよくわかる，………およそ人が生き，病が成り，人が治り，病が去りゆくところ，すべてこれによらないものはない」といっている．彼は，経絡と臓腑の密接な関係を指摘し，かつ，臓腑経絡学説を身につけることが，疾病の発生発展の法則を把握する上で，また，病証の陰陽・表裏・寒熱・虚実を判断して有効に弁証論治を進めていく上で，非常に重要であると，実感として主張しているのである． 張介賓の主張

中医学の統合体理論〔整体観〕から考えて，六経の病はそれぞれ孤立した六組の症候ではなく，経絡臓腑の病変が反映したものであると見るべきである．つまり，六経のうち，三陽経の病証は六腑の病変を反映しており，三陰経の病証は五臓の病変を反映している．また，経にある邪が解消しないと経に随って裏に入り臓腑の病をおこす〔循経伝〕．たとえば太陽病に経証もあるし腑証もあるなど，こうしたことはみな，臓腑と経絡の関係をよくあらわしている． 三陽経ー六腑
三陰経ー五臓

さらに，経脈の走行関係によりそれぞれの経脈・臓腑間には相応した表裏の関係があり，この表裏関係にある臓腑経脈に病変が生じると，相互に関連しあい，影響しあう．たとえば，太陽病は，表で陽気が邪と抗争するので，太陽経の表証が現われる．ところ 経脈・臓腑間
の表裏関係

が，太陽で邪に対する抵抗力がなくなり，表裏する少陰の陽気も虚となると，太陽の邪が経を越えて少陰に入っていく〔表裏伝〕．しかしまた少陰の陽気が回復し，反抗して邪を外へ出すと，病変も陰から陽に転じて太陽に外伝する．こうした太陽と少陰の病証にみられる転化や出入は，それらが相互に表裏している関係によるものである．この表裏関係にある経脈・臓腑の病証が相互に関連しあい影響しあうことは，他の経脈や臓腑においても同じである．したがって，弁証の考え方，つまり陰陽・表裏・寒熱・虚実などの矛盾が運動する中から臓腑経絡の病理変化を認識すること，これが『傷寒論』が疾病を認識する基本的方法であるといえる．この意味で，六経弁証も臓腑弁証の重要な一部分である．

2 六経と六気

張隠庵

六経六気の説はもともと『内経』にある．しかし，『傷寒論』の注釈にそれを用いたのは，清代の張隠庵〔1610〜1674年〕が代表的である．（張氏は，三陰三陽に標本中見の理論をもって来て，六経六気の病として解釈した．これはとてもユニークな考え方で陳修園などが崇拝した．標本中見の理論は難解で，容易には理解しにくいので，この理論を実用に使用しまた完全に受けついでいる人は多くない．）しかし，彼が六経が異なる経気をもっているという特徴，たとえば，太陽の気は寒〔太陽は標で，その本は寒水であり，裏の少陰が中見の気である〕，陽明の気は燥，少陽の気は火，太陰の気は湿，少陰の気は熱，厥陰の気は風であるとして，これにより六経の病が寒であったり熱であったり，燥であったり湿であったり，種々の異なる病証を生ずるのを説明づけていることは，やはり一定の意義がある．したがって，『傷寒論』の六経病証の性質・特徴や発病のしかたを深く理解するためには，六経六気の理論を知っておくことも必要である．

第4節　六経病の伝変

　傷寒の六経の病は，静止して動かないものではなくて，つねに伝変という運動の中にある．一般的にいって，邪気が内へ伝入する場合は，病証は表から裏へ，陽から陰へ変化し，正気が邪を外へおい出した場合は，病証は裏から表へ，陰から陽へ変化する．病証が表から裏へ，陽から陰への変化であれ，裏から表へ，陰から陽への変化であれ，いずれにしても伝変という．その相違は，前者は邪が勝って病が進攻し，後者は邪が衰えて病が退去するという，病勢に軽重進退の相違があるだけである．

伝　　　変

　六経の病証が伝変するかどうかは，人体における正気の盛衰と正邪の抗争により決定される．正気が充実旺盛で邪気に対する抵抗力が強ければ，邪気が内へ伝入することはできない．正気が虚弱で邪気に対する抵抗力が弱ければ，邪気は内へ伝入することになる．邪気が内に伝入してからも，邪気との抗争の中で正気が回復してきて，邪気を外へおい出す力をもつようになると，病情は陰から陽に変わる．この場合に，正気が勝り邪気が却(しりぞ)く時には，「戦汗」を見ることができる．このように正邪の力の対立は，相対的である．したがって，六経伝変は正気の盛衰と関係があるだけでなく，邪気の盛衰とも密接に関係する．もし感得した邪気の勢いがあたりかまわずなぎ倒す程の勢いであれば，そのまま深く侵入し，内へ伝変する．しかし邪気がそれほどの勢いをもっていない，あるいは正気との抗争で衰えた場合は，内へ伝入する力がなく，また伝入したとしても外へ出されてしまう．このように，六経病証の伝変には条件があり，それも主として正邪の盛衰により決定されるのであり，無条件に，六経の順序通りに自然に発展するものではない．

伝変と正邪の盛衰

　また，六経の伝変を判断する場合は，病の日数で計ることはできず，脈証の変化により判断すべきである．

伝変と病の日数

「傷寒一日，太陽之を受く，脈若し静かなる者は，伝えずと為す．頗(すこぶ)る吐(こぼ)せんと欲し，若くは躁煩し，脈数急なる者は伝ふと為す也」〔4〕

「傷寒二三日，陽明少陽の證見(あら)われざる者は，伝えずと為す也」〔5〕

と記されているのは，その証左である．

直中 　六経病証の発生発展については，伝経によるものばかりでなく直中(じきちゅう)するものもある．いわゆる「直中」とは，病邪が，初期の太陽という段階あるいは三陽という段階を経ることなく，陰経に直接入っていく病変形式である．たとえば，傷寒が太陰に直中すると，発病するとすぐ嘔吐下痢，腹満して痛むという証候が見られる．直中には，太陰・少陰の直中が多く，厥陰に直中することはほとんどない．病邪が陽経を飛び越して陰経に直中する，その主な原因は，正気が内で虚していて，抵抗力がないことである．したがって，直中の証はほとんどの場合，伝経の邪よりも重篤である．

合病と併病 　六経は，単独で病になること，つまり一つ一つの経が単独で発病したり伝変したりすることもあるが，また，二つ三つの経が一緒に病になることもある．そのうち，二，三の経が同時に先後の別なく発病するものを「合病」という．たとえば，太陽と陽明の合病，太陽と少陽の合病，陽明と少陽の合病および三陽の合病などである．そして，ある経の病が治癒しないうちに他の経に病が生じ，先後の区別があるものを「併病」という．太陽と少陽の併病，太陽と陽明の併病，少陽と陽明の併病などである．病情の面から見ると，合病の多くは原発性で，その勢いは急激であり，併病の多くは続発性で，その勢いは緩やかである．

第5節　六経病の主証・兼証・変証・夾雑証

六経病証は複雑多岐にわたっており，『傷寒論』を学ぶには，六経の主証をしっかり把握する必要があるからだけでなく，六経の

兼証・夾雑証と変証にも注意しなければならない.

太陽病の中風の証を例にあげると，発熱・発汗・悪風・脈が浮緩，これが主証であり，桂枝湯で治療する．もしこれに，項背の強ばりが見られる場合は，太陽中風の兼証に属し，桂枝加葛根湯で治療する．

 主 証

 兼 証

また，「桂枝湯を服し，大いに汗出でて後，大煩渇解せず，脈洪大の者」〔26〕は，太陽の中風から陽明に転じた変証である．この時には，もう桂枝湯ではだめで，白虎加人参湯で治療しなければならない．

 変 証

さらに，所見としての各種の夾雑証となると，人それぞれの臓腑の寒熱虚実と関係してくる．たとえば傷寒二三日にして，患者の脾胃虚弱〔中気不足〕により，動悸がしてつらい〔心中悸而煩〕場合は，小建中湯で治療する夾虚証である〔105〕．また，「大いに下して後，六七日大便せず，煩解せず，腹満痛」〔243〕の場合は，宿食があるからで，大承気湯で治療する夾実証である．

 夾 雑 証

六経病証全体からいえば，その主証は病を見分ける常例であり，兼証・変証および夾雑証は変例である，と見ることができる．常を知り変に達すべきである．六経の主証それぞれの証候と治療とを熟知することが，変証や兼証・夾雑証の弁証論治を考える上で最も重要である．それと同時に，『傷寒論』には，誤診誤治による変証や患者の体質・持病〔宿疾〕の相違による夾雑証が多く提示されており，このことにより，六経弁証の内容が豊富かつ充実したものになっており，『傷寒論』の弁証論治の理論が高度に発展強化されているのである．このことから考えても，『傷寒論』が傷寒と雑病を合わせて論じているという特徴を見てとることができる．

第6節　『傷寒論』の治法と方剤

『傷寒論』の六経病証は複雑多岐にわたっており，それに相応して治療方法も多種多様である．たとえば，麻黄・桂枝の汗法，

 八法を集大成

14　第1章 概　論

瓜蔕の吐法，芒硝・大黄の下法，黄芩・黄連の清法，姜・附子の温法，人参・甘草の補法，柴胡・黄芩の和法，虻虫・水蛭の消法などなど，まさに汗・吐・下・温・清・補・和・消の八法を集大成しているといえる．記載されている方は全部で113方で，薬材は91味が使用されており，その配合は厳密で，用薬は少なくかつ精密である．また，方は法を以て立て，法は方を以て伝えている．規範として学び，得心し熟練するまで使いこなすのがよい．

113方，91味

　方剤に関する記述のうちで，古医書のうち最古のものは『内経』であるが，わずかに13方のみで，これは臨床の必要には遠く及ばない．漢代に入ると，薬物がたえず豊富化されて来，とくに複方が広く使われるようになったので，方剤学は，配合理論の面でも臨床実践の面でも，大きく進展した．ここ数年の間に出土した漢代の医薬に関する木簡は，こうしたことを証明している．1972年12月に甘粛省武威で出土した後漢初期の医薬に関する簡牘(とく)を見ると，30の処方があり，ほとんど全てが複方で，薬種は100種に上っている．当時の方薬が，相当のレベルにあったことがわかる．

方剤の歴史

　『傷寒論』の113方91味薬の全てが張仲景の独創ではないにしても，張仲景は漢代までの医薬学の遺産を受けつぎ，理・法・方・薬を一貫したものとして関連づけ，弁証・施治という医療原則を創造したのであり，その功績は大きい．『傷寒論』の中の方剤，たとえば桂枝湯，柴胡湯，白虎湯，承気湯，理中湯，四逆湯，烏梅湯，瀉心湯などは，1700年以上の実践経験を経て，その有効なことが証明されている．これは，その後の方剤学の発展に対しても不滅の功績を残している．

第7節　『傷寒論』の弁証論治の精神

　『傷寒論』は古典医学書の中でも，弁証論治でもって有名であり，弁証論治の精神が終始一貫している．

『内経』の弁証

　弁証という方法は，張仲景の『傷寒論』にはじまるのではなく，

それ以前から行なわれていた．張仲景は「原序」の中で「『素問』『九巻〔霊枢〕』『八十一難』『陰陽大論』『胎臚薬録』ならびに『平脈弁証』を撰用し，『傷寒雑病論』をつくる」と述べているが，ここでいう『平脈弁証』という医書は，今日には伝わらない．日本人の山田正珍氏は，「『平脈弁証』などの書物は，今はみな伝わらない」と記し，漢代以前に弁証の学説があり，これが傷寒の六経弁証のもとになっていると述べている．たしかに，中医学の基本的特長である弁証論治の精神は，早くも『内経』に見られる．とくに，我国古代の素朴な弁証法的思想である陰陽学説が，医学に影響を与えかつ利用されてからは，医家が疾病を識別する眼が開かれ，弁証の考え方が定着した．『素問』陰陽応象大論篇で「上手に診る者は，色(かおいろ)と脈をみて，まず陰陽を別ける」と強調しているのは，この例である．後世の八綱弁証が陰陽を弁証の総綱としている理由も，ここにある．〔陰陽をいうことは，弁証法をいうことであり，二元論である．〕

　病気を診る時に陰陽という弁証の考え方を使うことができれば「醜により善を知り，病により不病を知り，高により下を知り，坐により起を知り，行により止を知ることができ，運用にも規準ができ，診察に道理がある」〔『素問』方盛衰論篇〕ようになる．しかし，反対にその考え方が使えないと，「左はわかっても右がわからず，右がわかっても左がわからず，上がわかっても下がわからず，先がわかっても後がわからないので，治療しても効果がでない」〔『素問』方盛衰論篇〕のである．

　陰陽学説が中医学の学術面に利用されてくると，人体の生理機能，病理変化の説明に使われるだけでなく，臨床の診断と治療の指針としても使われた．（そして，世界を物質として認識するという前提のもとに，人体の臓腑経絡，自然界の風寒暑湿燥火，病変の寒熱虚実，および治療方法の温補涼瀉など，種々の具体的事がらを緊密に結びあわせ，中医学理論の一大重要部分を形成したのである．）

傍注：陰陽学説の影響

『傷寒論』の六経弁証と陰陽

張仲景は，陰陽学説を受けつぎ，それを臨床経験と結びつけて新しい段階へと発展させたのである．『傷寒論』の六経弁証の大綱は陰陽である．すなわち，三陰三陽の陰陽を二大綱として六経をまとめ，大綱を把握すれば細目は自ずからそれに従うようになっている．六経弁証を行なう場合，病が陰に発したのか陽に発したのか，まず陰陽を見分けることが第一に必要であり，これが治療の根本であり，大綱をつかむことである．その後で，大綱に則して細目をつける．つまり，病位の所在，病情，病勢の進退を探求し，表裏，寒熱，虚実を明らかにするのである．これは，六経弁証の中を貫く八綱弁証の具現であり，疾病を八つの主な要素に識別することであって，弁証における不可欠の条件である．

六経弁証と八綱弁証・臓腑経絡弁証

しかし八綱に弁別しただけでは全く不徹底である．まだ，臓腑経絡の病理変化と具体的に結合させていないので，あたかも所番地がわかったけれども住居が見つからないようなもので，これだけでは種々の複雑な病理変化を確実に深く解明することはできない．この問題を解決するのが正に六経弁証である．六経弁証は，八綱を臓腑経絡に確実に行きわたらせ，八綱弁証を臓腑経絡弁証と有機的に結びつけ，八綱弁証の不足を補うのである．

経―病の経路・範囲

六経弁証は，八綱を貫き臓腑経絡と結合しているので，弁証において高度な概括となっているばかりでなく，極めて微細で精しい．とくに，臓腑経絡の生理的病理的変化を物質的根拠としているので，その弁証は架空の話ではなく具体的な事物なのである．先人が『傷寒論』の六経を研究し，「経は徑なり」として，経により邪が去来する経路を知り，また「経は界なり」として，経により病には範囲があってそれぞれ混淆しあうことはないのがわかる，と指摘した．範囲や境界があるので，証を弁別する際に，一目瞭然に識別することができる．

すなわち，頭項が強ばって痛む場合，太陽の経脈が邪を受けた；顔一面が赤い〔縁縁面赤〕，額が痛い，鼻が乾いている場合，陽明の経脈が邪を受けた；耳聾，胸脇苦満の場合，少陽の経脈が邪を

受けた；腹満して時々痛む場合，太陰の経脈が邪を受けた；咽が痛む場合，少陰の経脈が邪を受けた；頭頂が痛み，乾嘔し涎沫を吐く場合，厥陰経が邪を受けた；とすぐにわかるのである．経絡学説を離れては，以上の証候の発生とその理由を説明することはできない．

さらにまた，経絡系統の連絡・交会の関係によって，人体の五臓六腑，表裏上下，四肢九竅，皮肉筋脈など各組織・器官は，一つの統一された有機的な全体となっており，このことから，六経弁証は，臓腑経絡の病変が相互に影響しあう点にも特別の注意を払っている．たとえば，発熱，悪寒があって脈が浮の場合は，太陽経の表が邪を受けたのであるが，脈が浮でなく沈である場合，太陽の表の邪が少陰に累を及ぼしているのである．太陽と少陰は表裏しており，少陰の陽気が不足していて風寒に外感した場合，両経が同時に邪を受け，太陽と少陰の「両感」証になる．また，脾〔太陰経〕と胃〔陽明経〕は互いに表裏しており，病変が生じた場合には，相互に影響しあう．それで「実ならば陽明，虚ならば太陰」といわれる．

臓腑経絡の相互の影響

このように病変が相互に影響を及ぼすことは，表裏の関係にある経絡臓腑の間に見られるのであり，この意味からも弁証は経絡をぬきにしては考えられない．宋の朱肱は「傷寒を治すにはまず経絡を認識しなければならない．経絡がわからなければ，暗い道をあてもなく歩くようなもので，邪気の所在がつかめない」という．（これは道理にあっている．）

経絡の重要性

弁証は六経を掌握すれば，範囲がはっきりし，規準がしっかりする．このことは『傷寒論』の核心である．このことを土台とした上で，さらに張仲景は治療の際の種々の「変証」の弁証をあげ六経弁証に羽翼をつけ不足を補ったのである．変証とは，誤った治療による変化，さらには治療してより悪くしてしまった病証を指していう．したがってこの変証は，六経とか伝経とかの束縛を受けることなく，完全に編著者の考え方と意図にもとづくのであ

変証の弁証

り，きわめて融通性・機動性に富んでいる．それゆえ，豊富多彩な内容の変証を六経弁証の中に組み入れることによって，『傷寒論』の弁証の範囲とその臨床上の実用価値が大いに拡充されているのである．

『傷寒論』の約3分の1近くの紙幅が，誤治による変証を論じている．この変証を論及する内容がまた非常に広範囲にわたっている．たとえば，発汗が法を得ていないことによる変証について，
「発汗後，悪寒する者は虚なり．悪寒せず，但熱ある者は実なり」〔70〕
「発汗後，腹脹満の者」〔66〕
「発汗後，……汗出でて喘し，大熱なき者」〔63〕
「発汗後，其の人臍下悸する者」〔65〕
「発汗過多，其の人手を叉んで，自ら心を冒い，心下悸し，按を得んと欲する者」〔64〕
など，多くの例を挙げている．まさに，寒熱虚実それぞれの面で余すところなく全面的にふれており，弁証の多様性と複雑性を顕示しているといえよう．

弁証論治の精神　　『傷寒論』における弁証論治の精神の特筆すべき点は，多くの相互に関連し矛盾しあった証候や治法を一つにつなぎあわせ，くり返し比較・鑑別し，その中から人々が正しい結論を取得させるようにし，人々の弁証の思考を深化させていく点にある．たとえば，
「傷寒，汗出でて渇する者は，五苓散之を主る．渇せざる者は，茯苓甘草湯之を主る」〔73〕
「太陽病，身黄，脈沈結，小腹鞕，小便不利の者は，血無しと為すなり．小便自利し，其の人狂の如き者は，血證，諦なり」〔129〕
「自利して渇せざる者は，太陰に属す」〔277〕
「自利して渇する者は，少陰に属す」〔282〕
と記されているが，これらはみな，一つ二つの主要な証候を鑑別・比較することによって，弁証を分りやすく説明している．

禁忌の提示　　また，太陽病は麻黄・桂枝の汗法を行なうのであるが，他方「尺

中が遅なる場合」「尺中の脈が微なる」とか「咽喉が乾燥する場合」「淋家」「瘡家」「衄家」「亡血家」「病人，寒あり」などの情況においては「発汗す可からず」と禁忌を提示している．陽明病では下法を主とするのであるが，これも，攻下を強調するとともに下してはならない証を列挙している．下すべきものと下してはいけないものについて，くりかえし分析・推敲を加え，攻めるべきと攻めてはならない情況はそれぞれどういう情況か；「屎がまだ硬くない」と「屎が定かに硬い」のはそれぞれどういう時か；小承気湯をまず用いるのと大承気湯を必ず用いるのは，それぞれどういう時か〔253〕；下さないで導かなくてはいけないのはどういう情況のときか；攻めないで潤さなければならないのはどういう情況のときか，など詳細に区別して語られている．（邪気を見る以上は正気を見る必要があり，標を見る以上は本を見る必要があるのであって）正しく，弁証の分析が淋漓として述べられ，提示されている治法も豊富多彩，我々の眼を開かせ，思考を広くさせてくれる．

以上述べてきたように，『傷寒論』の弁証論治は：

① 『内経』学術思想を受け継ぎ，素朴な弁証法的思想をもった陰陽をもって経を分類し証を認識する〔分経認証〕綱領として使用し，疾病の診断と治療に指針を与えた．

② 六経弁証の体系と方法をうち立て，それによって八綱弁証と臓腑弁証を概括した．

③ 六経の主証で疾病の常例を反映させ，兼証・夾雑証・変証で疾病の変例を反映させその両者を有機的に結びあわせることにより，傷寒を論ずると同時に雑病をもあわせて論じた．したがってその弁証の内容が豊富になっている．

④ 弁証は，微に入り細に入り深く分析が行なわれ，鑑別や比較においても，正面から反面から，一を分けて二とするという問題の見方で行なわれている．このことは六経弁証の基本的やり方で

弁証論治の特長

あり，正しい診断と治療を行なう前提条件である．

学び方　『傷寒論』を学ぶ場合，その弁証論治の思想と方法を学びとることが大切である．そのためには，中医学の基本理論，とりわけ陰陽学説について，そして臓腑経絡の生理・病理について熟知しその病理変化が客観的に反映している中から，分析し，総合し，帰納して，属する六経の範囲を区分けし，それによって相応する治法を決定するようにしなければならない．同時に，くりかえし原文を熟読玩味し，書中の精神をくみ取り，弁証のなかの証候の特徴を暗記し，方剤の適宜と禁忌・剤量および煎服の方法をおぼえなければならない．理論は実践から来るのであり，弁証は臨床と結びつかなければならない．陳修園がいうように，病気を見ることと書籍を読むことを結びつける，そうすれば，『傷寒論』を学ぶことは大きな収穫がある．

（『傷寒論』の学習は，単なる継承であってはならず，重要なことは整理向上させ発展させることである．「古(いにしえ)を今に用いる」の精神をもって，『傷寒論』を真剣に予習し，中国の新しい統一的な医薬学派をつくりだすことに向って前進しよう．）

第2章　陰陽・寒熱の綱要

　『傷寒論』の弁証方法は，陰陽を六経を統括する綱領とし，さらに進んで表裏，寒熱，虚実の諸証をはっきり区別している．この特質にもとづいて，陰陽弁証の大法を六経弁証の前においており，ここにその指導的意義がある．

　およそ邪気が人体を傷(そこな)う場合に，その発病部位や病変の性質を知る方法は弁証を行う以外にはない．弁証を行うには，まず陰陽の証を弁別してこそ，病気の根本をしっかりと把握することができる．張景岳〔介賓〕は『類経』陰陽類の中で「人の疾病は………必ず本づく所あり，或いは陰を本とし或いは陽を本とし，病変多しと雖も，其の本は一なり」といっている．これはつまり疾病は千変万化しても，その根本は陰陽という二大区分のいずれかだといっているのである．それゆえ陰陽の病証を弁別する法則を掌握すれば，弁証の根本原則を掌握することができたといえるのである．　〔張介賓の説〕

　病証が陰に属するかそれとも陽に属するかを，どのようにして弁別したらよいのであろうか．これには『傷寒論』が明確に答えている．「病，発熱有りて悪寒する者は，陽に発するなり．無熱にして悪寒する者は，陰に発するなり」〔7〕．　〔陰陽の弁別〕

　発熱と悪寒は相互に矛盾した証候であるが，この二つは，人体の陽気の盛衰と，外邪に対する抵抗力の強弱を，集中的に反映しているのである．陽気は全身を温める作用と外邪に対する抵抗作用とを持っている．もし陽気が盛んであれば，外邪に積極的に抵抗して，体表に集中することができ，これがつまり発熱という証候として現われるのである．　〔発熱と悪寒〕

　このとき陽気が邪気によって傷われて不利な状態にあると，発熱と同時に悪寒も感じるようになる．悪寒とはつまり寒さに堪え　〔「陽に発する」〕

られないことである．病人に発熱と悪寒が同時に現れるのは，陽気が邪気に傷われてはいるが，しかしまだ衰弱しておらず，なお邪気と抗争する力が十分にあって，病邪を外表で拒んで内部に入れさせない状態であり，それで「陽に発する」というのである．

「陰に発する」　もしもただ悪寒だけがあって発熱が見られないならば，これは生体の陽気が虚衰して，邪気と抗争する力がなくなり，病変は已に裏に入っていることを物語っているのであり，それで「陰に発する」というのである．

陰陽は六経を統括し，しかも八綱弁証の総綱であるから，陰陽の弁証法則を掌握すれば，これが六経弁証および表裏，寒熱，虚実の弁証のための重要な指針となる．

三陽経病　一般に，三陽経病はすべて発熱があるが，これは，陽気が十分にあるが邪気もまた盛んで正邪の闘争が激烈であること，および病変が表に属し（ある場合には裏に属す），熱に属し，実に属することを示している．

三陰経病　三陰経病は多くは発熱はなくて悪寒があるが，これは，陽気が不足し，邪気に対する抵抗力が弱く，病変は裏に属し，寒に属し虚に属することを示している．

熱の真仮　陰陽の盛衰は，上述のように寒熱によって知ることができる．しかし寒熱には真仮の別があるので弁別しなければならない．もし病人に身大熱〔全身発熱〕があり，まるで陽盛の熱証のように見える場合でも，病人が反って寒がり，衣服を何枚も着て布団を沢山掛けたがるようならば，この身熱〔全身発熱〕は仮象である．これは陰寒が内に盛んとなって，そのために陽気が外に押しださ

陰盛格陽証　れたのであり，内に真寒があり外に仮熱がある陰盛格陽証に属するのであり，この状態を「熱は皮膚に在り，寒は骨髄に在るなり」〔11〕ともいっている．

寒の真仮　これとは逆に，病人に大寒〔全身の寒〕があって，寒むそうで，手足が厥冷しているような場合でも，病人が衣服を何枚も着て布団をかぶって暖を取ろうとは思わなければ，この身寒〔全身の寒〕

は仮象である．これは陽熱が内にうっ滞して外に達することができず，体表には陰気が押しだされたのであり，内に真熱があり，外に仮寒がある陽盛格陰証に属する．それでこの状態を「寒は皮膚に在り，熱は骨髄に在るなり」〔11〕といっている．

陽盛格陰証

　寒熱の真仮を弁別するには，病人が身大熱〔全身の熱〕あるいは身大寒〔全身の寒〕で，衣服を近づけようと望むか望まないかが，鑑別診断のよりどころになっているのであり，これは本質上の要点を把握しているのである．

　ただし，仮象の多くは重病患者に現れるので，臨床上では，全体の情況を総合的に判断して，誤りのないようにしなくてはならない．真寒仮熱では，一般に口渇はないか，あっても水は飲みたがらないで，舌質は淡，脈は大で軟あるいは数(さく)で無力などの証候がある．真熱仮寒では，常に口渇，冷たい飲物を好む，尿は黄赤色，脈は数，舌質は紅などの証候を伴う．要するに，慎重に対応して全面的に分析すれば，現象の奥にある本質を見透して，誤りのない正確な診断ができるのである．

真寒仮熱

真熱仮寒

第3章　太陽病の脈・証・治

表　証

太陽病は，外感病の初期段階であり，この時期では正気が外邪に対して抵抗を始めたばかりであって，正邪の闘争はまだ体表部位に限られているので，これを「表証」という．

太陽経証—中風・傷寒
太陽腑証—蓄水・蓄血

太陽病は太陽経証と太陽腑証に大別することができる．証候の差によって，太陽経証は中風と傷寒の二種に分けられ，太陽腑証は蓄水と蓄血の二種に分けられる．

虚　煩　証
結　胸　証
心　下　痞　証

経証と腑証の外に，邪熱が胸膈にうっ滞した虚煩証や，熱と痰あるいは水が結びついた結胸証がある．もし中焦で寒熱の調節が障害され，昇降の機能が失調すると，心下痞証が出現する．太陽病の治療法が適当でないと，つまり誤治をすると，やはり種々の変証が発生する．そのほか幾つかの太陽病に類似した証候があり

太陽病類証

太陽病類証として太陽病と比較鑑別される．太陽と少陰は表裏の関係にあるので，もし少陰の陽気が不足している場合に外邪を受けると，太陽と少陰が同時に病む「両感」証が形成される．

両　感　証

太陽病の治療：太陽経証は表に属しているので，発汗法を行うべきである．風寒の邪気を受けて発病したのであるから，辛温解表の治療法が適当である．太陽腑証の蓄水には，通陽行水の治療法を用い，蓄血には破血逐瘀の治療法を用いる．もし，太陽と少陰の「両感」証であれば，温経と解表の治療法を併用しなくてはならない．その他の諸証では，それぞれ証に随って，温法，清法，補法，瀉法を適宜に用いる．

第1節　太陽病の弁証の綱要

太陽病の弁証の要点を掌握するには，まず太陽とは何であるか

太陽病とは何であるかを正確に理解しなくてはならない．

太陽とは，足太陽膀胱を指す．太陽膀胱は下焦に位置し，津液を内蔵している．腎陽が膀胱の津液を気化して，一種の霧状の気を形成して体表に運ぶが，これを「太陽の気」と呼んでいる．太陽の気は体表を運行して，皮膚を温め，汗腺の開閉を管理し，外邪を防ぎ，全身の保衛作用を行うので，「衛気」とも呼んでいる．

太陽の気つまり衛気は全身を運行しており，古人は昼夜各25周，一昼夜に50周するとしている．毎朝陰気が尽きる時に陽気は目から出発し，上行して頭部に行き，頸項部を循って太陽膀胱系を下行する．太陽の気は体表を運行して六経の最外層にあるので，外邪を防衛する機能があり，それで「太陽は表を主り，六経の首と為し，営衛を総統し，一身の外藩と為す」というのである．『霊枢』営衛生会篇に「太陽外を主る」とあるのも，その部位と機能を指していっているのである．

私達は肺が表を主るということを知っているが，ここにまた太陽も表を主るといわれている．これはどのような関係があるのであろうか．

肺が表を主るというのは，肺は宣発を主り，衛気を体表に散布して，温煦作用と衛外機能を行うことをいっている．そして太陽が表を主るとは，太陽の気が体表を運行することを指している．太陽の気とは，つまり衛気のことであり，これは腎陽が膀胱の津液を気化することによって産生され，脾胃が吸収した水穀精微の気を加え，上焦の肺から全身に散布され，「膚を熏じ，身を充たし，毛を沢する——皮膚を温め，身体を充実させ，毛髪を潤沢にする〔『霊枢』決気篇〕」のである．

『霊枢』本蔵篇に「腎は三焦膀胱と合し，三焦膀胱は，腠理毫毛其の応なり」，「肺は大腸と合し，大腸は，皮其の応なり」とあるのは，臓腑相互の関連と，体内の臓腑と体外の皮毛との表裏の相互関係を述べているのである．皮毛は表に属し，太陽の気は表を運行しているが，これは少陰腎気によって気化され，肺の宣発作

太陽とは

「太陽の気」

「衛　　気」

肺が表を主る

太陽が表を主る

用によって皮毛に達したものであり，つまり肺気は表に行って太陽の気と合体し表を主るのである．

足太陽膀胱経　足太陽膀胱経は人体最長の経絡であり，督脈と並行して人体の背部を循行している．背は陽の府であり人体の陽気が最も集中する部位であるが，太陽膀胱経はここを通過するので，「陽経の長」と呼ばれている．太陽膀胱経は内臓では膀胱腑に属して腎臓に絡している．膀胱は津液を蔵することを主っているが，さらに腎気の作用によって津液を気化し昇降させている．以上紹介したのが太陽経の生理である．

太陽病　太陽の気は表を運行しているので，外邪が人体を侵襲した時には，必然的に太陽の気が先ずその衝に当たるわけである．太陽が邪を受けて，太陽の気が外邪と体表で抗争する結果として現われる証候が，つまり太陽病である．太陽は表を主るので，太陽病はつまり表証である．太陽病の主要な脈証表現として，『傷寒論』では，「脈浮，頭項強痛して，悪寒す」〔1〕と概括しているが，これは太陽病を弁証するための重要な根拠である．

浮脈　太陽病ではなぜ浮脈が現われるのであろうか？邪気が体表をおそい，太陽の気がこれに抵抗を開始すると，気血が抗邪のために体表に向うので，脈はこれに応じて浮脈となるのである．歌訣に「浮脈為陽表病居」とあるのは，浮脈が表証の重要な脈であって，およそ浮脈が見られたら，先ず病は表にあると考えなくてはならないといっているのである．

「頭項強痛」　いわゆる「頭項強痛」とは，頭が痛み項が強ばることの形容で，首が左右に廻らず，前後に曲げられない状態をいう．『霊枢』本蔵篇では，「経脈は，血気行きて陰陽を営むがゆえに，筋骨を濡して関節を利するなり」といっている．いま太陽に邪を受けると，経気の運行が妨げられるので，頭項強痛の証候が出現するのである．頭部はすべての陽経の集まるところであり，足太陽膀胱経も目の内眥に起り額を上り，巓〔頭頂〕で交わり，脳に絡し，項を下る．それで太陽病では必ず頭項強痛が見られるのである．

太陽の気は体表を運行し，温煦と衛外の機能を行っている．太陽が邪を受けると，温煦衛外の機能が失調するので悪寒が現われる．悪寒は，色々の外感疾病の初期，つまり表証の時期に必ず現われる証候であり，悪寒の有無は，病邪が表にあるのか，それとも已に裏に入っているのかを知るために，重要な鑑別診断的意義がある．「一分の悪寒あれば，便ち一分の表あり」といわれているが，これは臨床経験の結晶であり，悪寒という一証候が，病邪が表にあることを判断するための重要な標識であることを物語っている．

悪　　寒

太陽病では，衛陽の気が圧迫されると，正気は奮起して邪気と闘争を始めるので，当然発熱が見られるはずである．ところが太陽病提綱の中に発熱をあげていないのはなぜであろうか．これは外邪が人体に侵入すると，まず衛陽の機能が抑圧され，悪寒が常に発熱に先行して現われるからである．『傷寒論』の中で「太陽病,或いは已に発熱し,或いは未だ発熱せず,必ず悪寒し」〔3〕といっているのは，太陽病の発熱は遅い早いの別はあるが，悪寒は必見の証候であることを指している．太陽病では邪は表にあって裏にまだ入っていないので，舌苔は大部分が薄白である．

発　　熱

舌　　苔

以上の脈証は，太陽病脈証の中から抽出した共通的な証候であって，これはすべての表証の基本的な特徴を具え，広く重要な意義を持っている．それゆえこれを列挙して太陽病の弁証綱要としたのである．

第2節　太陽病の経証

太陽病は，その証候の特徴によって,経証と腑証に大別される．いわゆる太陽経証とは，病邪が太陽経の表を侵してはいるが，まだ太陽の腑に集結していない場合に見られる証候である．経と腑は表裏の別があるので，太陽経証はつまり太陽の表証であって，太陽腑証は太陽の裏証であると見なすことができる．前に述べた

太 陽 経 証

太 陽 腑 証

「脈浮，頭項強痛して，悪寒す」の太陽病は，主として太陽経病を指しているのである．

太陽病経証は，その脈証の差によって，習慣上から太陽中風と太陽傷寒の両種の証候に分けられている．

1. 太陽中風の証・治

太陽中風　　太陽中風は，風邪が外襲し，太陽病「脈は浮，頭項強痛して，悪寒す」という基礎的な脈証の上に，さらに発熱，汗出，悪風，脈緩などの証候が加わった太陽表証の一種であって〔2〕，「脳血管異常」の中風とは別のものである．

太陽中風証と　　太陽中風は，桂枝湯を用いて治療するので，太陽中風証を「桂
桂枝湯証　　枝湯証」とも呼んでいる．太陽中風の弁証論治について，以下に桂枝湯主証を述べ，さらに桂枝湯加減証と桂枝湯禁忌証を加えて説明する

(1) 桂枝湯の主証

桂枝湯は太陽中風証を治療する主方である．桂枝湯証を理解するには，太陽中風証の特徴を理解しなくてはならないので，先ず風邪(ふうじゃ)の性質とその発病の特徴から述べる．

風邪による発　　風は陽邪であり，これが表を襲うと，陽である衛気と陽である
病の特徴　　風邪が相い搏つので，発熱が見られるが，発熱は迅速で比較的はっきりと現われる．衛気が風邪に傷われると，肌表を護り汗腺の開閉を調節する機能が失調し，これに風邪の侵入も加わるので，営気は内を守ることができなくなり，汗がひとりでに出るのである．汗が多量に出れば出るほど，皮膚の腠理(きめ)はゆるみ，衛気はますます風邪の侵襲に抵抗できなくなって，病人は非常に悪風を感じるのである．汗が出て皮膚のきめがゆるみ，営気が外に泄(も)れるようになると，これは脈象にも反映し，緩慢でゆるんで虚弱感のある一種の緩脈を呈するようになる．

『傷寒論』の中では太陽中風の脈証と病機の変化に対して，とても具象的なうまい説明をしている．

脈「陽浮にして陰弱」とは，軽按すると余力があり，重按すると力がないような，浮で緩弱な脈象のことである．

「翕翕として発熱し」，「淅淅として悪風し」，「嗇嗇として悪寒し」とは，衣服を沢山着込んで発熱した状態と，冷水を身体に注ぎかけられてぞくぞくして寒がる状態と，激しい寒さのために身体を縮めて震えている状態とを，それぞれ形容したものである．同時に，風邪の外襲によって，肺気の宣発作用と胃気の下降作用が影響を受け，肺気の宣発不利から鼻鳴がおこり，胃気の上逆から乾嘔がおこる〔12〕．

太陽中風の病理を，『傷寒論』は「栄弱衛強」として概括している〔97〕．「栄弱」とは，営陰が衛陽の固摂作用の失調によって外に泄れることで，正気不足の一面を反映している．「衛強」とは，風邪が衛陽を犯していることを指し，邪気が盛んな一面を反映している．要するに，風邪の外襲によって営衛の調和が失われることが，太陽中風証の最も基本的な病変の特徴である．

〔訳者註：湖北中医学院主編『傷寒論』では次のように述べている．
——「衛強」は衛気と風寒の邪が表で抗争し，発熱悪寒，脈浮などの亢奮現象が現われることで，別に衛気が強盛になることではない．「営弱」は，衛気が固まらないために営陰が内を守ることができないで汗が出ることである．「衛強」に対して相対的に「営弱」といわれているが，別に営陰が虚弱なわけではない．〕

太陽中風証は，風邪が外襲して営衛不和となった状態であるから，治療法は肌表の邪を解除し，営衛を調和することであり，桂枝湯を用いるとよい．桂枝湯は，桂枝，芍薬，炙甘草，大棗，生姜から組成されている．方中の桂枝は衛陽を温通し，これに味辛の生姜を配して衛分の風邪を解く．芍薬は味酸で陰気を収斂し営気を和し，これに味甘の大棗を配して営陰の虚を滋養する．甘草は胃気を和し虚を扶ける作用がある．以上の諸薬の内には辛，酸，甘の三味を含んでいて，辛甘は陽に働いて衛気を助け，酸甘は陰

脈「陽浮而陰弱」
「翕翕発熱」
「淅淅悪風」
「嗇嗇悪寒」

太陽中風の病理
「栄　　弱」
「衛　　強」

桂枝湯の組成

に働いて営気を和する．ゆえに桂枝湯は営衛を調和する効用があるのである．

熱稀粥をすする　本方を服用する際には，服用後に熱い稀い粥をすすることが求められているが，その目的は体内に穀気を充たし，汗の源である津液を補い，営衛を強化して，外邪に対する抵抗力を助けることにある．

太陽中風以外にも服用　太陽中風は桂枝湯を用いて治療しなくてはならないが，桂枝湯は太陽中風証にだけ用いるわけではない．例えば初めは太陽傷寒証であって，発汗や瀉下の治療を行った後でも表邪がなお去らない場合や〔45〕，あるいは発汗によって表邪は去ったが，再び風寒に襲われて表証が出現した場合などは，いずれも桂枝湯を再び投与して解表を行う適応である〔57〕．

　どうしてこの場合に桂枝湯を用いるのであろうか？この場合には病原は傷寒に属してはいても，已に汗下の治療を行った後なので，表証がなお残っていても，再び激しい発汗法を行うのは不適当であり，緩和な桂枝湯を用いて解肌発表し，営衛を調和させるのである．そうすれば発汗によって表邪を去らせても正気を傷つける恐れがない．『傷寒論』にも「傷寒，発汗して解し，半日許(ばか)りにして復た煩し，脈浮数なる者は，更に発汗す可し，桂枝湯に宜し」〔57〕とある．

営衛不和の証　ある場合には，病人の内臓には何も異常はないのに，時々汗が出て，時には発熱を伴うことがあるが，これはどのような原因によるものであろうか．これは「衛気和せず」〔54〕，「衛気栄気と共に和諧せざるの故に爾(しか)り」〔53〕の状態である．つまり病人の営気は和していても，衛気が和していないで，営気と密接に協力することができないと，営衛がそれぞれ勝手に行動し，衛気は外を固めることができないし，営気は内を守ることができなくなる．その結果として「常に自汗出ず」〔53〕，あるいは「時に発熱し，自汗出でて，愈えず」〔54〕の状態となる．このような太陽中風証ではない場合でも，また，「臓に他病なし」〔54〕の営衛不和の証で

あっても，桂枝湯を用いて，発病前に服用して汗を取れば営衛を調和して治すことができる．

治験例 李××，女，53歳．毎日二，三回も発熱し発汗する．発病以来すでに一年たっている．飲食，大小便，睡眠などはすべて良好．以前に陰虚として治療したことがあるが，服用した二十余剤はすべて無効であった．脈は緩軟，舌質は淡で舌苔は白，営衛不和の証と弁証し，桂枝湯原方を用いたところ，二剤で発熱は止み，発汗もしなくなった．

> 営衛不和の例

柯琴〔清初期〕は桂枝湯を評価して「本方は張仲景の群方の魁(さきがけ)であり，滋陰和陽，調和営衛，解肌発汗の総方である．およそ頭痛発熱，悪風悪寒，脈は浮にして弱，汗自ら出ずる者は，何経に拘らず，中風，傷寒，雑病を論ぜず，すべて本方による発汗を用いることができる．もし妄りに発汗し，妄りに下して，而も表証の解しない者は，やはり本方を用いて解肌すべきである．もし，頭痛，発熱，悪寒，悪風，鼻鳴，乾嘔などのうち，ただ一証でも見られれば本方を用いてよい．必ずしもすべての証が具わらなくてもよい．ただ脈弱自汗が主要な証である．」と述べている．

> 柯琴の評価

柯氏は『傷寒論』の関係条文を総合し概括して，桂枝湯の応用範囲を示し，同時に拘泥しないで自由に活用せよと述べている．ただし自由に運用するとはいっても，客観的な脈証によって方薬を投与する弁証論治の原則は，しっかりと守らねばならない．症例を挙げてこの道理を説明しよう．

治験例 男性患者，60歳，蕁麻疹にかかり，かゆみが激しく，数ヵ月も治らない．脈は浮で弛緩し，汗が出て悪風があり，舌苔は薄白である．風邪が稽留した営衛不和の証と診断し，一味の増減もしないで桂枝湯原方を与え，熱い稀い粥をすすり，布団をかぶって汗を取るようにすすめた．一剤で発疹は消え，か

> 難治の蕁麻疹

ゆみも止まった．

　本例のような難治の蕁麻疹が桂枝湯でよく効いたのは，汗出，悪風，脈浮緩という桂枝湯の主要脈証を見て，弁証論治の法則を正しく守ったからである．

刺針後の服用　　太陽中風は桂枝湯を投与すべきであり，一般には本方を服用すればすべて発汗して治癒する．しかし「太陽病，初め桂枝湯を服し，反(かえ)って煩して解(げ)せざる者」〔24〕もある．これは桂枝湯を用いるなということではない．経絡上の邪気が盛んであると，桂枝湯を服用しても急には解表しないで，陽気がうっ滞して反って煩苦の状態となる．このような場合には，まず風池，風府の二穴に刺針して経絡にある風邪を疎散させ，その後で桂枝湯を再服して汗を取れば，病いをすっかり治すことができる．

（2）桂枝湯の加減証

　桂枝湯に加減を行って，太陽中風の各種の兼証の治療をするが，これを桂枝湯の加減証と呼んでいる．

〈桂枝加厚朴杏仁湯の証〉

　桂枝加厚朴杏仁湯は，桂枝湯に厚朴と杏仁を加えたものである．本方は『傷寒論』では太陽病中風に気喘を兼ねた証候に用いている．「喘家は桂枝湯を作り，厚朴杏子（即ち杏仁）を加えて佳なり」〔19〕がこれである．

喘　　家　　喘家とは，平素から持病として喘息がある人で，このような人が風邪におかされて太陽中風証になると，風邪は肺に迫り，肺気は一層不利となって喘息の発作が起きる．そこで桂枝湯で解肌駆風し，加味した杏仁・厚朴の宣肺と降気の作用によって平喘させるのである．これが一般的な桂枝加厚朴杏仁湯の使用法であるがその外にも本方を使える場合が二つある．

①胸満気喘　　その一，太陽病中風で，喘息の持病がない場合でも，風邪が内迫して肺気の宣発と粛降の作用が障害され，そのために汗出，悪風，脈浮緩，舌苔薄白などの太陽中風の基本証候に，さらに胸満

気喘の証候が加わった場合．

　その二，太陽病の表証が解せず，しかも大便不通の場合には，先表後裏の原則によって，まず解表し，その後で瀉下法を行うべきである．ところが医師が始めから瀉下法を行ってしまうと，表邪は機に乗じて内陥して肺に迫り，肺気は不利となって喘が起きる．この時に表邪はなお解していないので，桂枝加厚朴杏仁湯を用いて，外は風邪を解し，内は肺気を利するのである〔43〕．

②誤治後の喘

治験例　許叔微が〔1079～1154年〕『傷寒九十論』中にあげた桂枝加厚朴杏仁湯の一治験例は，後人が本方を運用する際の参考になる．以下のような症例である．

許叔微の治験

　一人の武将が敵に捕えられ，船倉に押し込められたが，数日後にやっと脱走することができた．彼は脱走後に腹一杯食べ，露天に裸で休んだので，翌日傷寒にかかってしまった．

　診察した一人の医師は，過食による食傷であるとして瀉下法を行った．他の医師は外邪の感染であるとして発汗法を行ったこのように下したり発汗したり数日間色々と治療したが一向によくならない．それどころか反って悪化して喘息まで起きてしまったので，前医は茫然として処置なしの有り様であった．そこで許叔微が診治を請われたのである．

　許は病人を診終ると，これは太陽病に誤って瀉下法を行ったので，表証が解さないで更に微喘が現われたのであり，正に桂枝加厚朴杏仁湯証であるといった．前医はこれに対してなお半信半疑であったが，患者は本方を一服すると喘が治まり，再服すると汗が出て脈がおちつき，身体がすがすがしくなって治癒した．

〈桂枝加葛根湯の証〉

　太陽病には，もともと頭項強痛のような，太陽膀胱経の経脈の流通不利のために起こる証候がある．もし太陽中風で，経脈の流

注不利がさらに甚だしい場合は，頸項が強痛してのびないばかりでなく，背部までも強痛して，左右を見廻すことも，俯いたり仰向いたりすることも不自由になる．これがつまり『傷寒論』でいっている「項背強ばること几几」である．几几とは，もともと短翼の鳥が，飛び起とうとして飛び起てず，頸を伸ばしている状態の形容であり，項背強急して伸びない状態のたとえとしてここに用いたのである．

項背強几几

一般には，この証候は傷寒無汗表実証に見られることが多いが，今反って汗出，悪風の証候が見られるので，本方証はなお太陽中風の範囲に属していることが判る．それで桂枝湯で解肌駆風し，葛根を加えて経脈を疏通させて項背強急を治すのである〔14〕．

林億らの見解

宋版『傷寒論』の原本では，本方中に麻黄が含まれているが，校正した林億らは後注で，既に汗が出ているのであるから，麻黄があるのは妥当でないとしている．そこで後世の注釈家の多くは林億らの見解に準拠して麻黄を取り去っている．

〈桂枝加附子湯の証〉

桂枝加附子湯証は，太陽中風証に表陽虚の証候を兼ねたもので，太陽病で発汗させた後に見られる．

太陽病の発汗法

太陽病の治療に発汗法を行うのは当然なのに，どうして病がよくならないで反って表陽が傷められたのであろうか？問題は発汗の方法が誤っていたのである．太陽病の発汗法は，微し汗がにじむようにするのがよく，大量の汗が「水の流離するが如く」に発汗させてはならないとされている．もし発汗が過度になると，邪気が除去されないで表証が解さないばかりでなく，反って陽気が汗と共に排出され，衛陽は更に傷められる．

表証は解さないので，依然として汗出悪風の証候があり，表陽が虚して肌表が固まらないので，汗が漏れ止まずという状態になる．発汗過多のために津液も気も不足し，筋脈は養われず，気化〔臓腑の運化・輸布等の生理的機能〕も不利となる．それで「小便難く，四肢微急し，以て屈伸し難き」状態になるわけである

この場合には，表証が解していないで，しかも陽気が失われ，津液が不足した状態を兼ねているので，桂枝湯で解肌発表し，これに附子を加えて経を温め陽気を回らし，表を固めて汗を収めるのである．

本証ではすでに津液が消耗されているのに，方中に生津益陰の薬物をなぜ加えないのであろうか？これについては陸淵雷〔1894～1955〕が，非常に適切な説明をしている．「津液が傷められていても陽気が亡われていなければ，津液は自ずから再生される．陽気が亡われて津液は傷められていない場合には，津液はその後は産生されない．故に良医は治病に際して，津液の損傷を患えず，陽気の損亡を患える．……桂枝加附子湯の証は，傷津に亡陽を兼ねている．仲景は陽気の回復だけを行い，生津は行っていないが，学ぶ者はこの点を深く考慮すべきである．」

桂枝加附子湯の用法について，症例を挙げて説明する．

傷津と亡陽
陸淵雷の説明

治験例 同僚の僕先生が帰郷の前に私に相談した．彼の親戚に常に自汗があり，身体が非常に弱り疲れている患者がいる．黄耆，党参，竜骨，酸棗仁，浮小麦などの止汗固表薬を用いたが無効であった．何かよい方剤はなかろうかというのである．そこで私は，もし熱象がなければ，桂枝加附子湯を試みてみたらどうかと答えた．

僕先生は郷里で本方をこの患者に投与したら，果して非常に効果があった．あとで彼がいうのには，「陽虚で発汗する場合には，附子でなければ汗は止められない．もっと早くこの点に気付いていたら，こんなに手こずらなかったであろう．」と．

陽虚の発汗と附子

〈桂枝去芍薬，桂枝去芍薬加附子湯の証〉

太陽病は発汗法を行うべきで，瀉下法を行ってはならないが，もし誤って攻下すると，これは病機に逆らうことなので，表の邪が内陥するおそれがある．陽気は胸中から発し，また表は胸位に

桂枝去芍薬湯

誤治による胸満	近いので，誤って攻下すれば，しばしば表邪を胸中に内陥させ，陽気の開発に影響して胸満を起こすようになる．

この場合に，もし脈が沈緊で力があれば，結胸になる恐れがある．もし脈が急促で，按じて軟であれば，これは，陽気は誤下のために障害されてはいるが，まだ余力があって邪気と抗争中であり，病は陽位にあってまだ陰位に入っておらず，胸にあって腹に入っていないことを物語っている．このように邪気は表から裏にあまり深入りしていないので，桂枝去芍薬湯を用いて，心胸の陽気を鼓舞し，邪気を表から駆逐するのである〔22〕．

去芍薬の理由	桂枝去芍薬湯は，方中の桂枝と炙甘草で心胸の陽気を扶け，これに辛甘の生姜，大棗を配して，胸間に内陥した邪気を発散解表させる．芍薬は気味が酸寒で，その性質は陰性で凝縮収斂性があるので，胸内の陽気を宣通し暢達させるのには不適当である．それで去芍薬としたのである．
桂枝去芍薬加附子湯 微悪風寒	もし上記の証候に加えて，微悪風寒が見られれば，これは陽気の損傷が比較的に重くて，温煦作用が失調したために現われた証候であるから，本方に附子を加え，桂枝去芍薬加附子湯にして，陽気の虚損を補うのである．

　　治験例　王××，男，36歳．自覚症状は胸満で，時には痛み．毎年厳冬の季節になると発作がひどくなる．咳嗽と息切れもある．脈は弦で緩，手は氷のように冷たく，小便は透明で量が多い．これらの証候から，胸陽不振で有寒の証と診断した．冬は陰寒が最も盛んな季節なので，陽気は閉じこめられ，病情が増悪するのである．処方は，附子9g，桂枝9g，生姜9g，大棗7枚．

　　患者はこの処方が生姜と大棗の外は，僅かに二味なのを見てやや不信感を抱いたようであった．しかし一週後に再来した彼は，これを服用して多年の持病が快癒したとうれしそうに告げた．

〈桂枝加芍薬生姜各一両人参三両新加湯の証〉

太陽病になってまだ発汗法を行わないで身体疼痛があるのは，これは表証が解していないのである．已に発汗法を行った後の身体疼痛は，多くは気血の両虚のために筋脈が滋養されないで起こるのである．表証の身体疼痛では，その脈は当然浮であり，気血が虚したための身体疼痛では，脈は多くは沈遅で渋である．気虚で血虚であるから，血脈を充たして鼓動させる力量が不足し，脈は沈遅で渋滞した状態になるのである．

表証の身体疼痛は発汗法で解表すればよいが，発汗後の気血不足よる身体疼痛は，温補によって治さなくてはならず，これには桂枝加芍薬生姜各一両人参三両新加湯を用いる〔62〕．

桂枝加芍薬生姜各一両人参三両新加湯は，桂枝湯の芍薬，生姜の用量を増し，更に人参を加えた組成である．桂枝湯には営衛を調和する作用がある．これに芍薬を増やして営血を滋養し，人参を加えて補気生津し，営気を調え衛気を養う．生姜を増やして陽気を宣通させ，薬力を体表に到達させるのである．

― 表証の身体疼痛
― 気血両虚の身体疼痛
― 組成と作用

治験例 樊××，女．分娩の後に身体痛があり，自分で生化湯を二剤服用したが無効であった．私の所の実習生はこれを気血両虚による身体痛と診断して，当帰，党参，白朮，甘草などを用いたが，やや有効の程度で全快はしなかった．私が診ると，脈は沈緩で無力，舌質は淡で舌苔は白であり，新加湯を服用させたら三剤で治った．

実習生は本方が効いた理由が判らないで色々と質問するので，私は彼に答えた．キーポイントは，桂枝湯は肌表に働き，人参，黄耆は裏に働くことにある．身体痛では表の衛気営血の不足があるから，人参，黄耆だけを投与しても効果は不充分であり，桂枝湯を用いて始めて満足な効果が得られたのであると．

〈桂枝去桂加茯苓白朮湯の証〉

疾病の中には太陽病に似てはいるが，実はそうではないものもあるので，臨床では注意して弁別しなくてはならない．

小便不利
心下満微痛

例えば，ある場合には，頭項強痛し，翕翕（きゅうきゅう）として発熱して汗はなく，しかも小便不利で心下部が脹満して微痛があるという証候が現われる．この場合に，もし頭項強痛，翕翕として発熱の証候をとりあげ，表証が解していないものとして桂枝湯を投与して発汗させたり，あるいは心下満微痛を裏に邪が凝結したものとして瀉下法を用いたりしても，いずれも効果は見られない．『傷寒論』の中で，「桂枝湯を服し，或は之を下し，仍（なお）頭項強痛，翕翕発熱，汗なく，心下満微痛，小便不利」〔28〕と述べているように，この証は発汗させても解せず，下しても癒えない．これは一体どういう病証なのであろうか？

膀胱の気化作用が失調すると，水邪が内停して小便不利となる．水邪が内停し凝結すると，その影響から中気つまり中焦の脾胃の運化機能も障害され，その結果として心下部の脹満微痛が起こるのである．

水飲内停の証

経脈と臓腑は相通じているので，腑の病候は体表の経気を失調させる．それで頭項強痛，翕翕発熱などの証候が現われるのである．これは水がさえぎられ陽気がうっ滞して宣暢できないために現われる現象で，太陽の邪が内陥して膀胱の気化作用が失調したために起った水飲内停の証である．

本証は，太陽中風の翕翕発熱，汗出，悪風の証とは全く別のものであるから，桂枝湯を用いないで，桂枝去桂加茯苓白朮湯を用いなくてはならない．

組成と作用

桂枝去桂加茯苓白朮湯は，芍薬，炙甘草，生姜，大棗，茯苓，白朮から組成される．表邪はないので桂枝は用いない．水飲内停し小便不利なので，健脾利水の茯苓，白朮を加える．方中の生姜は健胃作用があり，心下の水飲を除く．芍薬は疎泄を助け心下の痛を解く．甘草，大棗は脾土を補って腎水を制する効能がある．

第2節 太陽病の経証　39

本方の適応証は，太陽の裏（太陽腑証）が太陽の表に影響を与えた状態であって，太陽表証が存在するわけではないので，発汗の必要はなく，ただ「小便利すれば則ち癒ゆ」るのである．

太陽の表が太陽の裏に影響

治験例　陳慎吾老医師は，かつてある発熱患者を治療した．色々と治療を受けたが解熱しない患者である．小便不利で，胃部は脹満して不快感があり，脈は沈で弦，舌苔は白くて滑であったので，水飲内停して陽気が外にうっ滞した証と弁証した．そこで熱を治さず水を治すことにし，桂枝去桂加茯苓白朮湯を用いたら，三剤で解熱し軽快した．

桂枝去桂加茯苓白朮湯証に対しては，別の見方もあり，『医宗金鑑』〔1742年刊〕では「去桂は去芍とすべきである．本方から桂枝を去れば，どうして頭項強痛，無汗の表証を治すことができようか．………故に桂枝湯から味酸で収斂作用のある芍薬を去って，無汗と心下脹満の証候に対応し，茯苓,白朮を加えて湿を除けば，表裏両方の邪が双解され，内外の諸証は自ずから癒える．」としている．この『医宗金鑑』の説が提出されてから，この問題についての論争が展開し，「去桂は去芍とすべきである」という『医宗金鑑』の見方に同意する者も少なくない．そこでこのような見解を提出して参考に供する次第である．

『医宗金鑑』の説

以上桂枝湯加減諸証を列挙したが，そのすべてを述べることはできないので,列挙した諸証を参考にして類推理解して頂きたい．後世の医家では，徐霊胎〔1693～1771年〕は本方に黄耆，当帰を加え，葉天士〔1667～1746年〕は杏仁，乾姜，五味子を加えるなど，いずれも弁証論治の原則のもとに，証に随って適宜に加減し，桂枝湯の応用範囲を常に拡大したのである．

(3) 桂枝湯の禁忌証

桂枝湯は太陽中風証を治療する主方である．太陽中風は，発熱，汗出，悪風，脈浮緩が主要な臨床所見であり,弁証の根拠である．もし患者が発熱，悪寒，無汗，脈浮緊の証候を示したら，これは

太陽傷寒	太陽傷寒であって，太陽中風ではなく，治療には麻黄湯を用いるべきであって，桂枝湯は用いられない．
「解　肌」	そこで『傷寒論』では「桂枝本(もと)解肌と為す．若し其の人脈浮緊に，発熱し，汗出でざる者は，之を与う可からざる也」〔17〕と述べている．「解肌」とは桂枝湯が肌表の邪を解除する作用のあることを指し，麻黄湯の解表作用と比較していっているのである．
麻黄湯証との区別	太陽中風桂枝湯証と太陽傷寒麻黄湯証とは，病因上からは風に傷められたか寒に外感したかの差があり，病理上からは衛強営弱か営強衛閉かの差があり，臨床所見上からは有汗か無汗かの区別がある．従ってこの両種の異なった症証に対しては，治療法も全く異なったものとなる．
太陽中風証に麻黄湯を誤用した場合	もし太陽中風証に誤って麻黄湯を用いて発汗させれば，「汗を発して遂に漏れ止まず，其の人悪風し，小便難く，四肢微急(かた)し，以て屈伸し難き」〔21〕の桂枝加附子湯証となる．
太陽傷寒証に桂枝湯を誤用した場合	もし太陽傷寒証に誤って桂枝湯を用いれば，方証一致しないので病が解除しないばかりではなく，桂枝湯中の芍薬の酸寒収斂の作用によって，表寒の邪気が更に閉ざされ，「汗出でずして煩燥」の大青竜湯証か，あるいはその他の症証に変化するかもしれない．
	上に述べたいくつかの問題については，臨床上で注意深く真剣に対峙し，患者に不必要な苦痛を与えることのないようにしなくてはならない．このため張仲景は特に「常に須(すべか)らく此を識(し)り，誤らしむる事勿(なか)るべき也」〔17〕，と告げて我々を戒めている．
「酒客病」	太陽傷寒証には桂枝湯を用いることではきない．これは桂枝湯禁忌証の一つである．この外，『傷寒論』では「酒客病」に桂枝湯を用いてはならないとしている．酒客とは大酒のみのことであり，長期間にわたって無節制に飲酒を続けているので，酒客は湿熱が比較的盛んである．湿熱が内にうっ滞し，外に薫蒸し，営衛が調和しないので，汗出，乾嘔，頭痛などの太陽中風に似た証候が現われる．これを「酒客病」と呼んでいる．
	治療には葛花，枳椇子(きぐし)など酒毒を解し湿を除く薬物を用いるべ

きであり，桂枝湯を用いてはならない．もし誤って桂枝湯を投与すれば，酒客病が治らないばかりではなく，反って副作用が起こる．というのは桂枝湯は辛甘温の方剤なので，辛温薬が熱を助長し，甘味薬が湿を助長し，服薬後に更に湿熱が盛んとなり，中焦にうっ滞して胃気の和降を障害し，嘔吐を引き起こすのである．張仲景は『傷寒論』の中で，この道理を「酒客は甘きを喜まざるを以ての故也」〔18〕と結んでいる．

胃　　　降

酒客病に桂枝湯が不適当なことは，このように一定の道理があるが，臨床の実際ではこれに拘泥しなくともよい．酒客が太陽中風にかかり，湿熱の証候がなければ，桂枝湯を用いてよいし，酒客でなくても，その人が平素から湿熱の盛んな人であれば，太陽中風の際の桂枝湯使用は慎重にすべきである．

臨床上は拘泥しない

日本の山田正珍〔1787年没〕は，酒客が太陽中風にかかった場合の桂枝湯の加減について，次のような意見を述べている．「もし平素から大酒のみの人であったら，太陽中風の証があっても，桂枝湯の正方を投与してはならない．甘草，大棗の二薬を去って与えるべきである」．臨床の参考になる意見である．

山田正珍の説

太陽病は発汗が治療の大法である．もし発汗を行わずに反って瀉下を行えば，これは治療上の誤りである．もし誤下を行った後でも，まだ邪気が内陥しないで，太陽の気がなお体表で邪気と抗争している場合，すなわち「其の気上衝する者」の場合には，やはり桂枝湯を用いて発汗解表してよい．これは『傷寒論』で「太陽病，之を下して後，其の気上衝する者は桂枝湯を与うべし．方前方を用う．」〔15〕といっている通りである．

誤下の後に「其気上衝者」

もし誤下の後で，太陽の気が上衝しないで，表証は已になく，邪気が裏に内陥した場合には，桂枝湯を用いることはできない．誤下の場合だけではなく，発汗法が不適当だったり，吐法や温針などを誤って行った場合にも，すべて病状を変化させて「壊病」が発生する．病証が変化すれば，これに従って治療法も方薬も変るのが当然であり，この時にふたたび桂枝湯は用いられない．

「壊　　病」

壊病の治療

『傷寒論』で「太陽病，三日，已に汗を発し，若しくは吐し，若しくは下し，若しくは温針し，仍解せざる者は，これを壊病となす．桂枝与ふ可からざる也．」〔16〕と述べているように，壊病が発生したら桂枝湯は用いられない．この場合にはどのような治療をしたらよいのであろうか．これについても張仲景は「其の脈証を観て，何れを犯せるの逆なるかを知り，証に随いて之を治せ」〔16〕と適切に答えている．要するに弁証論治の法則に従えということである．

2．太陽傷寒の証・治

太陽傷寒証と麻黄湯証

太陽病傷寒は，寒邪に外感して，太陽病「脈浮，頭項強痛して，悪寒す」の基礎的脈証の上に，更に無汗で喘，頭痛，身痛，腰痛，骨節疼痛，脈緊などの証候が現われた一種の典型的な太陽表証である．その主な治療方剤は麻黄湯なので，太陽傷寒証はまた「麻黄湯証」ともいう．

太陽中風──表虚

太陽傷寒──表実

太陽中風と太陽傷寒は同じく太陽病経証に属するが，異なる二種の特徴的な証候がある．太陽中風は風邪に外感して発病し，肌表は疎で汗が出るので「表虚」ともいう．太陽傷寒は寒邪に傷められて発病し，肌表は閉じて無汗なので，「表実」ともいう．

（1）麻黄湯の主証

太陽傷寒証

麻黄湯主証すなわち太陽傷寒証の特徴を理解するには，まず寒邪の性質と発病因子としての特徴から理解しなくてはならない．

寒邪の性質と特徴

寒邪は，六淫邪気の中では陰邪に属している．寒邪は人体を侵襲すると，容易に人体の陽気を損傷する．陽気は寒邪に傷められると正常な温煦作用が失われ，そのために悪寒が起こる．傷寒の悪寒は非常に激しいので，厚着をして布団を何枚もかぶったり，あるいは火で暖を取っても中々緩解しない．

無汗, 身体, 疼痛, 腰痛, 関節痛

寒は凝結を主り，痛みを主り，収引を主る．寒邪に外感すると，営衛の気が凝渋して流通が不利となり，皮毛腠理〔皮膚のきめ〕は斂縮して閉塞するので，無汗，身体疼痛，腰痛，全身の関節痛な

どの証候が現われる．

「肺の合は皮なり，其の栄は毛なり」なので，皮毛や汗腺が寒邪によって閉塞されると，肺気は宣発作用が障害され，粛降作用も失調し，そのために上逆して喘が現われる．もし胃気の和降にも影響すれば嘔逆が現われる．

喘，嘔逆

寒邪によって脈が収縮して拘急するので，「陰陽俱に緊」の脈象となり，寸関尺の部位に浮緊の脈象が現われる．寒邪に傷められると，まず衛陽が圧迫されるので，太陽傷寒では常にまず悪寒が現われ，引き続いてすぐに発熱する．

浮緊脈

悪寒，発熱

『傷寒論』は，太陽傷寒証の各種証候を総合し，治法も併せて「太陽病，頭痛，発熱，身疼，腰痛，骨節疼痛，悪風，汗なくして喘する者は，麻黄湯之を主る．」〔35〕と述べている．ここに挙げた頭痛発熱などの八証候は，太陽傷寒の主要証候であり，並べて太陽中風桂枝湯証と区別したのである．

主要八証候

太陽中風と太陽傷寒は，同じ太陽病に属しているので，脈浮，頭項強痛して悪寒するという共通の証候がある．しかし中風は表虚で汗出，悪風，脈浮緩が主証候であり，傷寒は表実で無汗，身痛，脈浮緊が主証候であって，両者は異なる点がある．

太陽中風との違い

太陽傷寒病変の要点は衛気の閉塞であり，衛気が閉じる原因は外寒が凝滞することである．ゆえに本証の治療には辛温の麻黄湯を用いて寒邪を解表散寒するのである．

衛気の閉塞

麻黄湯は麻黄，桂枝，杏仁，炙甘草から組成されている．麻黄は辛温で，風寒を発散し，腠理を開いて発汗させ，宣肺平喘する．桂枝は陽気を通じ，解肌し，麻黄の風寒を発散する作用を助ける．杏仁は苦温で肺を利し，麻黄の宣肺平喘作用を助ける．甘草は諸薬を調和し和胃する．本方は辛温発汗の峻剤であり，炙甘草の量は小量にした方がよい．量が多いと発汗解表作用の妨げになるからである．

組成と作用

炙甘草の量

治験例　私は1967年に医療隊に参加して甘粛省に赴いた．当時

はまさに厳寒の季節で，風寒を受けて発病してしまった．全身の関節はすべて痛み，悪寒は特に激しく，体温は39.8℃になり，無汗で咳嗽があり，脈は浮緊であった．私は自分で麻黄湯を煎じて服用し，オンドルの上に横たわって発汗させた．約一時間ばかりで全身に発汗し，病邪は解散した．

一般的には，典型的な太陽傷寒は麻黄湯で発汗させれば治るはずである．もし治療が遅れ，発汗の時期を失うと，邪気がうっ滞し，出口がないので鼻出血が起こる．

鼻出血の出る理由

なぜ「傷寒，脈浮緊，汗を発せず，因って衄(じく)を致す」〔55〕のであろうか？うっ滞した外邪は発汗によって解除しなくてはならないが，発汗の機を失うと，邪気は化熱し血に迫り妄行するようになる．もともと汗と血は同源なので，発汗の代わりに鼻血が出て，これによって邪気が解除されるのである．これは正気が邪気を防ぐ一種の自然療能であり，営分の邪の出口として，「衄を以て代ゆ」の作用を起こしたのである．

このように麻黄湯証には「衄すれば乃(すなわ)ち解す」〔47〕の情況があるので，習慣的に傷寒の衄血を「紅汗」と呼び，「大寒出ず」としている．

「紅　　汗」

「汗を以て衄に代ゆ」

しかし衄血によっても病邪が解除されないこともある．これは衄血が不充分で病邪を排出しきらないためであり，丁度発汗が不充分で表邪が解除されないのと同様である．この場合には，ふたたび麻黄湯を用いて発汗させなくてはならない．これによって営中の邪気は汗によって除かれ，血は自ずから静まる．このように麻黄湯を再度用いて発汗させる方法は「汗を以て衄に代ゆ」である．

麻黄湯の禁忌

もし衄血が出た後も病が解さないで，その上に全身発熱が夜甚だしく，舌質は絳(こう)〔深紅色〕，舌苔は燥，心煩不眠，脈は細数などの証候が現れれば，病邪は已に化熱し，営血に内陥したのであるから，清熱涼血の治療法を行わなくてはならない．絶対に麻黄湯をふたたび用いて発汗させてはならない．

麻黄湯にはもともと衄血の禁（後述）があるのに，ここで傷寒「汗を発せず，因って衄を致す者は，麻黄湯之を主る」〔55〕と述べているのは，矛盾してはいないか？実はそうではない．ここで述べているのは，表邪が解さないで衄血が出る場合であり，麻黄湯禁忌証の中にあるような，先に衄血があって後から傷寒にかかった場合とは根本的に違う．そちらは衄家〔鼻出血常習者〕であって発汗は禁忌であり，こちらは汗が出ないために鼻出血したのであり，発汗しなくてはならないのである．

衄家には禁忌

江篁南はこれについて，「久しく衄血が続いている者は，已に亡血しているので発汗させてはならない，今これは発汗すべきであるのに発汗させず，そのため熱毒がうっ結して衄血となったのであるから，その津液を分ければ癒る．発汗して解熱すれば，出血は自然に止るであろう．」といっている．

(2) 麻黄湯の加減証

麻黄湯を基礎にして加減し，太陽傷寒の各種の兼証の治療をするが，これを麻黄湯加減証と呼んでいる．この中には傷寒に水飲咳喘を兼ねた小青竜湯証や，陽鬱煩躁を兼ねた大青竜湯証や，太陽膀胱経の流注が不利となり項背強ること几几（しゅしゅ）となった葛根湯証も含まれている

〈小青竜湯の証〉

小青竜湯証は，傷寒に属して同時に水飲を兼ねた一種の病証で，簡単にいえば外寒内飲証である．『傷寒論』はこの病変を「傷寒，表解せず，心下水気あり」〔40〕と概括している．

外寒内飲証

「傷寒表解せず」とは，悪寒，発熱，無汗，身疼痛などの太陽傷寒の表証が存在していることをいっている．「心下に水気あり」とは，もとから水飲が内停して胃を犯し，胃気が降らないで上逆して嘔気となる状態を指している．

外寒内飲は，上は肺に影響し，肺気の宣発と粛降が失調して咳喘が起こる．水邪は常に変動しているので，気機の昇降に従って到るところに異常が起こる．そのため小青竜湯証の証候は特に多い．

咳　　喘

下痢, 小便不利, 腹痛, 噎, 口渇	もし水飲が腸に行けば下痢となる．膀胱に貯って気化作用が失調すれば，小便不利となって下腹部の腹満が起こる．水飲が上にうっ滞すると，気機の流注が阻まれてのどがつまる〔噎〕．水飲が内停して気が津液に化さないと口渇が起こるなどである．
気　　化	〔訳者注：気化とは，広義には人体の生理的な物質転化の機能を指し，狭義には三焦の体液調節作用を指している．つまり肺（上焦）によるガス交換と水分の全身への輸布，脾胃（中焦）による吸収と運化，腎と膀胱（下焦）による水代謝と尿排泄である．〕
脈, 舌苔, 痰	本証は寒飲の病なので，脈は弦，舌苔は白で滑，咳とともに稀薄な泡沫状の痰を吐出する．これらのいくつかの脈証は本証の弁証に重要な意義を持っている．小青竜湯で治療すれば，外は風寒が解し，内は水飲が除かれる．
組成と作用	小青竜湯は，麻黄，桂枝，芍薬，細辛，乾姜，半夏，炙甘草，五味子から組成されている．方中の麻黄は風寒を発散し，平喘し利水する．これに桂枝を配して通陽宣散の作用を増強する．乾姜と細辛は散寒し水飲を除く．半夏は去痰し逆気を降す．甘草は正気を扶け胃を和する．薬味が辛散のものが多く，正気を消耗する恐れがあるので，酸収の五味子を加えて肺腎の気を保ち，酸収微寒の芍薬でこれを助け，営陰を収斂して動血を防ぐ．このような配剤によって邪気は去らして正気は傷つけないのである．方中の
乾姜，細辛，五味子の配合	乾姜，細辛，五味子の三薬の配合は，肺の水飲を温散し，止咳平喘の効果があるが，これは張仲景の咳喘治療の薬物配合の一つの特長である．
服用後の口渇	小青竜湯証は，寒飲が内伏しているので，一般に患者は口渇を訴えない．もし小青竜湯を服用後に患者が口渇を訴え水が飲みたくなれば，これは「寒去って解せんと欲する」〔41〕状態の反映であり，つまり寒飲が消去して胃の陽気が回復した好現象である．
その他の応用	本方は臨床上では表寒内飲証の治療にだけ使うわけではなく，表証がなくても，寒飲咳喘の証候がありさえすれば用いることができる．『金匱要略』には，小青竜湯で溢飲〔体表皮下に滞留した
「溢飲」と激しい咳	

水飲〕や，激しい咳のために仰臥できないで物に寄りかかっている証候などを治療するという記載がある．もし寒飲に化熱の傾向が現われ，煩躁の状態が見られれば，本方中に生石膏を加えて用いる． 煩燥に生石膏

本方は弁証が妥当でありさえすれば，臨床で応用範囲の広い有効な方剤である．ただし長期間の服用には適さない．陽気を発散してしまうばかりでなく，傷陰動血のおそれがあるからである．それゆえ心疾患が原因で起きた咳喘や肺結核などに対しては，慎重に用いなくてはならない． 長期服用には不適

〈大青竜湯の証〉

大青竜湯証は，傷寒で汗が出ないで，表邪が解せず，陽気が内にうっ滞して内熱となって形成された表寒兼内熱の証候である． 表寒兼内熱証

表寒が解さないので，脈浮緊，発熱悪寒，身疼痛の表実証はすべて存在している．発汗しなくてはならないのに発汗せず，衛陽は表寒によって閉じ込められ，うっ滞して内熱と化し，内熱が妄行するので煩躁状態となる．この場合の表寒と内熱は，異なった病理変化であるが，両者の間には密接な関係がある．『傷寒論』の中で「汗出でずして煩躁す」〔38〕といっているのは，煩躁は，汗が出ないで，そのために陽気がうっ滞し宣散しないので起ることを指している． 表寒不解

内　　熱

煩　　躁

単に表寒が解さないだけなら，麻黄湯で発汗させればそれでよい．本証は外寒兼内熱の証なので，麻黄湯を用いてもだめであって，大青竜湯を用い，外は風寒を解し，内は煩熱を清しなくてはならない． 麻　黄　湯

大青竜湯は，麻黄湯を基にして加減してできた方剤だということができる．本方は麻黄湯の麻黄の量を二倍にし，生姜，大棗，生石膏を加えた組成である．方中の麻黄を増やし，桂枝，生姜の協力で発汗解表する．杏仁を用いて肺気を利し，麻黄の宣発作用を助ける．辛甘大寒の石膏を，肌表の邪を解く麻黄に配して，陽気のうっ閉を開き，併せて清熱除煩する．甘草と大棗は胃を和し 組成と作用

正気を扶け，発汗による消耗を補う．

禁忌症

大青竜湯は発汗峻剤であるから，体質が強壮の者にはよいが，体質が虚弱なものには使用してはならない．例えば病人の脈が微弱で，汗が出て悪風があるような，中風表虚証にも用いることはできない．もし表虚証に誤って本方を用いると，発汗過多のために，四肢は厥冷し，筋肉はびくびく痙攣するような，亡陽の重篤症状が現われる．発汗過多による亡陽を防止するために，張仲景は特別に方後に注をつけて，「汗出多き者は，温粉にて之を撲せ．一服に汗する者は，後服を停む．」と述べている．「温粉」とは炒った米の粉で，これを身体の上に軽くはいて汗止めにする．

発汗過多による亡陽防止

「温粉」

治験例 邱という医師が我々の学院で『傷寒論』課を聴講していた．講義が大青竜湯証に進んだ時，彼は本方で治癒した一症例を紹介した．彼の故郷で干害用の井戸を掘っていた時に，ある壮年の人民公社員が全身にびっしょり汗をかいたので，縄にすがって井底に下りた．井底の厳しい寒気に触れて汗はすぐに引いたけれど，寒気のために発病してしまった．悪寒発熱し，全身の疼痛を訴え，煩躁して耐えられない状態となった．邱医師は病人を診て大青竜湯証と認めた．しかし丁度盛夏の季節である点を考え，敢て投薬する勇気がなかった．別の医師の激励と協力もあって，思い切って大青竜湯を投与したところ，ただ一服で病人は全身から発汗し，解熱して心身ともに爽快となった．

他の適応症—陽気うっ滞し水滞

大青竜湯は，「汗出でずして煩躁する」表寒内熱証の治療に用いるが，これは本方適応の一方面であり，他にも本方の適応がある．それは汗が出ないで，陽気がうっ滞して発散しないばかりでなく，肌表の水液も凝滞して流れないような場合である．陽気がうっ滞して水滞があるので，脈は緊から緩に変り，同時に全身の沈重感が現われ，疼痛を兼ねることもある．あるいは四肢がだるくて持ち上げるのもつらくなったり，四肢の関節が腫れて痛んだりする．

この時に大青竜湯を用いると，発汗により水邪が排泄されて治癒する．『傷寒論』に「傷寒，脈浮緩，身疼まず，但重き」場合に，「大青竜湯之を発す」とあるのがこれであり，水邪に対する治療を述べているのである〔39〕．

（3） 葛根湯の証

太陽病経証で，風邪が中った中風で，太陽膀胱経の流注が不利となり「項背強ばること几几，反って汗出で悪風する」などの証候が現われれば，これは太陽表虚兼経輸不利証であるから，桂枝加葛根湯を用いて治療しなくてはならない．

太陽表虚兼経輸不利証——桂枝加葛根湯

もし寒邪に傷められて傷寒となり，「項背強ばること几几，汗無く悪風する」〔31〕などの証候が現われれば，これは太陽表実兼経輸不利証であるから，葛根湯を用いて治療しなくてはならない．同じように「太陽病，項背強ばること几几」であっても，中風と傷寒は表虚と表実の差があり，その鑑別の要点は有汗か無汗かということである．

太陽表実兼経輸不利証——葛根湯

鑑別の要点——有汗か無汗か

寒邪に傷められると，寒は凝滞収斂の性質があるから，汗が出なくなる．太陽膀胱経の経気の流注が不利となり，津液が上に運ばれなくなるので，筋脈は滋養されなくなり，そのために項脊が拘緊してのびなくなるのである．葛根湯はただ発汗解表によって散寒する効能があるだけでなく，津液を上昇させて筋脈をのびやかにする作用もある．

葛根湯は，葛根，麻黄，桂枝，生姜，炙甘草，芍薬，大棗から組成されている．葛根は表邪を解除すると同時に，津液を上昇させて筋脈を滋養し，項背の拘緊を緩和する．麻黄，桂枝，生姜は辛温で散寒し，発汗解表する．芍薬は葛根を助けて筋脈を緩め血流を促進する．甘草と大棗は営衛を調和して胃を守り，麻黄，桂枝の辛散には発散過多を制約する．

組成と作用

治験例 封××，労働者．悪寒があり全身無汗，背中の筋肉が痛んで寝返りができない．脈は浮緊．これは外感の邪が皮表を

襲ったもので，そのために悪寒があって無汗なのである．脈浮緊は麻黄湯証に属するようであるが，項脊が強ばり痛んでいるのは邪気が背の太陽経に及んだためであり，葛根湯の適応である．葛根五銭，麻黄二銭，白芍二銭，甘草二銭，生姜四片，大棗四枚．

　服薬後，ただちに背中に微熱を感じ，再服すると背中から発汗し始め全身に及んだ．一晩ぐっすりと眠り翌朝には快癒した．（『経方実験録』）

3. 麻・桂・越婢合方の小汗証

　太陽病経証は，中風に属する表虚の桂枝湯証と，傷寒に属する表実の麻黄湯証とを已に紹介したが，このいずれにも属さない太陽経表証がある．あるいは病状の遷延によって，あるいは已に発汗解表剤を服用したことによって，大邪は去ったが小邪がなお残っている場合である．

小汗法　　この場合には，もはや単に麻黄湯を用いることはできないし，単に桂枝湯を用いることもできない．そこで張仲景は『傷寒論』の中に，病情によって，桂枝麻黄各半湯，桂枝二麻黄一湯，桂枝二越婢一湯など三つの小汗法を設け，桂枝湯と麻黄湯の治療上の不足を補っている．

（1）桂枝麻黄各半湯の証

伝経の判断　　太陽病表証が解さないで，遷延して八九日に及んだ場合には，伝経して裏に入ったかも知れないと考えなければならない．ただし伝経したか否かを判断するには，かならず客観的な脈証によって決めなければならない．

嘔吐なし
大便正常
同時に発熱・悪寒

　現在病人が嘔吐していなければ，まだ少陽に伝入していないのである．大便が正常で燥結しないで，「清便自可せんと欲する」状態ならば，陽明に伝入していないのである．発熱と悪寒が同時に見られれば，病邪はまだ三陰に入らないで，なお表にあることが判る．

病邪が表にあって正気と闘争している時に，正気に勝負があり邪気にも進退がある．正邪の消長次第で時には涼となり，時には熱となり，寒熱が交替し，ちょうど瘧疾〔マラリヤ〕のように一日二三回も発作がある．もし寒熱が不同で，発熱時間が多くて悪寒の時間が少なく，いわゆる「熱多く寒少なく」の状態で，その脈象は緊でも数でもなく，微で緩であれば，これは正邪闘争の過程で，正が勝ち邪が退いたことを物語っている．これは自然に治癒する徴候なので，治療する必要はない． 熱多く寒少い

　もし病人が悪寒が多く発熱が少なく，脈は微でしかも和緩の脈象が見られなければ，この病人は陰陽気血ともに虚し，正気が衰えて邪に勝てない状態であることを物語っている．このような情況では発汗してはならないばかりか，吐法も瀉下法も禁忌である． 寒多く熱少い

　もし脈が緩でも微でもなくて浮であって，顔色が赤味を帯びて発熱している様子があれば，これは小邪が表に留まって中々去らない状態であり，陽気がうっ滞し，汗も出ようとして出られないことを物語っている．邪が肌表にうっ滞して発散しないので，皮膚はかならずかゆくなる．治療は桂枝麻黄各半湯を用いて少しく発汗させればよい〔23〕． 顔赤く発熱

　桂枝麻黄各半湯は，桂枝湯と麻黄湯の合方であり，その組成は桂枝，芍薬，生姜，炙甘草，大棗，麻黄，杏仁である．本方証では小邪が表に留まって中々去らず，汗は少しも出ないので，脈は浮で，発熱し，身体がかゆいなどの証候が現われる． 組成と作用

　古人は「痒は泄風と為す」として，痒みは風邪が外に排泄される一種の表現であると考えている．そこでこの外泄の勢にのって，「汗にして之を発す」ればよいというわけである．ところで邪気は小邪であり甚だしくはないので，麻黄湯で発汗させるのは激しすぎるし，といって桂枝湯では効力が不充分である．この証は発汗させなくてはならないし，発汗させすぎてもよくない．それで桂枝湯と麻黄湯の各々三分の一の量を合方して用いるのである．こうすれば適度に発汗して快癒する． 痒　　　み

（2）桂枝二麻黄一湯の証

桂枝湯の発汗

　桂枝湯で発汗させる場合には，「微しく汗あるに似る者益々佳なり」でなくてはならない．もし発汗過多になると，病が除かれないばかりでなく，余病が起こる恐れがある．

桂枝湯で発汗したあと脈が洪大

　桂枝湯を服用して発汗した後で，病人の脈が洪大であれば，この脈象は陽明の熱象である．しかし煩渇のような裏熱証が見られなければ，病邪はなお表にあるのであるから，桂枝湯を再び用いて発汗解表させてよい．脈が洪大であるからといって，決して早まって白虎湯を用いてはならない．白虎湯を用いると邪気を冷やして埋伏させてしまい，解表発散させることができなくなる．

桂枝湯で発汗したあと発熱・悪寒

　もし桂枝湯を服用して大汗が出た後で，発熱，悪寒があり，熱の出方が瘧〔マラリヤ〕のようで，一日に二三回も発作があるような場合には，これは発汗はしたが小邪がなお肌表にうっ滞して解さないためであるから，あらためて発汗解表させなくてはならない．この場合には已に一度発汗しているのであるから，発汗過多になってはよくない．それで桂枝二麻黄一湯，つまり桂枝湯剤量の十二分の五と，麻黄湯剤量の九分の二を合わせたものを用いて，発汗過多にならないようにする〔25〕．

（3）桂枝二越婢一湯の証

表証不解，陽気うっ滞し内熱

　桂枝二越婢一湯証は，表証が解さないで，陽気が内にうっ滞して内熱に化する傾向のある一種の証候であり，上述の二方の証とは異なった所がある．

　太陽病の表邪が解さないで，正邪が闘争するので発熱悪寒があるが，陽気が内部に圧迫されてうっ滞すると内熱になる．それで発熱が多く悪寒が少ない状態となり，脈は浮緊から微弱に変わる．本証は太陽傷寒から始まったものであるが，このように証の情況が変化したのであるから，再び麻黄湯を用いるのは不適当である．また表に小邪はあるが，已に陽気がうっ滞して内熱になる傾向があるので，桂麻各半湯や桂二麻一湯を用いても問題は解決しない．桂枝二越婢一湯を用いて少しく発汗させ，表の小邪とともにうっ

滞した内熱も除かねばならない〔27〕.

　桂枝二越婢一湯は，桂枝湯と越婢湯の合方であり，桂枝，芍薬，炙甘草，生姜，大棗，麻黄，生石膏から組成されている．本方の薬味組成と効能から見ると，大青竜湯に近いといえるが，大青竜湯証は重症で，本方証は軽症である．大青竜湯は無汗で煩躁し脈浮緊のものを治すが，本方は熱多く寒少なくて脈は緊でないものを治す．

　本方証は発汗させなければならないが発汗過多にしてはならない．またうっ滞した内熱を解除しなくてはならないが冷しすぎてはならない．そこで方剤の用量は桂枝湯二分（四分の一に相当）と，越婢湯一分（八分の一に相当）を取って少なめに組成し，少しく汗を発してうつ熱を解除するのである．

　桂枝麻黄各半湯，桂枝二麻黄一湯，桂枝二越婢一湯の三方は，すべて少しく発汗させて表の小邪を解除する作用があり，これは三方の共通性であるが，各々異なった点もある．尤怡〔？～1749年〕は『傷寒貫珠集』の中で三方を論じて比較しているので，これを参考に供する．

——「桂枝麻黄各半湯，桂枝二麻黄一湯，桂枝二越婢一湯の三方は，いずれも二方の合用であり，すなわち古のいわゆる復方である．その組成を詳細に検討してみると，桂枝麻黄各半湯は助正の力が散邪の力と等しい．桂枝二麻黄一湯は助正の力が多くて散邪の力が少なく，作用が比較的緩和である．桂枝二越婢一湯については，一般に無熱の証に石膏を加えるのは，その人が津液が不足していて，桂枝の辛温の性に耐えられないので，甘寒の石膏を加えて辛温の性を少し変え，同時に津液を増して潤すためである．

　その方剤組成の薬用量が少なく，発汗しないようでいてわずかに発汗させることは，三方とも共通である．

　桂枝湯は邪気を発散するだけではなく，正気を補助する能力もあり，その組成は甘酸辛の薬味を合用し，陰陽を調和する妙味を具えている．それゆえ，麻黄と合剤すれば，麻黄の効力は十分に

組成と作用

大青竜湯証との違い

三方の比較

尤怡の論

発揮させながらもその猛性を除くし，石膏と同用すれば，石膏の有効性を生かしてしかもその力に屈しない．麻黄や石膏を併用しても，実はあくまで桂枝湯が主体であり，営衛が滋養されなければ，発汗散邪の基礎となりえないというわけである．

およそ正気が不足し，邪気もまたあまり強くない場合には，それでもやはり発汗解表しなくてはならないが，それにはこの三方がうってつけである」．——

第3節　発汗禁忌の証

発汗法はつまり解表法である．太陽病で表証が解していなければ，必ず発汗させなくてはならない．すなわち「其の皮に在る者は，汗にして之を発す」である．上で述べた表実無汗に麻黄湯を用い，表虚有汗に桂枝湯を用い，表実挟熱に大青竜湯を用い，表実挟寒飲に小青竜湯を用いるのは，すべて汗法に属する．

また表に小邪があり，いつまでもさっぱりしなかったり，発熱して身体がかゆかったり，マラリヤ様の寒熱交替があったり，熱多く寒少ないという場合には，再び発汗法を行うべきであるが，大発汗をさせてはならない．それで桂枝湯と麻黄湯の合方や桂枝湯と越婢湯の合方を用いて小汗法を行うのである．

邪が経絡に宿り，項背強ばること几几の状態で有汗なら桂枝加葛根湯を用い，無汗なら葛根湯を用いるが，言うまでもなくこれも発汗法に属している．

発汗

『傷寒論』中の発汗による表邪の解除方法は，このようにかなり全面的で詳細であるといえる．ただここで我々が認識しなくてはならないのは，人体が疾病の経過中に発汗によって外邪を駆除することができるのは，決して単純に薬物の力量によるものではないということである．生理的発汗にせよ，病理的発汗にせよ，すべて陽気が陰液に作用した結果である．『素問』陰陽別論では「陽，陰に加わる，之を汗と謂う」と述べているように，陽気が

津液を蒸化して体表に形成されるのが汗なのである．

　以上の理由から，もし病人の陰陽気血が不足し，殊に津液が欠損している場合には，汗の源が欠乏しているので，汗を出そうにも出すことができない．もしこの時に正気の虚と汗源の不足を顧慮しないで発汗を強行すれば，病が治らないばかりか，反って種々の壊病が発生する．それ故，発汗してはならない証を弁証することは，発汗しなくてはならない証を弁証するのと同等に，重要な意義があり，決してゆるがせにしてはならない．

　発汗してはならない証の弁証は，『傷寒論』でも特に太陽病篇の重要弁証の一つである．『傷寒論』には「脈浮緊の者は，法当に身疼痛すべし，宣しく汗を以て之を解すべし．もし尺中遅なる者は汗を発す可からず．何を以て然るを知るや，栄気不足し血少なきを以ての故なり」〔50〕とあり，発汗しなくてはならない場合と発汗してはならない場合の根拠を述べ，なぜ発汗してはならないかを簡明に説明している．

発汗禁忌の証

　脈浮緊は，寒邪が表を拘束し，営衛の気が凝滞して疎通しないためであり，そのため更に無汗で身体疼痛の証候が現われるので，麻黄湯を用いて発汗し解表しなくてはならない．もしも無汗で身体疼痛の証候が見られても，脈が浮緊でなく，尺脈が反って遅，あるいは沈，あるいは微であれば，病人は裏虚で，営血が不足し，汗源が不充分であることを物語っているので，麻黄湯を再び用いて発汗させることはできない．「尺中遅」とは尺脈に遅象が見られることで，「栄気不足し，血少なき」ことの反映である．血と汗は同源であるから，失血した者は無汗であり，無理に発汗させれば必ず更に営血を消耗する．それで「汗を発す可からず」といっているのである．

脈　浮　緊

「尺　中　遅」

　治験例　〔宋代・許叔微〕『傷寒九十論』に，脈象によって発汗してはならない病人を弁証した症例が記されているので，参考に供する．

脈による発汗禁忌の弁証例

「薦福寺の岡に住んでいた同郷の邱忠臣が傷寒にかかった．診ると，発熱，頭痛，煩渇があり，脈は浮数であったが力がなく，尺以下は触れなかった．そこで私は，麻黄湯証のようであるが，尺脈が遅弱であって，これは仲景が尺中遅の者は栄気不足，血気微少であり発汗してはならないとしている証であると述べ，建中湯加当帰，黄耆を服用させた．翌日病人は我慢ができないで，その家人をよこして発汗薬を督促し，その言葉は非常に無礼であった．私は同郷人なのでじっと我慢し，建中湯加味を与えた．六七日たって，尺脈の脈象が適応してきたので，遂に麻黄湯を投与した．二服目を服用してから狂ったように煩躁して悶えたが，間もなく落ち着き，発汗し，五日後に治癒した．」

「尺中遅なる者は，汗を発す可からず」は『傷寒論』の脈象による発汗禁忌の一例証である．「栄気不足し，血少なきが故なり」の

脈細，微　　発汗禁忌の道理に従えば，およそ細あるいは微の脈象が見られる場合は，すべて発汗してはならないのである．微は陽虚を主り，細は血弱を主っているので，微細の脈象は気血虚弱を意味している．再び発汗することができないのは当然である．

発汗禁忌の証　　以下に再び詳しい証をあげて発汗してはならない幾つかの情況を説明する．

「咽喉乾燥」　　「咽喉乾燥する者は，発汗す可からず」〔85〕．咽喉は重要な門戸であり，通路であり，多くの経脈がここを通過しているが，特に少陰経脈はここを通過しながら陰精で滋潤している．咽喉乾燥して潤わないのは，少陰心経，少陰腎経の精血が虚し，陰液が不足している状態の反映である．この種の状況では，たとい麻黄湯証が出現しても，決して発汗してはならない．もし誤って発汗法を行えば，陰液はますます枯渇し，邪が解除されないうちに正気が先に滅びてしまい，不幸な結果となる．

「淋家」　　「淋家は，発汗す可からず，汗出ずれば必ず便血す」〔86〕．淋は，小便がしたたって尽きないで，尿意は頻繁だが尿量は少なく，

第3節 発汗禁忌の証

尿道が渋って痛む一種の病証である．初期には湿熱が下焦に流注して起るものが多く，慢性化すると淋家となる．多くは下焦の陰が損傷される．この時もし誤って発汗すると，必ず陰液はますます損傷し，火熱はますます盛んとなり，血絡を灼傷し，血熱が妄行して尿血のような壊証が発生する．

「瘡家は，身疼痛すと雖も，発汗す可からず，発汗すれば則ち痙す」〔87〕．久しく瘡瘍を病む人を「瘡家」と呼んでいる．長期にわたって膿血が流出するので，気血が虚し，営衛が衰える．たとえ身体疼痛のような表証があっても，発汗することはできないもし発汗すれば，津液が失われ，気血は更に消耗され，筋脈は滋養されなくなり，肢体強直，拘攣などが発生し，甚だしい場合には牙関緊急や角弓反張のような痙病を引き起す．

「衄家は，発汗す可からず，汗出れば，必ず額上陥り，脈急緊し，直視し，眴する事能はず，眠る事を得ず」〔88〕．平素から常に鼻出血のある人は，たとえ表証があっても，発汗してはならない．なぜなら，鼻出血が長く続いている人は必ず陰血が損傷されているが，汗と血は同源であり，発汗すれば更に血が損傷されるからである．陰血が消耗されれば，経脈も，眼も，心神も滋潤栄養されなくなるので，額の上の皮肉がおちこみ，血脈は急緊してかたくなり，視線は固定して動かなくなり，精神不安で眠れなくなる．

上述の瘡家と衄家の発汗禁忌の主要原因は，陰血が已に損傷しているからであり，血虚に対してこれ以上は発汗できないのである．これによって，いかなる原因で起った失血にせよ，亡血病変のある病人は，すべて発汗禁忌であることがわかる．そこで『傷寒論』にも「亡血家は，発汗す可からず」〔89〕と述べられている．

もし陰血の損傷を顧慮しないで更に発汗すれば，邪が去らないばかりではなく，反って更に虚状がひどくなり，亡血は気脱に及び，陰虚は陽虚に及び，皮膚，筋脈は温煦と潤養を受けられなくなり，悪寒戦慄の証候が発生する．

「瘡　　家」

「衄　　家」

「亡　血　家」

「汗　家」　　　発汗禁忌は，亡血の人に限らない．平素からすぐに汗の出やすい人も発汗禁忌である．汗の出やすい人はまた「汗家」とも呼ばれている．この種の人は多くは衛陽不固が原因で汗が出て止まらないのであり，また長くこの状態が続いているので津液も消耗されている．「汗は心液と為す」，「奪汗の者は血無し」といわれている．もし更に発汗すれば，心の陽気陰血は更に虚衰する．心気が虚すると，心は自ら主ることができなくなり，精神は恍惚状態や不安状態となる．

禹余糧丸　　　津液が消耗されると，排尿後の尿道痛が出現する．この証候に対して『傷寒論』は，禹余糧丸による治療を提示している〔90〕．しかしこの方剤は欠方なので，『甦生的鏡』の禹余糧丸方を記して参考に供する．

　　　　　　　禹余糧，竜骨，牡蠣，鉛丹，茯苓，人参，研ぎて末と成し，粳米にて丸と為し，朱砂を衣と為し，緑豆大とし，空腹時に麻沸湯で飲み下す．

裏の虚寒　　　最後に，発汗してはならない情況がもう一つある．それは裏に虚寒のある病であり，この場合もたとえ表証があっても発汗してはならない．裏に虚寒があるのは，陽虚による寒である．もし更に発汗すれば陽気はますます虚し，中焦を温めることができなく

蛔　　虫　　　なって，胃腸が非常に冷える．この病人にもとから蛔虫が寄生していると，蛔虫は裏寒をさけて上に逃げ，口から吐出されたりする〔91〕．もし蛔虫が寄生していない病人に虚寒性の嘔逆が発生すれば，不消化の飲食物を吐出する．中焦の陽虚によって起る虚寒性の吐蛔には，理中湯加烏梅，蜀椒が有効なことは，実践的に証明されている．

　　　　　　　以上列挙した，咽，淋，瘡，衄，血，汗，寒など七種の証候は，病が上にあったり下にあったり，肌表にあったり内臓にあったり
正気不足　　　で異なる点もあるが，発汗禁忌の点からいえば，いずれも正気不足という共通の特徴を具えている．およそ正気が虚損した病人は，陰虚，陽虚，あるいは気虚，血虚を問わず，たとえ表証があって

も発汗してはならない．

　発汗は祛邪のために行うのであり，発汗祛邪はまた正気の作用によって行われる．それ故，発汗は邪気を駆逐してしかも正気は傷つけないことを，基本的な出発点としなくてはならない．もし発汗してはならない場合に強いて発汗すれば，必ず正気が損傷される．正気が不足すれば祛邪の力も弱まり，発汗解表の目的は達せられないことになる．以上の観点から見ると，ここに紹介した発汗させてはいけないという例も，発汗という点から設定されたのであって，発汗すべしと発汗すべからずの中に，弁証の要点が具体的に示されているのである．

〔発汗と祛邪〕

第4節　伝経と不伝経

　いかなる病証も静止して不変のものはないが，六経病証も例外ではない．六経病証の発展変化の法則を掌握し，その経過を理解すること，つまり伝経と不伝経とを弁別することは，治療の方針を定め，疾病の予後を判断するために，重要な意義を持っている．

〔伝経と不伝経〕

　六経病証の伝と不伝は三つの要素によって決定される．正気の抗邪力の強弱と，邪気の傷害力の軽重と，治療と看護が適当か否かということの三点であるが，これらについては概論の中で述べたので，ここでは改めて述べない．

〔三要素〕

　伝経と不伝経を弁別するには，客観的な脈証を判断の根拠としなくてはならず，発病時間の長短には拘わらない．

〔伝不伝と発病時間〕

　傷寒病の第一日は，多くの場合はまず太陽が邪を受ける．つまり太陽病であり，脈浮，頭項強痛して悪寒する証候が見られるはずである．一日の病程は非常に短いが，病情に変化があるので，脈証の変化を密接に観察しなくてはならない．

〔傷寒病の第一日〕

　もし太陽病の浮脈が変らなければ，病変はなお太陽の表にあって，まだ他経に伝入していないことを物語っている．これがつまり「脈若し静かなる者は，伝えずと為す．」〔4〕である．もし病人

の脈証が変化し，嘔気，煩躁不安，脈数急のような証候が現われた

伝経の徴候 ら，これは陽熱が大いに盛んで邪気があり余っていることの反映であって，伝経しようとしている徴候である．これを『傷寒論』では「頗る吐せんと欲し，若くは煩躁し，脈数急なる者は，伝うと為す也．」〔4〕と述べている．

「傷寒一日」は病程が短く，伝経することもあり，伝経しないこともある．では病程が長ければ必ず伝経するのであろうか．『傷寒論』はこれについては「傷寒二三日，陽明少陽の証見われざる者は，伝えずと為す也．」〔5〕と述べている．つまり，傷寒になって二三日経過すれば，本来は伝経の可能性があるわけだが，もし煩熱や口渇などの陽明証や，往来寒熱や胸脇苦満などの少陽証が見られなければ，病変は依然として太陽にあって，別経に伝っていないことを物語っているというのである．この時はやはり太陽病の治療原則に従って解表発汗しなくてはならない．

『素問』熱論 太陽病は伝経したり伝経しなかったりする可能性があるばかりでなく，経を尽して自ら治ることもある．『傷寒論』は『素問』熱論記載の「七日巨陽（太陽）の病衰え，頭痛少しく愈ゆ」を根拠にして，「太陽病，頭痛し，七日以上に至りて，自づから愈ゆる者は，其の経を行ぐり尽すを以ての故也」〔8〕と提示している．

「七　　　日」 七日は経気が回復する時期である．太陽病になって七日以上たつと，治療をしなくても頭痛などの表証が自然に治るのは，日時の推移によって正気が次第に回復し，太陽の気が旺盛となり駆邪の力が充分になったのである．いわゆる「其の経を行ぐり尽す」と

「其の経を行ぐり尽す」 は，太陽一経を行ぐり尽すことであって，諸経を次々と伝わることではない．邪気が経を行ぐり尽せば正気は回復するのであり，太陽経を行ぐり尽せば太陽の気が必ず回復し，自然治癒の転機が生れるのである．

もし経を行ぐり尽しても治癒しなければ，伝経する可能性がある．表が解しないで，衛陽がうっ滞し閉ざされ裏に入って内熱に

陽明への伝入予防 化すれば，これはすなわち陽明に伝入したのである．　太陽から

陽明への伝経を防ぐためには，まず足陽明経の経穴に刺針して，「経をして伝えざらしむれば則ち愈ゆ」〔8〕となるようにすればよい．先人の経験によれば，足陽明経穴は足三里と衝陽を選ぶのがよい．足三里の刺針は陽明の抗邪能力を増強する作用があり，衝陽の刺針は伝入した陽明の邪を迎瀉法によって取り除く効果がある．〔訳者注：経脈の循行方向に従って刺針すると補法となり，循行方向に逆って刺針すると瀉法となる——迎随補瀉法〕．この種の発病を予防する方法は，「未病を治す」という積極的意義を持っている．

第5節　太陽の腑証と治法

経脈と臓腑は互いに連絡し，陽経は腑に，陰経は臓に連系している．太陽経は三陽経の一つであり，内部では太陽の腑つまり膀胱につながっている．太陽の経脈にある邪が解除されないと，邪は経脈を通って腑に入り，太陽病腑証が形成される．もし経脈に随った邪が，膀胱の気化機能に影響を及ぼすと，太陽蓄水証が形成される．経脈に随った邪が血と互いに結合すると，太陽蓄血証が発生する．

太陽病腑証
太陽蓄水証
太陽蓄血証

1．太陽の蓄水の証・治

太陽蓄水証は，常に太陽経証から伝受して発生する．太陽病表証が解除しなかったり，あるいは発汗法を行っても方法が妥当でなかったりすると，太陽の邪が経脈に随って裏に伝入する．経脈にある邪が已に腑に伝入しても，太陽経表証が一部でもまだ残っていると，「表裏の証有り」〔74〕という特別の証が形成される．

脈浮，発熱，汗出は，太陽経の表邪がまだ全部は解除されないで残っていることの反映であり，煩渇して飲まんと欲しとか，水を飲めば即ち吐しとか，小便不利などは，太陽の腑が邪を受け，病は已に表から裏に及んだことの反映である．

「表裏の証有り」
五苓散証

煩　　渇	太陽膀胱は水府とも呼び，津液の貯蔵を主り，気化機能によって水を蒸騰して上に運んだり，尿として下から排泄したりしている．太陽の腑が邪を受けると，膀胱の気化作用が障害され，気化不利となり，水津が上って陽気を和することができなくなるので，煩渇して水を飲みたがる証候が現れる．飲んだ水は吸収されないで，水が胃に逆って，飲めば即座に吐くという「水逆」〔74〕の証が形成される．水は膀胱に蓄まり，正常に排泄されなくなるので小便不利となる．
「水　逆」	
白虎湯証との違い	この証の発熱し，汗が出て，煩渇して水を飲みたがる状態は，陽明病の白虎湯証と非常によく似ている．しかし白虎湯証では必ず口内乾燥して舌苔は焦げた状態となり，小便はよく出るが，本証では反対に舌苔は湿って滑らかで，小便不利である．両証を比較すれば，明らかに異なる点があるので，細心に弁別しなくてはならない．太陽腑証蓄水は，表裏経腑が同時に病むので，五苓散を用いて表裏の邪を双解させるのである．
五苓散の組成と作用	五苓散は猪苓，沢瀉，白朮，茯苓，桂枝から組成されている．猪苓，茯苓，沢瀉は味淡で滲湿利水の作用があり，白朮は脾気を助け，運化を促進して水滞を防ぐ．桂枝は辛温で解表駆邪の作用があるが，同時に陽気を通じ水を行ぐらせる作用もある．本方を重湯で服用させるのは，桂枝湯を服用する際に粥をすすらせるのと同様である．熱い飲物を充分にとって，発汗解表，化気行水の薬力を助けるのであり，『傷寒論』でも「〔多く煖（だん）水を飲み〕汗出でて愈ゆ」〔71〕と述べている．
重湯で服用する理由	
散　　剤	五苓散の原剤型は細末状にした散剤である．「散者，散也」で，その迅速な発散作用を取っているわけである．ただし臨床上では湯剤あるいは丸剤として用いてもよい．
表証の有無	本方作用の重点は，化気行水，通利小便であるから，およそ膀胱の気化作用が失調し，水飲内停して小便不利の者には，情況を見ながらすべて本方を使ってよい．たとえ表証がなくても使ってよい．

2. 太陽の蓄血の証・治

太陽経脈の邪が，下って腑に入り，熱と血が結ばれると，太陽蓄血証が形成される．血が蓄まる部位については，『傷寒論』は「熱膀胱に結び」〔109〕及び「熱は下焦に在り」〔128〕と提示している．後世の注釈家はまた多くの異なった見方をしており，舒馳遠〔清代〕は蓄血の証候と小腸が太陽経に属する点を根拠にして，蓄血の部位は小腸であるべきだとしている．これも一理があるようである．

蓄血には新旧の別があり，熱と瘀血の程度にも軽重の差があるが，以下に瘀血初期，瘀血形成後，および瘀血軽証について簡単に紹介する．

（1）瘀血初期の証・治

太陽病が解さず，表のうつ熱が経脈に随って裏に入って血と結びつくと，太陽蓄血初結の証候が形成される．熱と血が下焦で結ばれ，その証は実証なので，少腹拘急があり，はなはだしい場合には硬痛拒按の状態となる．太陽と少陰は表裏の関係にあり，少陰心は血を主り神を蔵している．太陽の熱が下焦で血と結びつくと，その濁熱は上行して表裏関係にある少陰心を乱すので，心神不安となり煩燥状態となる．しかしまだ狂乱の段階にまでは至っていないので，この状態を「其の人狂の如し」といっている〔109〕．

この証は熱と血が結びついたばかりであって，結合は強固でなく，しかも熱気は余りある状態なので，「血自ずから下る，下る者は愈ゆ」〔109〕，という治癒機転もあるわけである，もし自ら下って癒ゆることができなければ，駆瘀血剤を用いて治療しなくてはならない．ただし表証がすっかり除かれないで残っている場合には，すぐに駆瘀血剤を投与してはならない．まず解表を行い，その後で桃核承気湯を投与して瘀血を攻逐するのである．

桃核承気湯は桃仁，大黄，桂枝，炙甘草，芒硝から組成されている．方中の大黄，芒硝は熱を瀉し，堅を軟げ，結を破る．桃仁は瘀を破り新を生じ，芒硝，大黄と協力して瘀血を攻逐する．桂

蓄血の部位

舒馳遠の説

少腹拘急
硬痛拒按

「其の人狂の如し」

駆瘀血剤

桃核承気湯の組成と作用

枝は通陽行気の働きにより血脈を利する．甘草は胃を調え中焦を和して正気を助ける．本方は調胃承気湯の組成を抱合しているので，服用後に瀉痢作用があり瘀熱を大便から排出する．それで方後の注に「当に微利すべし」とある．

治験例 李某，年二十余．少腹張満し，悪寒や発熱はない．坐っているわずかな間も目を怒らしてにらみ，拳を握って打とうとする．間もなくやめるがすぐにまた始める．脈は沈緊，舌苔は黄暗色だが底面は鮮紅色である．この病は已に血分に入っていて，『内経』でいう「血上に在れば善く忘れ，血下に在れば狂の如し」である．桃核承気湯を用いたら，一剤で意識が明らかとなり，二剤で発作が止まった．『遜園医案』〔肖伯章撰，1921年刊〕

(2) 瘀血形成後の証・治

太陽病六七日は，表邪が裏に入る時期である．もし表証がなおあれば，脈は浮のはずである．いま脈が微で沈なのは，邪が已に表を去って裏に入ったことを意味している．沈脈は裏を主り，微脈は渋滞の象で，気血の滞りの現れである．邪は内陥して裏に入ったが「反って結胸せず」〔128〕といっているのは病位が上焦にもないことを物語っており，痰飲と結びつくこともなく，経脈に随って下焦に入り，血と結びついて蓄血証となったのである．

沈　脈
微　脈

『傷寒論』では自注の形式で，「太陽随経,瘀熱裏に在るを以ての故也」〔128〕として，この証候の病機を概括している．

少腹鞕満
発　狂

瘀血と熱が下焦で結ばれるので少腹鞕満が現れる．瘀熱によって心神が攪乱されるので発狂して他人を識別しないようになる．瘀血であって蓄水ではないから小便はよくでる．本証の瘀血は久しく結ばれたものなので，少腹硬満や発狂などのように，初結の証と較べて重い証候が現れる．抵当湯を用いて瘀を破り熱を瀉する．

抵当湯の組成と作用

抵当湯は水蛭（炒），虻虫（去翅,炒），桃仁（去皮尖），酒洗大

黄から組成されている．方中の水蛭，虻虫は虫類の破血薬で，性峻猛で充分に瘀積悪血を破る．桃仁，大黄は活血化瘀の作用を助け，陳を除いて新を生じ，血熱を清瀉する．本方は堅を破り結を一掃する効力が非常に大きいので，「抵当」と名づけられている．

治験例　『続名医類案』〔1770年〕記載の一病例：張意田の治験である．七月に高熱を患い，舌は赤く，少腹脹満し，小便自利で，発狂状態で，已に三十余日続いている．初め解表剤を服用し，続いて瀉下剤を用いたが，微汗が出ただけで病は解さなかった．診ると，脈は非常に沈微であり，重按してみると非常に速い．表証がなお存在しているのに，脈が反って沈微なのは，邪が陰に内陥したからであり，重按して速いのは，陰気が虚して陽気が勝ったためであり，発狂状態のためでもある．これは経に随った瘀血が少腹に結ばれたのであって，抵当湯の適応証である．そこで虻虫，水蛭加桃仁，大黄を煎服させた．服用後に非常に大量の子宮出血があった．それで熟地黄一味をつきくだいて煎じ，時々これを服用させて陰液の不足を救った．

治験例　私にも，蓄血証の弁証論治の法則に従って精神病に抵当湯を用い，満足な効果を得た治験例がある．ここに記して参考に供する．

　王××，女19歳．精神分裂病に患り，某精神病院に入院し，一年後に治癒退院した．帰宅後，精神正常となって料理や家事に専心し，隣人や親戚や友人もみな彼女はすっかり治ったものと思っていた．退院三ヵ月後に，無月経となり下腹部が脹痛し，心神煩躁の状態になったが，母親はまだ意に介しなかった．更に二ヵ月たったが月経は発来しないで，もとの病態が再発し，他人をひどくののしったり，父母を殴打するまでになった．診ると，眼はすわり，脈は沈遅で力があり，舌質は紫暗色なので蓄血発狂と弁証し，抵当湯を投与した．その結果，二剤で月経が発来して多量の瘀血塊が下り，これに随って病気は治癒した．

（3） 瘀血の軽証と治法

傷寒が解さないで，身体に熱があり，下腹部に腹満があれば，これは病が表にはなく，已に下焦の裏に入ったことを物語っている．病が下焦に入った病証として太陽蓄水と太陽蓄血の別があり，もし下腹部に腹満があって小便不利ならば蓄水証に属する．いま下腹部に腹満があるが，小便は「反って利する者」は，下焦の瘀血であり，『傷寒論』で「血有りと為す也」と述べているとおりである〔130〕．

蓄水証との違い

本証ではまだ少腹満だけが見られ，少腹急結や少腹硬痛の象はなく，発狂の証候もないので，前証と比較すると蓄血証の中でも軽証に属する．そこで峻猛攻下の湯剤を用いることはできないで抵当丸を用いて徐々に瘀血を下すのである．

少腹満

抵当丸と抵当湯の組成薬味は同じだが，抵当丸は水蛭と虻虫の用量を減らし，桃仁の用量を増して，その攻逐瘀血の作用を抵当湯に比べて緩和にしてある．また本方は丸剤として用いるが，丸は緩である．その上一剤分を四丸とし，毎回一丸を服用するだけだから用量も非常に少く，その攻逐力も緩和である．湯を丸に改めると，渣末も残らず服用することができ，その薬力の作用時間も長く続くので，瘀血をあますことなく一掃する．

抵当丸と抵当湯との違い

丸剤と湯剤

以上紹介した太陽腑証は，太陽経証が表証なのに対して太陽裏証に属する．太陽腑証の成因は，太陽経証が解さないために，病邪が経に随って裏に入って起るのである．経に随って裏に入った邪が水と結べば蓄水となり，血と結べば即ち「瘀熱裏に在り」の蓄血となる．

太陽腑証の成因

少腹急結あるいは硬満は，太陽腑証の共通証である．もし水が膀胱に蓄り，気化作用が失調すれば，そのために口渇と小便不利が現れる．もし血が下焦に結べば，上行した瘀熱が心を攪乱するので，発狂状態が見られるが，膀胱の気化作用は障害されていないので，小便自利である．このように小便がよく出るか出ないか

太陽腑証の蓄血と蓄水の鑑別

は，太陽腑証の蓄血か蓄水かを弁別するのに，極めて重要な意義を持っている．

第6節　虚煩の証・治・治療禁忌

　太陽病で発汗，吐，下を行った後も余熱が解けないで，胸膈に内陥して煩状態となった場合に，これを「虚煩」と呼んでいる．「虚」とは，汗吐下の後で正気が傷められ，邪気を制圧する力を失い，邪気はこれに乗じて内陥したからであり，またその一方では，邪が胸膈に内陥したとはいっても，まだ痰や水などと実邪を結集してはいないからでもある．そんなわけで，虚煩を単純に正気が虚して煩状態になった証候と考えることはできない．

　　　　　　　　　　　　　　　　　　　　　　　　「虚　　煩」

　虚煩証は梔子豉湯を用いて治療するので，「梔子豉湯証」とも呼んでいる．以下に梔子豉湯証，梔子豉湯加減証，梔子豉湯禁忌証を解説し，これによって虚煩証の弁証論治と禁忌を述べる．

1．梔子豉湯の証

　治療の原則によれば，邪が表にあれば発汗法を，胸にあれば吐法を，腹にあれば瀉下法を行うべきである．汗，吐，下の治療法はすべて邪実を駆除するために行うのである．もし汗吐下を行った後で，なお心煩して眠ることができなければ，これは実邪は去ったが余熱が除かれないで，胸中にうっ滞しているのである．この種の証候発作が激しいと，時には展転反側して眠ることができず，胸の中が形容できないように苦しくて，いかんともしがたい状態となる．胸中のうつ熱のために煩悶状態になるのであるから梔子豉湯で胸中のうつ熱を発散させ除煩する〔78〕．

心煩不眠

　梔子豉湯は，梔子と豆豉の僅か二味から組成されている．梔子は苦寒で，よく心胸の煩熱を清し，うつ熱を除く．豆豉も苦寒で，よく邪熱の結集を昇散させる．両者は相須の作用によって一宣一降し，うっ滞した熱邪を宣散して煩を除く．

組成と作用

| その他の適応症 | 　　虚煩証は邪熱が心胸にうっ滞して解除されないために起るが，更にひどくなると心胸部に閉塞感が起り，煩悶し，疼痛が起ったりすることもある．この場合にも梔子豉湯を用いて治療する〔80〕．

2．梔子豉湯の加減証

| 虚煩の兼挟証 | 　　虚煩証で挟証〔合併症〕がある場合には，梔子豉湯を加減して治療する．つまり梔子豉湯加減証は虚煩証の兼挟証である．
| 呼吸浅表 | 　　梔子豉湯証つまり虚煩証の基本的な証候に加えて，呼吸浅表が
| 嘔　　　吐 | あれば，梔子豉湯に炙甘草を加えて益気する〔78〕．嘔吐があれば，
| 腹　　　満 | 生姜を加えて降逆止嘔する〔78〕．腹満があれば，豆豉を去り，厚朴と枳実を加えて理気して腹満を除く〔81〕．

　　もし巴豆からつくった丸薬で峻下させ後で身熱と微煩があれば，これは表裏の熱は衰えたが中焦の陽気も障害されたためであり，
| 梔子乾姜湯 | 梔子乾姜湯を用いるべきである〔82〕．乾姜を加えたもので，よく胸中の熱を清し，またよく中焦の陽気を温める．

3．梔子豉湯の禁忌証

| 「病人もと微溏」 | 　　梔子豉湯は苦寒で瀉の傾向があり，陽気を損傷しやすいので，『傷寒論』では特に「凡そ梔子湯を用ふるには，病人もと微溏する者は，之を与え服せしむ可からず」〔83〕と述べている．「病人もと微溏」とは，平素から大便が一般に稀薄な病人であり，多くは脾気虚寒に属しているので，梔子豉湯を服用すると陽気が更に損傷されてしまう．それで服用するのは不適当なのである．
| 服用後の嘔吐 | 　　梔子豉湯は原典の煎服法の中に「吐を得る者は，後服を止む」とある．実際には梔子豉湯は別に催吐剤ではないので，大多数の病人は服用後に嘔吐するようなことはない．まれには服用後に嘔吐することがあるが，これは胸脘部にはなはだしくうっ滞した邪熱が，薬力とたたかい，その結果として上逆して嘔吐したものである．つまりこの場合の嘔吐はうつ熱が解除される一種の治癒機転である．

治験例 王××，男，28歳．数日前から胸中煩悶し，何ともいえないような苦しさで眠ることもできず，頭をたれて物もいわず，家人が近づくと手をふって去らせる．舌質は紅，脈は数だが大便はかたまらない．虚煩の証と弁証して梔子豉湯を与えた．

その晩，床に入って間もなく，激しく門をたたく音で起された．出てみると病人の弟で，彼がいうには，兄は服薬後間もなく突然に嘔吐し，頭部に大量に発汗した．家中の者は恐れまどい，とりあえず往診をお願いに来たのであると．患家に行ってみると，病人は已に熟睡していた．そして翌日にはすっかり治ってしまった．

この症例は梔子豉湯服用後に確かに嘔吐があり得ることを物語っている．しかしこの種の嘔吐は，うつ熱が解除される治癒機転としての反応と思われるので，このような情況に遭遇しても，少しもあわてることはない．

第7節　結胸の証・治

結胸は，おもに熱邪と痰水とが結合して生じた病証であって，病変は胸部から下腹部までの範囲に及び，たいていは熱実証に属している．これ以外にも，寒邪と痰水が結合したものがあり，それは寒実結胸という．

結胸証は，太陽病を誤って下したために表証の熱邪が内に陥ちこんで，水飲と結合して形成される．『傷寒論』のなかでは「病，陽に発して，かえって之を下し，熱入りて因って結胸を作す．……結胸をなす所以のものは，之を下すことはなはだ早きを以ての故なり」〔134〕といっている．そのほかに，誤って下したわけでもないが，太陽病が治癒しきれず，熱邪が裏に侵入し水飲と結合して形成されたものもある．

結胸は病変の範囲の大小，病状の軽重，および熱証か寒証かの違いによって，大結胸，小結胸，寒実結胸などの証候に分類する

ことができる．以下，結胸証のおもな方証を紹介する．

1. 大陥胸丸の証

結胸には大小の違いと，病邪の存在位置が上か下かの違いがある．大陥胸丸証は，熱邪と水飲が結合した大結胸証であって，病邪はおもに上部に存在する．その症状は，胸の中心部がかたく張ったり激しく痛むほか，汗が出たり，項や肩背部が強(こわ)ばってひきつったり，俯仰ができないなどである．これを『傷寒論』では「結胸の者にして，項も亦強ばること，柔痙の状の如し」〔135〕といっている．柔痙とは痙病の一種である．痙病は項背強急，口噤〔口を固く喰いしばって開かないこと〕，あるいは角弓反張〔背部が極度に強直して弓なり〕を主な臨床症状とした一種の病証である．この痙病のうち，汗の出ないものを剛痙といい，汗の出るものを柔痙という．

剛痙と柔痙

さて，水飲と熱邪が結合すると，病勢は上部で激しくなって，汗が出たり，項が強ばったり，顔はあげられるが俯(うつむ)けないとか，仰向くことも俯くこともできないなど，柔痙に似た症状を呈する．これに大陥胸丸を用いて，水飲と熱邪が結合した病邪を緩やかに下すのである．この病邪が去れば，ただちに項背強急などの引きつりは緩解する．このことを『傷寒論』では「これを下せば則ち和す」〔135〕といっている．

組成と作用

大陥胸丸は，大黄，葶藶子(ていれきし)(炒),芒硝，杏仁（黒くなるまで炒る),甘遂(かんすい)，白蜜で構成される．このうち大黄と芒硝は，まず熱邪を瀉下して水飲と熱邪の結びつきを破り，甘遂は水毒を瀉下する作用が激しく水飲を下方より排出する．さらに葶藶子と杏仁は胸間の水熱の邪を冷やして取り除き肺気の流通をよくする．ところで，これらの薬物は作用が非常に強く瀉下作用が早すぎるため，かえって病邪をとり残すおそれもある．そこで薬味が甘で作用がおだやかな白蜜を用いて，激しさを緩めるとともに，身体の強ばりやひきつりを潤おしてやわらげてやるのである．

また，大陥胸丸を服用するには，あらかじめ大黄，葶藶，芒硝，杏仁を混ぜて丸剤とし，甘遂と白蜜の煎液で服用する方法をとっているが，『傷寒論』には，「弾丸〔梧桐の実10個ぐらいの大きさ．約2g〕の如きもの一枚〔1個〕を取れ」〔135〕と指定している．これは激しい瀉下作用を緩め，攻撃性の薬物の調和をはかる方法である．

服　用　法

前述のとおり大陥胸丸証には，汗が出たり，項がこわばったりする証がある．この点だけでいえば，桂枝加葛根湯証の項背強ばること几几（しゅしゅ），反って汗出で悪風するものと非常によく似ている．しかし，病証の原因は違っている．本証は水飲と熱邪が胸中で結合したものであるから，胸の中心部がかたく張ったり激しく痛むのが主証であり，その勢いが上部に影響したため首すじの不和感や強急が生ずるのである．これに対し，桂枝加葛根湯の証は，太陽病の中風表虚証であって，太陽経の気血の流れが悪くなったために，自然発汗があったり，項背部が強ばって苦しむのである．病因や証候の差異により治療方法はまったく違ってくるのが常で，臨床の際はくわしく証の違いを観察し，考慮しなければならない．

桂枝加葛根湯証との鑑別

2．大陥胸湯の証

大陥胸湯証は，水飲と熱邪がかたく結合して生れた大結胸の典型的な証候である．いわゆる大結胸という証候は，ひとつには病邪の結合のしかたが激しいことを指し，いまひとつは病邪が結合して集中した病証範囲が大きいことを示している．大結胸の証は「心下痛み之を按じて石鞕〔石のように硬い〕」〔139〕と表現されているような，胸間や胃脘部だけに局限されたものばかりでなく，ひどい場合は「心下より少腹に至り鞕満して痛み近づくべからず」〔141〕という状態に拡大する場合もある．「心下より少腹に至る」という表現は，病証の範囲が大きいことを説明し，おさえると石ころのように硬いものに触れ，またかたく張って激しく痛み，手で触わることさえできないという病象は，病邪の力が激しいこと

大　結　胸

を説明している．

大結胸の脈象　大結胸の脈象は沈緊が多い．沈脈は裏証を意味し，また水飲の邪が存在することも意味している．緊脈は実邪の存在を意味し，また痛みのあることを示している．そこで沈緊の脈とは，水飲と熱邪の結合した病邪が実証であること，また痛みのあることを意味すると考えられる．

もし大結胸証が「太陽病，重ねて汗を発し復た之を下し」〔141〕て，体液を損傷し，邪がさらに下に陥ちこむと，なお大便が秘結して数日間便がなく，舌はかわき，唾液は少なく，水をほしがり，
陽明病腑実証　午後3～5時ごろにきまって発熱（これを日晡潮熱という）するなどの陽明病の腑実証となる．

組成と作用　大陥胸湯は，水飲と熱邪が結合した病邪を瀉下する激しい方剤であり，大結胸証を治療する主力方剤でもある．この方剤は，大黄，芒硝，甘遂で構成される．この三種の薬物を配合することによって，水飲と熱邪のかたい結合をうち破り，熱邪を下し去り，水飲を追い出すのである．大陥胸湯は大陥胸丸にくらべて薬用量が多く，また煎剤なので，攻撃力は速効的で猛烈である．その瀉下の作用が非常に激しいので，『傷寒論』には方剤を記したあとに註を加えて，「快利を得れば後服〔引続いて服用すること〕を止む」〔138〕と記して，本来の正気〔抵抗力〕を損傷しないように注意している．

甘遂　また，大陥胸湯および丸剤の調製と用法をみると，甘遂はいずれも散剤として用いており，煎剤としていない．このことは，古人は甘遂の有効成分は水に溶けず，煎剤としては効力の少ないことを知っていたことを示している．現代の薬理学は，甘遂の瀉下作用をあらわす有効成分は，一種の黄色樹脂状物質で，水に対して不溶性であることを証明している．

大陥胸加厚朴湯　最近，中西医結合による急性腹症の治療として，大陥胸加厚朴湯を，重症のイレウスで腸腔内液が比較的多く，腹膜刺激症のある患者に用いて，相当の治療効果をあげている．

3．小陥胸湯の証

小陥胸湯は，小結胸証を治療する主要な方剤である．

さて小結胸は，表にあった熱邪が内に陥ちこみ，心下部の痰飲と結びついて形成されたものである．その病邪の存在位置はちょうど心下（胃脘－心窩部）であり，影響範囲は広くなくて，上は項背部にまで至らず，下も少腹〔下腹部〕にまで及ぶということはない．また疼痛も比較的軽く，手で按すと初めて痛みを感ずるくらいで，脈象は浮滑のことが多い．『傷寒論』に「正に心下に在り，之を按ずれば則ち痛む，脈浮滑」〔142〕とあるのは，小結胸病の脈証の特徴をよくまとめたものであり，さらに加えて，大結胸証の「心下より少腹に至って鞕満して痛み，近づくべからず」〔141〕あるいは「脈沈にして緊」〔139〕との鑑別点ともなっている．大結胸は，水飲と熱邪が胸腹部の奥深くで結びついて形成されたものであるから，脈は沈緊であり，小結胸は痰飲と熱邪が心下部で結びついたので，部位も浅いから脈も浮滑となるのである．大結胸も心下部が痛むが，手で按さえなくても痛むほどの強い痛みであり，小結胸の「正に心下に在り，之を按ずれば則ち痛む」〔142〕ものとは，はっきりと違っている．

小陥胸湯は黄連，半夏，瓜蔞実によって構成されている．方剤中の黄連は，薬味は苦で寒涼性をもち，心下部に結集した熱邪を除きさる．半夏は薬味は辛で降性をもち，心下部の痰飲をあらいさる．瓜蔞実は甘寒で潤滑性があり，清熱し痰飲を除き結実した邪気を開く．

このように小陥胸湯は，大陥胸湯と同じく三種類の薬物により構成されている．両者を比較してみると，大陥胸湯では大黄を用いるところを，小陥胸湯は黄連を用いている．どちらも熱邪を除く点は同じであるが，大黄，黄連の薬効の強弱だけが相違している．大陥胸湯は甘遂を用い，小陥胸湯は半夏を用いているが，どちらも水飲，痰飲を除き通りをよくする作用は同じで，薬効の軽重だけが異なっている．さらに大陥胸湯は芒硝，小陥胸湯は瓜蔞

小　結　胸

脈　浮　滑

大結胸証との鑑別

組成と作用

大陥胸湯との違い

を用いているが，どちらも病邪が結集したのを除去し通りをよくする作用は同じで，薬効が急劇であるか緩和であるかだけが違っている．つまり，大陥胸湯と小陥胸湯の大,小と名づけた理由は,病症の大小，軽重，緩急の差によるものである．

治験例 『傷寒総病論』〔宋・龐安時撰，1100年頃〕に，小陥胸湯を服して「微かに解し黄涎を下せば即ち愈ゆ」との論述があるが，筆者が臨床で体験したことを以下に述べてみよう．

孫××，女，54歳．胃脘部〔心窩部〕に疼痛があって，已に一ヵ月あまりになる．痛む箇所はわずかに盛り上っており，おしてみると痛みがある．西医は癌を疑ってバリウムの造影写真を撮り正確な診断を下そうといったが，検査しようとしているうちに突然痛みが激しくなり，筆者が診察を依頼された．脈を診ると弦で滑，舌苔はほとんど黄色く，ほぼ膩である．食欲はまだあるが，大便はやや便秘ぎみで，イライラしてじっとしていない．

症状を分析，総合して次のように判断される．脈の弦，滑は痰飲のあることを意味し，舌苔が黄膩であるのは痰飲と熱邪の存在を反映している．心下部がやや隆起し手で按えると痛むのは，痰飲と熱邪が結合して，心下部の気血がうっ滞して生じた証と考えられる．そこで糖瓜蔞1個（煎じる前に細長く鋏で切る），黄連9ｇ，枳実9ｇ，鬱金9ｇ，半夏15ｇを処方して与えた．一剤を服すると痛みはほとんどなくなり，さらに一剤を服すると大便とともに黄色の粘液がくだり，それと同時に胃脘部の疼痛もすっかり無くなったのであった．

4．三物白散の証

大陥胸湯証と小陥胸湯証，すなわち大結胸と小結胸は，どちらも熱実結胸に属している．これに対し，ここで述べる三物白散証は寒実結胸に属している．熱実結胸には発熱，口渇，心煩，舌苔

寒実結胸

黄膩あるいは黄燥などの熱証症候が見られる．これに反し，寒実結胸には「熱証無き」〔146〕ことが熱実結胸との鑑別点となる．

　寒実結胸は寒邪と痰飲とが凍りつくように堅く結合して形成されたものである．この病邪が横膈膜より上にあれば，胸中に硬痛〔硬く張って痛む〕があらわれ，病邪が横膈膜より下にあれば，心下部に硬痛があらわれるか，または心下部から腹部が硬く張って痛むのである．寒邪と痰飲が堅く結合するため腑の気の流れが阻害されて，一般に大便が秘結して下らないという症状がよく見られる．この寒痰結胸の治療には三物白散を用い，寒邪の固まったものは温めて発散させ，痰飲は取り除き，水飲は下して追いはらってしまうのである．

　三物白散は，桔梗，巴豆（皮心を去り，黒くなるまで炒り，細粉にする），貝母とによって構成されている．本方はすべて散剤として用いるので，三物白散と呼ばれるのである．方剤中の桔梗，貝母が胸中のうっ滞を開通させ，痰飲を消しさり，巴豆の辛熱が寒邪を攻め，水飲を駆逐し，寒痰の結合を破る．この際，巴豆は激しい瀉下薬であり，胃気を傷つけやすいので「白飲〔おもゆ〕を以て和して服」〔146〕さなければならない．本方を服用すると一般には急激に下痢を起こすが，これは寒実の邪が排出される正常な現象である．もし下痢がなければ，熱い米がゆ一杯を飲ませて薬力を助けて下痢をさせ，逆に下痢が続いて止まらなければ，冷たい米がゆ一杯を飲ませて下痢を止めなければならない．

組成と作用

服　用　法

5．陥胸湯の禁忌と結胸証の予後

　大陥胸湯は劇しい下剤であるから，裏に実邪のないものには軽々しく与えてはならない．太陽病の表証がすでになく，脈も沈緊となり裏に実邪が形成しているようなときにこそ，大陥胸湯で攻撃し，瀉下することができるのである．もし脈が浮大ならば，浮は表証を意味し，大は虚証と考えられるから，表証の病邪はまだ解しておらず，裏証に実邪が形成されていないことをあらわしてい

脈　浮　大

る．したがって，大陥胸湯による劇しい瀉下は用いることはできない．もし誤って大陥胸湯を用いて攻撃，瀉下すれば，必ず正気は傷つけられ，臓腑中の気もくじかれてしまう．それにつけこんで体表に残っていた病邪が内に陥ちこみ，邪盛正衰〔邪実が旺盛で正気が衰退する〕といった危急症状を呈することとなる．そこで『傷寒論』には「結胸の証，其の脈大の者は下す可からず．之を下せば則ち死す」〔136〕とあるのである．

大結胸を定義づける臨床表現からみると，この病証は疑いもなく大証，重証というべきものである．だから，裏に実邪が形成され，瀉下すべきであったら，迅速に瀉下して，病邪を取り除き，正気を安泰にしなければならない．決してのんびりと時機を選んでいてはならない．もし躊躇して投薬せず祛邪の機会を失ってしまうと，「結胸証，悉く具る」〔137〕といった状況になってしまう．すなわち，心下痛み，これを按じて石鞕 大便せず，舌燥いて渇，日晡小しく潮熱あり，心下より少腹に至って鞕満し痛み，近づくべからず〔139, 141〕，といった諸証がすべてそろうのである．これに加えて，煩躁不寧〔煩躁して一時も落ちつかない〕が現われれば，これは病邪が盛んで正気が衰え，正気は病邪に勝てず真気が散乱していることを物語っている．これに輪をかけて，瀉下で攻めると正気は崩壊するし，また逆に攻下しなければ実邪は取り除けないというジレンマに陥ちいる．したがって，予後は不良が多い〔137〕．

さて結胸病証で「結胸」という用語を用いるが，実は病邪の位置は胸膈脘腹，すなわち心窩部あるいは心窩部より下腹部に至る範囲にあり，その病変の特徴は水飲と熱邪が結合することにある．これが「脇下の水」すなわち水飲が胸脇の部位に結聚したのだったら，陥胸湯の治療範囲ではなく，十棗湯を用いて治療しなければならない．十棗湯証と陥胸湯証は似たところがあるので，両証を比較鑑別すべきである．例えば十棗湯にも，心下部が硬満してふさがったような感じはあるが，按すと痛むとか硬く張って痛み

手を触れることもできないといった症状はない．その弁証の要点は「脇下に引いて痛む」〔157〕，すなわち呼吸したり，咳嗽したりまたは身体の向きを変えたりすると，脇肋部が引きつり痛むことである．また水飲が胸脇部に結聚するのであるから，三焦部位の気の流通が悪くなるために，汗が出たり，頭痛，乾嘔〔空えずき〕短気〔呼吸切迫〕などの証もよく見られる．さらに脈は沈弦，舌苔は水滑〔水ぽくつるつるに光っている〕など，陥胸湯の舌象，脈象とも異なったところがある．

　十棗湯証は，水飲だけが疾病の原因であり，熱邪はまったく関係ないから，瀉熱薬〔大黄，黄連など〕は用いず，大戟，芫花，甘遂だけを用いて水飲を攻め駆逐するのである．また，これらの薬物は水飲を劇しく，瀉下するので，脾胃を傷つけぬよう，正気を損ぜぬように大きい大棗10個を煎じた液で，大戟，芫花，甘遂の粉末を服用することとなっている．このように大棗を用いることで，中焦脾土を補い，脾気をたすけて水の運化を制御するとともに，三薬の毒性も抑えるのである．十棗湯という名称の意義もまたここに存在する．

〔十棗湯の組成と作用〕

　十棗湯はまた懸飲の治療にも用いる．懸飲とは『金匱要略』痰飲咳嗽篇に「飲後，水流れて脇下にあり，咳唾して痛みを引く，之を懸飲と謂う」とある懸飲である．近代には，この十棗湯は頑固な水腫を治療するのによく用いられ，胸水や腹水の治療に応用されている．ただし十棗湯の瀉下力は劇しいから，慎重に用いなければならない．

〔懸飲の治療〕

　　治験例　『経方実験録』の附録のあとに十棗湯の治験例がある．張××，男，成人．水飲病の患者である．症状は，心悸，胸張〔胸がつまって苦しい〕，乾嘔，短気〔息切れ〕，脇下部疼痛などがあり，脈は左右ともに弦である．弁証してみると水飲であることに間違いはない．治療は，炙芫花5分，製甘遂5分，大戟5分，以上を細末とし，2回に分けて服用させることにした．

服薬に先だち，よく肥えた大棗10個をドロドロになるまで煎じ，渣を取り去ってから薬末を入れ，すこし煎じて混和してから服用させた．下痢をして〔水飲を瀉下して〕ほどなく治癒した．

第8節　心下痞の証・治

心下痞　　心下痞とは胃脘部〔心窩部〕が塞がって食物の通りが悪く感じられる病証である．その特徴としては，外部からは変化が見られず，ときには心窩部がもり上って見えることもあるが，手で按してみても軟らかくて痛まないことである．ごく一部に痛むものはあるが，殆んどが痛みを訴えない．これを『傷寒論』では「之を按じて濡」〔156〕とか「但だ満ちて痛まず」〔154〕といい，結胸証の「心下満して鞕痛」〔154〕と，はっきり区別している．

心下痞の成因　　痞証の形成は，『傷寒論』には「病，陰に発し反って之を下し，因って痞を作す」〔134〕とか，「脈浮にして緊，復之を下し，緊反って裏に入り則ち痞をなす」〔156〕とあって，もともとは裏に実邪がないのに，かえって下したり，もともと太陽傷寒の表証があるのを誤って下し，どちらも裏の正気が弱まり邪気が陥ちこんで，気の流れが塞がって，痞が形成されるのである．心下とは，胃の上脘部〔上部〕であり，身体の中央に位置し，胸〔上焦〕の下，腹〔下焦〕の上にあって，ちょうど上下の境界をなし，気の昇降流通の要衝を占めている．そこで気の上昇下降が不調になり，気が中央の心下部でつかえて塞がると，心下痞となるのである．臨床所見によると，飲食によって傷つけられたり，気が鬱して伸び伸びしないで脾胃の働きが調和しなくなるのも，心下痞形成の主要原因となるのである．

結胸証との相違　　疾病の発生機序からいうと，痞証はほとんどが気機（気の上下昇降の働き）の障害が主要な原因であり，決して痰，水，食物などの有形物質が集まって形成されたものではない．これが結胸証との相違点でもあり，これが両者を虚実に分かつのである．

1．半夏瀉心湯の証

　半夏瀉心湯の証は，心下痞満に痰飲の証候を伴ったものである．どのような証であるかは，『傷寒論』のなかに大陥胸湯証と比較して，次のように述べられている．「心下満ちて鞕痛するものは，これ結胸となすなり．大陥胸湯之を主る．但だ，満ちて痛まざる者は，これを痞となす．………半夏瀉心湯に宜し」〔154〕また『金匱要略』嘔吐噦下利病脈証治篇は，かなりくわしく描写し，「嘔して腸鳴し心下痞する者,半夏瀉心湯之を主る」と述べている．この両書に挙げられた証と臨床所見を総合すると，次のような証候が見られる．すなわち，心下痞満，嘔悪〔悪心嘔吐〕．腸鳴〔腹がゴロゴロ鳴る〕，また下痢したり大便不調〔下痢したり便秘したり調和しない〕，脈は弦，滑，舌苔は白膩などであり，これが半夏瀉心湯の弁証要点である．

　半夏瀉心湯証の発生原因は，脾と胃の不調和，気の昇降失調，気の中焦部痞塞，寒熱錯雑，痰飲の内生などである．これと証との関連を考えてみると，胃気が上逆して降らないので悪心嘔吐し，脾気が不調で上昇しないので腸鳴下痢をし，上下に流れる気が失調し，中焦に痞塞したので心下痞満となるのである．半夏瀉心湯は，その性味の苦は降し，辛は開く作用によって，胃を調和して上逆を下し，痰飲を取り除くのである．

　半夏瀉心湯も和解剤のひとつである．そして，半夏，黄芩，黄連，乾姜，人参，炙甘草，大棗により構成されている．その薬効は，まず上下の気の流れが円滑にめぐらず，中焦部に痞塞し，胃気が上逆して熱を生じているので，黄芩黄連の苦寒によって下降させる．また，脾気が上昇しないで寒を生じ水性下痢となっているので，乾姜の辛温によって温める．つぎに，痰飲が胃にあり胃気を乱して上逆し，嘔吐させているので，半夏により痰飲を消失させ，胃気を下降させ，嘔吐を止める．最後に脾胃の気が弱まり，脾の上行と胃の下行が順調に行われないので，人参，炙甘草，大棗で脾胃の気を補うのである．以上のように，半夏瀉心湯は，

心下痞満に痰飲の証

弁証の要点

発生原因

悪心嘔吐
腹鳴下痢
心下痞満

組成と作用

清上温下〔上部の熱を冷し下部の寒を温める〕，苦降辛開〔黄連，黄芩の苦で胃気を下降させ，乾姜の辛で脾気を開く〕，蠲痰消痞〔半夏により痰飲を取り除き，心下痞満を消失させる〕の薬効があり，心下痞治療の主要方剤となっている．

治験例 張××，男，36歳．もともと飲酒癖があり，そのため心下がつかえ苦しむという症状が生じた．ときどき嘔吐をし，大便は形とならず軟便で一日三，四回は便所にかよう．いろいろ治療を受けたが，はかばかしくない．脈は弦滑で，舌苔は白い．この証は酒による湿邪が脾を傷つけ，脾胃の昇降作用が失調し，痰飲が中焦に生じたものである．痰飲があるために胃気が上逆して嘔吐し，脾は虚し，正気が陥ちこんでいるので，大便が不調になっている．すなわち中焦の気が調和せず，気の流れは円滑に流れずうっ滞して，心下痞となったのである．そこで，処方は半夏12g，乾姜6g，黄芩6g，党参9g，炙甘草9g，大棗7個とした．一剤を服用すると，大便のなかに白い粘液が多く見られたが，嘔吐は7割がた減ってしまった．さらに一剤を服用すると心下痞も軟便も減り，つづいて一剤を服し，病はまったく癒えた．

2．生姜瀉心湯の証

心下痞満に水気の証

生姜瀉心湯の証は，心下痞満に水気の証候を伴ったものである．その主要な脈と証は心下痞鞭〔心窩部がつかえ手でおさえると硬く感じること〕，噫気〔おくび〕，不消化の食物の臭いがする，腸鳴の亢進，水性下痢，脇下がときどき痛む，あるいは下肢の浮腫，小便の出が悪いなどがあり，脈は沈あるいは弦，舌苔は水滑などである．

半夏瀉心湯との鑑別

生姜瀉心湯証と半夏瀉心湯証では，発生機序と証候のうえでよく似たところがあり，どちらも脾胃不和，脾気の上昇・胃気の下降の失調，気の流通が痞塞するといった病変がある．その結果，

心下痞〔心窩部がつかえる感覚〕が生じる．異なっているのは，半夏瀉心湯証には痰飲の証を伴い，生姜瀉心湯は水気の証をもっていることである．本方の証は，脾気が虚して水を運化することができず，水邪が脇下に流れたり，あるいは腸間を走るので，脇の下が痛んだり，腸鳴したり，下痢したりする．脾虚のために水穀を消化できないので，消化不良や，おくびして不消化の食物の臭気を吐くなどの証があらわれる．

生姜瀉心湯は，半夏瀉心湯に生姜を，それも量を多く加え，乾姜の量を減じたもので，水気をさばき散ずる作用を強めている．もし水気が強くて小便不利の証があるならば，茯苓を加えて滲透利水しなければならない．

組成と作用

治験例 潘××，女，49歳．心窩部が痞塞し，まるで拳のように盛りあがっており，噯気（おくび）がしきりに出て，酸っぱく苦い水を嘔吐し，腸はゴロゴロ鳴り，大便は溏〔アヒル便〕で食欲がなく，日毎に衰弱してきた．脈は滑，強く按すと力がなく，舌体は胖嫩〔肥大して軟らかい〕，舌苔は水滑，顔面は虚性の浮腫をあらわして黄色い．心窩部を手で按さえると塊状のものがあるが，強く按してみると抵抗感はなく，手を挙げると，また塊状のものが起き上る．中は空で充実していないので，気痞に属しているのである．そこで次のように処方をした．生姜15g，乾姜3g，黄連3g，黄芩6g，党参6g，炙甘草9g，半夏9g，茯苓18g，大棗7個．二剤を服用すると，心窩部にあった塊状のものは消えてなくなり，食欲が増してきた．原方にもとづいて，また二剤を服用させたところ，すべての症状がなくなった．さらに効果を強固にするために二剤を与えまったく治癒した．

3．**甘草瀉心湯の証**

『傷寒論』では甘草瀉心湯は，太陽病表証を治療する際に，誤

誤下後の心下
痞証
「客　　気」
って繰返し瀉下した結果，中焦が虚し，邪気が下陥し，客気が上逆して形成された心下痞証に用いている．ここでいう「客気」とは，人体の主気すなわち正気に対する言葉であり，内陥の邪気ということもできる．

発生原因
　　いったいに，表証があるかぎりは，瀉下してはならない．もし誤って下せば，必ず脾胃の気を損傷する．脾胃の気が虚すると，水穀を消化できないので，腸鳴して一日に数十回も下痢することになる〔163〕．脾胃の昇降が失調すると，気の流通は円滑にゆかず，痞塞する．平常の状態が阻まれて異常な寒熱の状態となり，上下錯雑を呈する．このようにして「心下痞鞕して満ち，心煩安きを得ず」〔163〕といった証候があらわれる．こういった痞硬〔つかえる感覚があり，手で按してみても硬いもの〕は，瀉下のあとの実証の熱邪が内に結集したものでは決してない．外感の邪気はもともと弱いのに瀉下の攻撃がきびしすぎて，胃気が虚し邪が内に陥ちこみ，その邪気が上部に影響して形成されたものである．もしさらに誤って虚証の痞を実邪と思いこんで，攻撃的な瀉下法を用いたりすると，必ず胃気の虚はひどくなり，心下部の痞はますますつよくなるであろう．

組成と作用
　　甘草瀉心湯に用いる薬物は，半夏瀉心湯とまったく同じであるが，ただ炙甘草を多く用いて，瀉下したあとの胃気の虚を補い，内陥した客気の上逆を除こうとしている．すなわち，強主弱客〔正気を強め，客気を弱める〕の治法である．ところで，『傷寒論』の中の甘草瀉心湯には人参が入っていないが，『金匱要略』『千金要方』『外台秘要』にはすべて人参が入っている．また原方でも半夏瀉心湯，生姜瀉心湯の中には，どちらも人参を用いている．本方証は，攻下後の胃気の虚であるから，益胃補虚には当然人参を用いるべきである．したがって原方中に人参を加えるべきであろう

人参の有無

4．大黄黄連瀉心湯の証

熱　気　痞
　　前述した三種の瀉心湯証は，程度の差こそあれすべて上熱下寒，

寒熱錯雑の特徴をそなえていたが，大黄黄連瀉心湯証はこれらとは異なり，熱邪による気の痞〔つかえ〕の証候に属している．

　この証候の特徴は，無形の熱邪が心下部に結集することで，そのために心下痞はあるが，手で按してみると軟かくて，硬くないことである．また，はり出そうとする陽性の熱邪の気が，中焦の気分〔胃脘部〕に痞塞〔つっかえ留まる〕するので，「其の脈，関上浮」〔159〕となるのである．さて，脈には寸，関，尺の三部位があるが，おのおの上焦，中焦，下焦の病変をあらわしている．つまり，関脈が浮であるというのは，中焦部のはり出そうとする陽性の熱邪の気が活発なあらわれである．本方証は有形の実邪の結集こそないが，やはり熱邪の証に属するので，心下部の煩躁，尿が赤い，舌質が赤く舌苔が黄色いなどの熱証が見られる．はなはだしい場合には，脈が数とか，吐血衄血〔鼻血〕などの証が生じる．

　大黄黄連瀉心湯は，大黄，黄連の二味で構成されている．大黄，黄連はともに苦寒であり，心と胃にあって上亢する熱邪を下すのである．この証の原因は，熱邪のために中焦の気が痞塞したもので，瀉下すべき燥証の実邪ではない．薬物を煎じないで，「麻沸湯」〔159〕つまり沸騰水に漬けて浸出液を用いるようにする．それはあくまで薬物〔大黄，黄連〕の気〔寒〕を用いることであり，薬味〔苦降〕を薄くしたのであって，方剤の作用は清熱による消痞であり，瀉下により実邪を取りさることではない．

組成と作用

「麻沸湯」

　治験例　孫××，男，60歳を治療したことがあった．病症は鼻血があり胸苦しく，いらいらし，心下痞満し，小便の色は黄色で，大便は正常に出ない．舌苔は黄色く，脈は寸部も関部ともに数である．これは心と胃に上亢性の熱邪があり，足の陽明胃経を犯し，顔面に上亢して鼻血となったものであり，胃中の気が異常に強まり，結集して痞となったのである．そこで大黄9 g，黄連6 g，黄芩6 g，を用いて，沸騰水で薬物を浸出し，

一碗全量を服用させたところ，手応えがあり，たちまち治癒した．

5．附子瀉心湯の証

熱痞に表陽虚証

　附子瀉心湯証は，熱痞証で，それに加えて表陽虚証があるものである．その臨床所見の特徴は，熱痞証がありながら，患者はかえって「悪寒して汗出ずる」〔160〕の証が見られることである．ところで，発熱，悪寒して，おのずと汗が出るのは太陽病中風証であるが，発熱しないで悪寒して汗が出るのは衛陽不足の証である．

衛陽不足の証

　衛陽とは体表の陽気のことであり，下焦〔腎〕より発している．つまり，腎中の陽気が変化して発生したものが，体表に達して，「分肉〔肌肉〕を温め，皮膚を充たし，腠理を肥やし，開闔を司どる」のである．ところが，下焦〔腎〕の陽気が虚すと，体表を守る衛陽の気の化生が充分でなくなるから，体表を温め保護する機能が低下し，悪寒が現われ，汗が出る．これを附子瀉心湯で治療するのである．

組成と作用

　附子瀉心湯の薬物構成は，大黄，黄連，黄芩，炮附子である．このうち，大黄，黄連，黄芩は，性味は苦寒で熱邪を外へおし出して痞を消しさる．附子は経絡を温め，腎陽を扶ける．沸騰水で三黄（大黄，黄連，黄芩）を浸出し，別に附子を煎じて附子汁をとり，この両者をあわせて服用する．この方剤の意味は，陽気を扶けることに重点があり，熱を瀉す作用は軽くしている．

　　治験例　『遜園医案』〔肖伯章撰，1921年刊〕には次のような治験例が記載されている．寧郷の学生某が外感を患って数ヵ月になった．いろいろと治療したが効果がない．診察してみると，この患者のいうのには，胸がつまり，上半身に熱感があって汗が出るのに，腰以下は悪風するという．季節は夏，暦では六月だというのに，布団をまきつけている．今まで用いた処方を見ると，みなありきたりの清熱通利の方剤であり，隔靴掻痒でぴ

ったりとしたものではない．舌苔は淡い黄色で，脈は弦である．附子瀉心湯を与え二日ほどして診察すると，患者は二剤服みおわると病は消えるようになくなったという．予後の処方を与えて帰ったのであった．

6．旋覆代赭湯の証

旋覆代赭湯証は，胃が虚して痰飲をともない，肝気の上逆して生じた心下痞証である． 胃虚・痰飲で肝気上逆の心下痞証

傷寒を治療するのに，発汗させた後，誤ってさらに催吐法，瀉下法を行ったため，表証はなくなるものの胃気は虚してしまった．胃気が虚すと，それに乗じて肝気がのしかかってきて，水穀を消化し運輸することができず，変じて痰飲が生じてしまったのである．痰飲があるために気の流通が悪くなって痞塞し，心下痞満となり，肝気が上逆して下降しないので噯気〔おくび〕がしきりに出て，痞はなかなか治らない．これを『傷寒論』では「噫気除かず」〔166〕といっている．本方証の脈は弦滑で，重按〔強くおす〕してみると，軟の脈象が多くみられる．

旋覆代赭湯は，旋覆花，代赭石，人参，生姜，半夏，炙甘草，大棗によって構成されている．このうち旋覆花は痰飲を消し，上逆した気を下降させ，邪気の結集を分散せしめる．代赭石は肝気上逆を重鎮降逆させるから，この両者を配合使用して上逆の気を下降させ，噯気呃逆を治療するのである．また，人参，甘草，大棗は気を益し，中焦を補い，中気〔脾胃の気〕の運輸の力を強め津液を身体に渋滞することなくめぐらす．そこで痰飲も自然となくなり，気の流通する道も通利し，流通がよくなるとともに，心下痞，噯気もおのずと除かれてしまう． 組成と作用

治験例 本方を用いる際，薬物量の配合は適切にしなければならない．さもないと治療効果にも影響する．あるとき，卒業生をともなって実習したことがあった．はじめある学生が一婦人 薬用量の差で効果が相違した例

を診察した．この患者は，心下痞を病んで噯気がしきりに出ていたので，痰気上逆と判断し，旋覆代赭湯を与えた．しかし効果があらわれない．そこで請われて筆者が診察することになった．この患者を充分に診察してみたが，さきの学生の診断に誤まりはなく，用いた方剤も間違いはないと断定できた．では，どうして効果がなかったのであろうか？

　さらにその処方内容をくわしく調べてみると，代赭石は30g用いたが，生姜はただの3片を用いたにすぎないことを発見した．筆者はその学生にむかって言った．問題点はここだ．痰気が中焦に居坐ったために心下痞となり，それに加えて肝気が胃にのしかかって上逆したために噯気となっている．だから，生姜の配合を多くして痰飲を消散させ，心下痞を消去しなければ病邪に打ち勝って上逆をおさえることはできない．また，代赭石を多く用いて鎮逆鎮降の力を増やしすぎると，薬力が下に沈みすぎて，旋覆花が上逆した肝気を正常にめぐらそうとしているのに協力できなくなる．この両者とも，方薬は証と合っているにもかかわらず，用量が適切でなかったために，効果がなかったのである．そこで最後に，生姜を15g，代赭石6gに改めて，再び服用させたところ，思った通り効果があらわれたのであった．

　以上，六種の「心下痞」の方証を紹介した．これら六方証をマスターすれば，心下痞証については，完全に網羅したとはいえないが，主要な内容はつかんだといえるであろう．このように一般的には，ふつう心下痞証には瀉心湯を服用すればほとんどが治癒する．もし瀉心湯を服用して，なお「痞解せず」〔161〕，それに加えて煩燥して渇し，小便の出が悪いなどの証があるものは，水飲が内に停滞し，気の流れが阻害されて痞となったといえる．そこで，瀉心湯を用いても効果がなく，五苓散を用いるべきであり，小便を通利させ水飲を取り除けば治癒するのである．

瀉心湯服用後水飲内停による痞

第8節 心下痞の証・治

以上で述べたように，寒熱が上下に錯雑し，中焦で気の流れが塞がって生じた心下痞には，瀉心湯を用いなければならない．ところが，もし「傷寒，胸中に熱有り，胃中に邪気有り」〔178〕で同じように上熱下寒，寒熱錯雑の証に属していても，心下痞のないものは瀉心湯は用いられない．黄連湯で上焦の熱をさまし，下焦の寒を温め，寒熱の平衡を調節しなければならない．「胸中に熱有り」とは，熱邪が上焦にあり，胃気が下降できないことを意味し，患者は例外なく嘔吐したくなる．「胃中に邪気有り」とは寒邪が下焦にあって，気血の流れが凝滞して，脾気が上昇できないことを意味し，腹痛や下痢があらわれる．

＊黄連湯の適応証

さて黄連湯は，黄連，炙甘草，乾姜，桂枝，人参，半夏，大棗など七味の薬物で構成されている．このうち黄連は胸中の熱をさまし，乾姜は脾胃の寒を温め，桂枝は上下の陽気の流通を促進する．半夏は気の上逆を下降させて嘔吐を止め，人参，甘草，大棗は脾胃を補益して中焦を安泰にする．こうして，上焦下焦の平衡関係をはかり，錯雑した寒熱陰陽を調和整理するのである．

＊黄連湯の組成と作用

この黄連湯と半夏瀉心湯の薬物構成は僅か一味の差でしかない．すなわち半夏瀉心湯より黄芩を去り，桂枝を加えたものが黄連湯である．この二方剤を比較してみると，まず黄連湯は桂枝を用いて，その温通〔温めて気の流通を促進する〕に重点をおき，上熱下寒，陰陽不和で嘔吐腹痛するなどの証に多く用いられる．半夏瀉心湯は黄芩があって，その清熱〔熱を清まし冷やす〕に重点をおき，胃気不和，心下痞満して，嘔吐下痢するなどの証に常用される．柯韵伯〔琴，清代初期〕は「黄連湯と瀉心湯はほぼ同じであるが，瀉心を名づけないのは心下ではなく胸中に熱邪のあるものを目標にしているからであって，心下部に寒熱が錯雑して痞が形成したものでないからだ」といっている．また徐霊胎〔1693～1771年〕も「すべての瀉心湯の治法は，みな心と胃の間〔心下部〕の寒熱が平衡を失したものを治療するもので，すべて裏証である．この黄連湯は黄芩を去り桂枝を加えて瀉心の名を用いず，黄連湯

＊黄連湯と半夏瀉心湯

＊柯琴の説

＊徐霊胎の説

と称しているのは，表証の邪気がわずかではあるが残っており，また裏証胃のうちの邪気も外へおし出さねばならぬので，桂枝一味を加えて，表裏の邪を発散，外達して，調和させているのである」といっている．この二人の注釈家の意見は，充分に我々の参考となろう．

寒熱錯雑の例　　**治験例**　徐州の李××，嘔吐して下痢する．一日三，四回は便所に通っている．裏急後重〔しぶり腹〕で，赤白の粘液が混ざっている．すでに病を患ってから一年経っており，あちこちの医師に治療を受けたが治癒しない．仕事の都合で北京に立寄り，友人の紹介で筆者の診療を受けることになった．診察してみると，脈は弦で滑．重按すると力がない．舌質は紅で，舌苔は白い．これは寒熱錯雑の証である．このような場合，もしそのひとつだけを治そうとして，単純に熱証には寒薬，寒証には熱薬というふうに用いてみても効果をあげ得ない．寒薬，熱薬を併用しなければならない．黄連湯の治法にならい次のように処方した．黄連9g，乾姜9g，桂枝9g，半夏9g，人参6g，炙甘草6g，大棗7個．合計六剤を服用し，一年間にわたる疾病もついに治癒したのであった．

第9節　太陽病の変証と治法

変　　証　　　変証とは，誤治によって病状に変化が生じたもので，はなはだしい場合には壊病の病証となる．変証には非常に多くの類型がある．これらは，太陽病の誤治によってもたらされたものではあるが，その病変の形は，太陽病の範囲を遙かに越えている．そこで我々は，ここに一節を設けて討論してみたいと思う．

　一般的にいえば，太陽病に属するものは，中風であれ傷寒であれ，その主証や兼証にかかわらず，すべてそれぞれに発展の法則がある．ところが，太陽病の変証は少し様子が違っており，その

形成原因は複雑で，病状も変化に富んでおり，陰陽，表裏，寒熱，虚実の間を多様に変化する可能性があり，六経の伝変法則の拘束を受けない．まさに，それが六経伝変の範囲を超越しているという点において，変証を学習することは，我々の弁証論治の水準を高め，臨床実践を指導するうえで，極めて重要な意義をもっているのである．

太陽病の変証は，『傷寒論』にあげられた内容からみると，太陽病に対して汗，吐，下などの治法を施して，それが誤治であったために発生することが多い．たしかに汗，吐，下の使いわけが適切でないために，病状が変化して，変証のみか，はなはだしい場合は壊病をきたすこともある．しかし，すべての変証がみな汗，吐，下の誤治によって起こるとは限らず，発汗後に必ずなんらかの病変が発生するとか，吐後，下後に必ず病変があらわれるとは限らない．汗，吐，下による誤治は，変証をきたす一つの条件か転機と考えるべきであろう．

変証に対する弁証と治療に関しては，『傷寒論』に記載されている「其の脈証を観て，何れを犯せるの逆なるかを知り，証に随って之を治せ」〔16〕の原則により，脈証を客観的に見て，具体的情況を具体的に分析して，臨機応変に対処しなければならない．

太陽病の変証

1．表裏先後，標本緩急と陰陽調整の治療法則

変証の具体的内容を紹介する前に，まず表裏先後，標本緩急の治療法則について述べてみよう．この法則は，変証治療に指導的意義をもつばかりでなく，誤治の発生を防ぐための根本的な手段でもある．

急ならば標を治し，緩ならば本を治すというのが，治療を指導する原則である．また表裏が同時に病む場合は，常用の治法では，まず表を解し，その後に裏を治療する．しかし実際の運用にあたっては常法に拘泥しないで，表裏の証候の緩急を見て，治療の先後を決定しなければならない．

標本緩急
表裏同時の場合

表急裏緩の場合	もし表証が急で激しい場合は，まず発汗解表するのが原則であるが，これを逆にして，瀉下法によって裏を攻めるのは，妥当な治療法ではない．そこで『傷寒論』では「本と発汗すべきに，而して復って之を下す．此れを逆と為すなり」〔92〕といい，発汗を先に行ったときは，「治逆と為さず」〔92〕といっている．
裏急表緩の場合	これに対して裏証が急で表証が緩の場合には，まず下法で裏証を治療すべきであり，これに汗法を用いて表を治すと誤りになる．裏急の治療を先に行い，後で発汗させるのであれば，これも「治逆と為さず」ということになる．
少陰寒証と太陽表証の併存	標本緩急のもう一つの治法は，次のようになる．患者が清穀下痢の止まらない少陰寒証を呈すると同時に，身体疼痛の太陽表証も呈していたとする．もし，先表後裏の治療原則に拘泥するなら，まず太陽証の汗を発散させて解表せねばならない．しかし，この患者は清穀の下痢があって，陽虚陰盛であるため，基本的に虚している．このような患者に対してさらに発汗させるならば，必ず少陰の根本である腎の元気を傷つけてしまうことになる．このような状況下では，いうまでもなく，少陰本証が急であり，太陽標
四　逆　湯	病は緩である．急いで四逆湯（方は少陰病篇を見よ）を与えて，まず裏を温めてやらねばならない．ついで，下痢が止まり裏証が
桂　枝　湯	癒えたら，表証がまだ解していないので，桂枝湯で急ぎその表を治し，表邪が内伝するのを防がなければならない〔93〕．ここで，解表するのに桂枝湯を用いて麻黄湯を用いないのは，この患者がもともと裏虚に属していて，ようやく正気が回復したばかりであるため，このようなときに激しく発汗させるのは適切でないという理由による．
太陽，少陰の表裏「両感」証	さらにもし「病，発熱，頭痛」〔94〕という太陽表証である場合脈は表証であるから，浮脈であるはずなのに，かえって沈脈であったならば，それは少陰の裏虚も兼ねていることを示している．つまりこの証の場合は，太陽，少陰の表裏「両感」証ということ
麻黄附子細辛湯	になる．治療としては，解表と温経を併用するのがよく，麻黄附

第9節 太陽病の変証と治法

子細辛湯を用いる（方は少陰病篇〔p.185〕を見よ）.

　もし麻黄附子細辛湯を使って，表裏を兼治しても病が癒えないならば，それは少陰の陽虚がさらに強いことを反映している．急いで四逆湯を用いて，少陰の陽を温め，太陽の抗邪能力を強めてやるだけでなく，解表の機能をも強化する．つまり「正を扶け以て邪を祛く」を行わなければならない．

四　逆　湯

　また，汗，吐，下法などを濫用したため，太陽病に変化が生じ，変証あるいは壊病になったときは，「其の脈証を観て，何れを犯せるの逆なるかを知り，証に随って之を治」〔16〕さなければならない．これが誤治変証を処理する総則である．

誤治変証処理の総則

　しかし，誤治によって病証が複雑になったとしても，患者の生体に外邪に対するかなりの抵抗力と自然修復力があるなら，治療を加えなくとも自然に治癒することもある．『傷寒論』に「凡そ病，若しくは発汗し，若しくは吐し，若しくは下し，若し血を亡い，津液を亡うも，陰陽自ら和すものは必ず自ら愈ゆ」〔58〕とあるが，これはこのような情況をのべているのである．「凡そ病」とは，あらゆる疾病を指す．若し汗，吐，下などの治法を用いて邪を除くとは有余の病を指し，若し亡血，亡津液とは不足の証を指している．

「自ら愈ゆ」

　虚証であれ，実証であれ，いかなる疾病にせよ，その最も基本的な病理変化からいえば，すべて陰陽の偏盛偏衰，すなわち陰陽失調ということになる．もし，薬物によることなく患者の生体自身の能動的作用〔自然治癒力〕によって陰陽を調整し，調和状態に至るなら，病もおのずと癒えるのである．もし自ら癒やす力がなければ，各種の治療方法を借りて陰陽を調整しなければならない．しかし，どのような治療方法を用いるにしても，実際上はすべて外界の条件にすぎず，内因によってのみ，つまり患者自身の生体の陰陽調整力によってのみ，治療目的は達成されるのである．

　この道理をもう少し深く説明するために，『傷寒論』は汗，下法により津液を亡ったもので，治療を行わずとも自ら癒える例症を

亡津液による
小便不利

あげている．「大いに之を下して後，復た汗を発し，小便利せざる者は，津液を亡うが故なり．之を治すること勿れ．小便利するを得ば必ず自ら愈ゆ」〔59〕と．

下した後，さらに発汗させ，津液を傷つけて一時的な小便不利が発生したとき，それを停水と誤認して，利尿薬を用いてさらに津液を傷つけるようなことをしてはいけない．この場合には，ひたすら患者の気化機能を衰えさせないように，水穀を飲食して，たえず化生し気を補充し，小便が自然に通利する時期を待たなければならない．

『傷寒論』は以上のように，津液が回復すれば，陰陽はおのずから和し，病も好転すると説明している．ここでは，自然治癒の理論を述べているが，同時に我々に対して，疾病の治療もまた陰陽を調整することにあり，相対的平衡に到達させることが，「陰陽自ら和す」〔58〕に達することであって，これが疾病治療の基本的な出発点であると語っている．

2．邪熱による喘の証・治

麻杏甘石湯

太陽病で発汗または瀉下を行ったが，それが適切でなくて，表邪が解せず，熱邪と化して肺に侵入し，熱邪のために津液が迫害されて外へ滲出したようなときは，発汗しても解熱しない．このようなとき，肺は粛降の能力を失うために，気逆して喘を起こすのである．汗が出て喘を起こすが，悪風，悪寒はないので，『傷寒論』は，「更に桂枝湯を行うべからず」〔63〕といっている．つまり桂枝加厚朴杏仁湯証ではないのである．汗出で喘し，「大熱無し」〔63〕というのは，これが陽明裏熱に属さないこと，また表でも裏でもなく，熱邪が肺を迫害した証であることを物語っている．肺は気を主り，呼吸を司っている．そのため咳喘気逆の病証にぶつかれば，まず第一に肺の病変を考えるべきであろう．『傷寒論』では「汗出でて喘し，大熱無き者」には，麻黄杏仁甘草石膏湯を与え，清熱宣肺して喘を鎮定している．

麻黄杏仁甘草石膏湯は，麻黄を用いて宣肺開鬱し，佐薬の杏仁で利肺平喘し，石膏を多く用いて肺熱を清し，甘草で和中益気している．石膏を配合したのは甘寒の力で津液を化生するためである．

＜組成と作用＞

　汗が出るのに麻黄を用いたり，大熱が無いのに石膏を用いるのは妥当でないように思えるが，実は麻黄は桂枝と協力することによってはじめて表に走って発汗するのであり，もし石膏を配伍されると，作用の重点は肺熱を宣泄することになって発汗とはならない．そこで本方は，有汗でも無汗でも，あるいは身体に大熱があってもなくても，肺熱であれば服用できるのである．

＜麻黄と石膏を用いる理由＞

　本方は臨床上，肺炎，気管支炎，鼻カタルなどのうち肺熱に属するものにはすべて有効である．

＜適応症＞

　治験例　鄭××の子，陰歴の正月に麻疹にかかった．発疹が十分に出ないうちに，突然止まってしまった．体温は上がって，39.8℃もあり，呼吸困難になり，激しくあえいでいる．口の周りは青くなっており重態症状を呈している．脈は数で滑，舌苔は黄褐で乾燥している．

　この証は，疹毒が内に陥った火熱刑金の証である．治法は宜肺清熱，透滲外出でなければならない．麻黄2.4g，杏仁9g，桑葉6g．生石膏18g羚羊角1.2g，瓜蔞仁6g，浙貝母6g，甘草1.5g．

　一剤を服すると熱は下がり，呼吸困難も鎮まって前胸後背に多くの発疹が透発してきた．しかし，咳喘はまだ激しいので，桑菊飲に蝉退，貝母，竹茹，玉竹などを加えて投与して治癒した．

3．協熱による下痢の証・治

　本来，太陽中風の桂枝湯証に対しては，下法は適当でないのに下法を用いると，邪が裏に陥ちこんで下痢が止まらなくなること

＜葛根黄芩黄連湯＞

がある．このような場合，もし脈が浮緩から急促に変っているならば，これは陽気が有余であり，まだ邪を外に追出すだけの勢いがあることをあらわしている．これは，「表未だ解せざるなり」〔34〕の状態である．また，邪が内陥して熱と化し，肺に上薫し肌表に外蒸すると「喘して汗出ず」〔34〕という症状が現われる．肺の合は皮毛であり，大腸と表裏をなしている．表が解さないので内陥すると，肺と大腸はともに熱をもつことになる．そのために協熱下痢，喘して汗出ずる症状があらわれる．この場合には葛根黄芩黄連湯を用いて，解肌清熱，表裏兼治を行うのがよい．

組成と作用　　　葛根黄芩黄連湯は，葛根，黄芩，黄連，炙甘草から構成されている．葛根には，辛涼解表の作用と，津液を昇騰する作用があり，陰気を起こして瀉痢を止める．黄芩，黄連は苦寒で，裏熱を清し，腸胃を厚くし痢を止める．甘草には和中安正の作用がある．本方は表熱を外解するとともに，裏熱をも清解するので表裏両解の方剤である．臨床では表が解しておらず，また熱瀉，熱痢の病症のあるものに用いると，非常に効果がよい．

鑑　　別　　　桂枝加厚朴杏仁証，麻杏甘石湯証，葛根黄芩黄連湯証には，すべて汗出でて喘するの証があるが，その病変はそれぞれ異なっている．桂枝加厚朴杏仁湯証と麻杏甘膏湯証は，どちらも病変は肺にあるが，寒証，熱証の区別がある．また，麻杏甘石湯証と葛根黄芩黄連湯証はどちらも熱邪が主であるが，熱が肺にあって喘を主とするか，あるいは熱が腸にあって瀉痢を主とするかの違いがある．治療をする際にはそれぞれ鑑別しなければならない．

4．誤治による虚証と治法

　太陽病で，発汗法が適当でなかったり，誤まって吐法，下法を用いたりすると，正気を傷つけて，虚証を形成することがある．『傷寒論』の主たる内容は，寒邪が陽気を傷つけて病となる病証を論じたものであるから，誤治による虚証といってもこの場合，陽気が寒邪に傷つけられて陽虚証となった例が多い．

（1）心虚による悸の証

太陽病の治法は，当然ながら発汗法であるが，発汗過多になってはならない．汗は心の液であり，陽気が津液を蒸化して形成するものであるから，発汗過多になると，心の陽気が消耗されることになる．心が陽気の庇護を失うと，空虚となって主ることができなくなり，悸動不安が現われる．実証は拒按，虚証は喜按といわれている．心悸がして常に心窩部をしっかりと手でおおう，つまり「叉手して自ら心を冒い，心下悸し，按を得んこと欲す」〔64〕とは正気不足のあらわれである．心陽が虚して動悸が生じる場合には，桂枝甘草湯を用いて甘温補心すべきである．

桂枝甘草湯　

桂枝甘草湯は，わずかに桂枝と炙甘草の二味で構成されている．桂枝の辛温は心陽の虚を補い，甘草の甘温は益気和中〔気を益し胃を和す〕して血脈を滋潤する．本方は，辛と甘が化合して陽となり，心陽を補うが燥せず，血脈を滋潤するが寒せず，構成薬物は少ないにもかかわらず薬力の集中した，心陽を補う基本方剤となっている．

組成と作用

治験例　馬元儀〔清代〕が一婦人を治した治験をあげよう．発病して一ヵ月を経過し，左右の脈は浮虚で，自汗悪風がある．これは衛気が虚し陽気が弱まっているのである．黄耆建中湯を与えたところ，一剤で汗が止まった．さらに一日たつと，患者は手を組んで自分の心胸部をおおっている．脈をとってみると虚濡が特に著しい．これは，いままで汗が非常に多く出たので，心陽が傷つけられたからである．仲景は「発汗過多，病人叉手して自ら心を冒い，心下悸して按を得んと欲するもの，桂枝甘草湯之を主る」〔64〕といっている．一剤を与えて治癒した．（『印機草』より）

（2）心虚による煩躁の証

太陽病で麻桂による発汗を用いないで，「火劫」〔以下の説明を参照〕によって発汗させ，その上さらに攻下の方法を用いると，

桂枝甘草竜骨牡蠣湯

心陽を傷つけて心悸し，胸を手でおさえたくなるだけでなく，心神も浮動不安となり，煩躁状態が出現する〔122〕．

「火　　劫」　　「火劫」とは焼針，温針，熏法，熨法，灸法など火を用いて攻撃する治法であり，強引に発汗させる方法である．(劫は古字では脅と同義語で，おどすの意)．火攻を誤用して起った変証を「火

「火　　逆」　逆」という．火逆による変証については，このあと項を設けて紹介する．

　　　ここでいう火逆は，焼針（針を焼いたうえで刺針する方法）により，無理に発汗させて心陽を傷つけたものである．『素問』生気通天論には「陽気は，精すれば神を養う」とある．心は神を蔵することを主っているのだが，いま心陽が虚し神が養われるべき営養を失ったため，心悸と煩躁不寧が現われたのである．治療には，桂枝甘草竜骨牡蠣湯を用いて，心陽を補益し神を安んじて悸を鎮めるのである．

組成と作用　　桂枝甘草竜骨牡蠣湯は，桂枝，甘草を用いて心陽の虚を回復させ，竜骨，牡蠣を用いて虚陽亢進を鎮め，心気の拡散を防いで神を安んじ悸を鎮めるのである．

（3）心虚による驚狂の証

桂枝去芍薬加
蜀漆竜骨牡蠣
救逆湯

　　　本証は心虚煩躁証のさらに発展したものである．「傷寒脈浮」，〔115〕であれば，表に病があるので当然発汗させねばならないがもし誤って「火を以て之を迫劫する」〔115〕と，すなわち火攻の治法により強引に発汗させると，必ず発汗過剰をひき起こし心陽を傷つけてしまう．その結果，軽い場合は心悸，煩躁を生じ，重い場合には心気散乱し心神は浮躁し，驚悸，狂躁，起臥不安などの証が現われる．また陽虚なので，津液が気化せず，凝集して痰飲になりやすくなる．この濁った痰飲の邪気が心悸の虚に乗じて侵入し，上焦をさわがすと，これもまた情操を不安定にし，精神症状を起こす重要な原因のひとつとなる．心虚驚狂証には，桂枝去芍薬加蜀漆竜骨牡蠣救逆湯を用いて治療するとよい．

組成と作用　　桂枝去芍薬加蜀漆竜骨牡蠣救逆湯は，桂枝湯の変方ともいえる

が，桂枝甘草竜骨牡蠣湯の加味方ともいえる．その構成薬物は，桂枝，甘草，生姜，大棗，牡蠣（熬），蜀漆,竜骨である．桂枝,甘草を用いて心陽の虚を改善し，生姜，大棗を用いて営衛の気を調和する．またこの証は陽虚に重点があるのだから，陰に働く薬物を避け，陽に働く薬物のみに集中したいので芍薬を去り，痰飲を除くために蜀漆を加えている．牡蠣と竜骨は，飲を化することができるだけでなく，神志を収斂，鎮定して，驚狂を治すことができる．本方の主治証候は，火逆によってひきおこされたものであるから，方剤も「救逆」という名称がつけられている．

（4）心陽虚による奔豚 初期の証

奔豚の豚とは子ブタのことである．本病が起きると，下腹部より胸部にかけて，ひどいときには咽頭部にまで気が衝き上げる．その有様が，まるで子ブタが一目散に下から上へ駆け上がるのに似ているので，この名称がついている．　　　　　　　　　奔　　豚

病人はもともと陽虚の体質であるか，あるいは発汗過多のために陽気が傷つけられて心陽が虚し，水を制御することができなくなっており，水邪が衝動して「其の人臍下悸す」〔65〕という状態になる．臍下とは少腹〔下腹部〕のことであり，下焦に位置し，腎に属している．臍下に悸動はあるが，まだ心胸部にまで衝きあげるには至ってないものは，腎水の初動の状態にあり，この状態を「奔豚を作さんと欲す」〔65〕と称している．下焦の腎水が動きだす原因は，上焦の心陽不足にあるので，茯苓桂枝甘草大棗湯を用いて，心陽を温め水邪を攻撃する．　茯苓桂枝甘草大棗湯

茯苓桂枝甘草大棗湯は，茯苓を多く用いて水邪を攻め，桂枝が心陽を助けて気の上逆を抑え，甘草，大棗で益気健脾をはかる．つまり土〔脾〕を培って水〔腎〕を制するのである．　　　組成と作用

本方剤は，煎じるのに甘瀾水を用いるように指示されている．その意味は水邪に力を与えないことにある．『傷寒論』には甘瀾水を作る方法が紹介されている．「水二斗を取り，大盆内におき杓をもって之を揚げ，水上に珠子五六千顆相い逐う有らば，取りて之　　　甘　瀾　水

(5) 心陽虚による奔豚の証

桂枝加桂湯　　もし焼針で強引に発汗させる，つまり「其の汗を令しめる」〔121〕と必ず心陽を損傷する．陽が虚して衛気が外を守れなくなると，焼針したところに，寒邪が侵入しやすくなる．そして，陽が虚して寒邪が侵入し，上焦の心火が衰えると，腎水を抑制することができなくなり，寒水の気が上に衝きあげて「必ず奔豚を発す」．患者は「気あって少腹より上って心を衝く」〔121〕ように感じる．はなはだしい場合は咽喉にまで衝きあげ死にそうな発作が起きる．

灸　一　壮　　治療方法は，まず焼針した部位に，各一壮づつ灸をすえて温めてやり，それによって寒を散じさせ，つぎに桂枝加桂湯を与えて〔121〕，心陽を強化し，衝気を下降させるのである．

組成と作用　　桂枝加桂湯とは，桂枝湯の桂枝を増量したもので，『傷寒論』では「更に桂二両を加う」〔121〕といっている．桂枝は辛温で心陽を益し，風寒を散じ水気を降す．本方で桂枝を重用する目的は心陽を強めて，水寒衝逆の気を下降させることにあり，まさに方後の註にある「以てよく奔豚気を泄するなり」〔121〕である．

桂枝か肉桂か　　ところで，桂枝加桂の桂とは，桂枝なのか肉桂なのか，その説は一定ではない．方有執〔1522〜？〕は「加うる所の者は桂なり，枝に非ざるなり」といっているが，『傷寒論』の「更に桂二両を加う」「今，桂を加えて満五両なり」〔121〕などの説明から考えて，ここにいう桂は肉桂ではなく桂枝のようである．

治験例　崔××，女，50歳．その病症は，きわめて変ったものであった．一種の気のようなものが，両足から大腿内側に沿って上行するもので，下腹部に至ると腹が張り，心胸部に至れば動悸，煩悶があらわれ，頭からは冷汗が出るというものであった．しばらくすると，気は下行し，諸症もそれにつれて消え

てゆく．毎回発作が起きると死ぬのではないかと恐ろしくなり，精神状態はきわめて緊張したものとなる．もともと腰痛，腰冷帯下などを患っていた．顔色は青黄色で，つやがなく，舌質は淡で軟かい．舌苔は白く潤っている．脈は弦，数で無力である．これは，とりもなおさず奔豚の証である．そしてそれが少腹からではなく，少陰経の経脈に沿って上衝するというのは，いままでの臨床ではほとんど見られないものであった．

　上衝の証というのは，上焦の陽気不足のために，制水の力がなくなり，陰邪が上衝したものである．陰が陽と争い，陰の力のほうが過剰になったために，それが通過する部位に脹，あるいは悸という症状が現われるのである．この陰と陽との争いが，脈が数，按じて無力という脈象となって現われるのである．また弦脈は，陰脈であり，水飲病には弦脈がみられる．舌質は血色がなく，舌苔が白い．これは疑いもなく陽虚のあらわれである．

　桂枝加桂湯を与えて，腎の邪を攻め，上逆の気を下降させるとともに，黒錫丹二銭を服用させて温陽鎮衝をはかった．隔日に一剤を服し五剤を服用して治癒した．
〔訳注：黒錫丹――黒錫（すなわち鉛），硫黄各60ｇ，沈香，小茴香，木香，陽起石，葫蘆巴，肉豆蔲，川練子，附子，各30ｇ肉桂15ｇ，以上を梧子大に製丸する．成人毎回4.5ｇ，小児毎回1.5ｇ～3ｇ．〕

（6）心陽虚による水気上衝の証

　太陽病に対して吐法または下法で治療を行うと邪は解するが，心の陽気が傷つけられて中焦の気が弱まる．そのため，下からの水気が上衝してくるのを制御できなくなって病となることがある．「心下逆満し，気上って胸を衝く」〔67〕の症状がそれである．胸中の陽気が弱まり，水気が心をおびやかすと，心悸があらわれる．水気，陰濁の邪が上って清陽をおおうと，頭暈目眩があらわれる．沈脈は水を主っており，緊は寒であるから脈沈緊は水寒の病である．治法は温陽化水を行うべきで，茯苓桂枝白朮甘草湯が適して

茯桂朮甘湯

いる.

　もし,さらに発汗すれば,ますます陽気を傷つけてしまう.「陽気は……柔すなわち筋を養う」といわれており,陽気が虚せば筋脈を柔養することができなくなり,四肢にふるえや動揺の証候が出現する.

組成と作用　茯苓桂枝白朮甘草湯は,茯苓を用いて淡滲制水し,桂枝で温陽降衝し,白朮,甘草で健脾補中して,堤防を築くように水のあふれるのを制御するのである.

痰　　飲　本方は『金匱要略』では,痰飲を治すのに用いられている.「心下に痰飲あり,胸脇支満,目眩するもの,苓桂朮甘湯之を主る」「夫れ短気,微飲あるは,まさに小便より之を去るべし.苓桂朮甘湯之を主る」

　筆者の経験によれば,もし患者の痰邪が盛んであれば,本方中に半夏,陳皮を加え,頭暈,目眩がつよく水飲に基因するものには,沢瀉を加え,血圧が高いものには,活血化瘀の薬物である紅花,茜草,牛膝などを加える.

　治験例　陳××,女,52歳.ふだんから大便が秘結し,五　六日に一行を常としていた.便は堅くて羊の屎のようである.口は乾き渇しているが,水は余り多く飲まない.毎晩,気が心下部より上衝するのが感じられ,続いて頭暈,心悸,気短,胸悶などの証もあらわれる.身体には軽度の浮腫があり,小便は短渋で不利,顔面も虚性の浮腫があって,眼瞼は青い.脈は沈弦で,舌質は肥胖して嫩らかい.舌苔は水滑である.

　この証は水病であり,燥証に似ている.これは津液を身体のすみずみに伝搬させることができないために生じたものである.水邪は陰邪であり,身体下部にあるものであるが,病になると必ず陽気を犯して上逆する.そこで頭暈目眩,胸満,心悸などの証があらわれるのである.水邪が去らなければ気化が行われず,津液も宜布できないので,上部は口乾して渇する証がみら

れ，下部には小便不利，大便秘結などの証が現われる．さらに脈象，舌象を加えて判断すると，心陽不足であることはたしかで，水気による患であることは疑いない．

処方は次のとおりである．茯苓30g，桂枝9g，白朮6g，炙甘草6g．二剤を服用すると，頭暈，心悸などは減じた．原方に肉桂3gを加えて，陽を助けて陰の偏強を減弱させ，沢瀉12gを加え利水して津液を行ぐらせる．また，二剤を服用すると，小便が通じるようになり，大便は毎日一行，顔色は紅色になり，その他の諸病もこれに随って治癒した．

(7) 心虚による動悸と脈結代の証

『傷寒論』に「脈，之を按じて来ること緩に，時に一止して復た来たる者は，名づけて結と曰う．また脈来ること動にして中止し，更に来たること小数に，中に還ること有る者反って動なるを名づけて結と曰う．陰なり．脈来ること動にして中止し，自ら還ること能はず，因って復た動なるを，名づけて代と曰う．陰なり．」〔183〕とある．

上述によってもわかるとおり，結代の脈は拍動緩慢で拍動が休止することがある脈象である．そのうち，休止時間が短く，わりに早く拍動を再開するもの，すなわち「更に来たるや小数の者」〔183〕というのが結脈であり，休止時間が長いものを，すなわち「自ら還ること能わず，因って（「略久しく」とも「良く久しく」ともいう）また動く者」〔183〕は代脈としている．現在の脈学では，さらに休止して定数のないものと，定数のあるものとを結脈と代脈の区分の基準としている．結脈は気血凝結を主っており，気血不足の病症として現われる．代脈は，臓気の衰微，虚損を示し，七情驚恐〔精神的ショック〕や打撲損傷でも見られる．

心は血脈を主っている．心臓の気血がもともと虚しているところを寒邪に犯され，虚した正気は更に邪気に乱され，ひどい場合には心宮〔心臓〕が動揺させられる．そのため気血はスムースに流れず，脈に結代をきたすのである．心が虚して，自らを制御し

結　脈

代　脈

脈が結代する機序

炙甘草湯	得なくなるため，心の拍動が正常でなくなるのである．炙甘草湯(しゃかんぞうとう)によって益気養血すれば，再び脈は正常となり動悸はおさまる．
組成と作用	炙甘草湯は，炙甘草，生姜，人参，生地黄，桂枝，阿膠，麦門冬，麻子仁，大棗よって構成されている．炙甘草は益気補中し気血を化生し，復脈させる能力があり，主薬である．人参，桂枝，生姜は心気を益し，心陽を通じさせる．生地黄，麦門冬，阿膠，麻子仁，大棗は心血を補い，心陰を滋潤して血脈に栄養を与える．
酒煎の理由	また清酒で薬物を煎ずるのは，経絡や経脈の通りをよくするとともに，薬物の作用をうまく働かせるのである．
「復脈湯」	このように全薬物が協力しあって，益陽と滋陰の働きを強めるため，陽は陰を助けて休止した脈をもとに回復することができるし，陰は陽を助けて動悸を安定させるので，脈もおのずから調和するのである．本方は，復脈の功能があるので，「復脈湯」〔182〕とも呼ばれている．本方は，機能性心悸不斉に用いられるが，とくに期前収縮によい成績をあげている．
加減復脈湯	本方から人参，桂枝，生姜，大棗を去って白芍を加えたものを加減復脈湯といい，陰血が虚して脈が結代し，動悸するものに用いられる．温病の後期に，真陰が大いに虚し，虚風内動し，そのために動悸するものには，加減復脈湯から麻子仁を去って，牡蠣を加えるが，これを一甲復脈湯という．また，牡蠣と鼈甲を加え
一甲復脈湯	
二甲復脈湯	たものを，二甲復脈湯といい，牡蠣，鼈甲，亀板を加えたものを
三甲復脈湯	三甲復脈湯という．

治験例 鄭××，男，56歳．常に頭暈，鼻血があり，心中煩悶して不眠が続き，蟬が鳴くような耳鳴りがある．ときどき失神して立っていられないような気分におそわれる．望診すると，背は高く身体は大きい．顔面は朱のように真赤で，舌質は紅，舌苔は少ない．脈は弦で結である．

この証は心腎の陰がともに虚したために，陽気を鎮静することができず，肝風が激しくつきあげ，上焦の清竅である心をさ

第9節 太陽病の変証と治法

わがしているためと考えられる．次のように処方を行った．生地黄30g，麦門冬24g，亀板18g，白芍12g，炙甘草12g，玄参12g，石決明30g，生牡蠣30g．

　二剤を服すると意識がにぶくなって，眠たくなり昼夜眠り続けた．二日後にはさわやかに目が醒め，頭暈，耳鳴りも好転した．脈はまだ弦脈であったが，結脈はなくなっていた．加鱉甲五味子に転方し，十数剤を服してついに治癒した．

(8) 心腎の双虚の証

　発汗過多で心陽を損傷して「其の人叉手して自ら心を冒い，心下悸し，按を得んと欲す」〔64〕るものは，桂枝甘草湯証に属している．もしさらに「重ねて発汗」〔75〕させると，心陽をますます虚してしまうばかりでなく，必ず腎陽をも傷つけることになる． 桂枝甘草湯

　腎は先天の本であり，腎中の元陽は全身の陽気の根源をなしており，諸臓の陽虚は究極的には必ず腎に及ぶ．また腎は耳に開竅しているから，腎が虚せば「必ず両耳聾して聞くなきなり」〔75〕となる．許叔微〔1079～1154年〕は「傷寒耳聾，発汗過多の者，正気虚するなり」といっている． 許叔微の説

　本証は心陽虚のうえに，腎虚による耳聾があらわれたものであり，桂枝甘草湯でなければ治すことはできない．さらに心腎の陽気を補うためには桂枝甘草湯加人参，附子を考慮すべきであろう． 加人参，附子

(9) 胃虚による水停の証

　太陽病で発汗が適切でないと，太陽の気を傷つけ，外邪が経を伝わって裏に侵入してしまい，膀胱の気化機能に影響する．その結果，水を津液に化して上焦に送ることができなくなり，口渇が生じ，膀胱に水が蓄積して小便不利の五苓散証となる． 五苓散

　もし中焦の胃の陽気までが傷つけられると，胃虚のために水精を分散させて，八方へ滲透させることができなくなり，水邪となって滞留してしまう．そこで心下部に悸動が生じ，手でおさえると抵抗があり，胃脘部に振水音が生じ，あたかも袋の中に水を入れてあるような感じになる．胃虚によってもたらされた中焦の水

滞だから，膀胱の気化を妨げないので，小便は自利し口も渇しない．

茯苓甘草湯　『傷寒論』には，「傷寒，汗出でて渇するものは五苓散之を主る．渇せざる者は茯苓甘草湯之を主る」〔73〕とあり，胃虚水停の治法方薬を指し示すだけでなく，渇と不渇が五苓散証と茯苓甘草湯証の主要鑑別点になることを示している．

組成と作用　茯苓甘草湯は，茯苓，桂枝，生姜，炙甘草で構成されている．方中の桂枝，茯苓で通陽利水を行い，生姜で温胃して水を散じ，甘草で補脾和中を行う．もし服用後，不渇が変じて水を欲しがるようになるならば，これは水停が散って胃陽が宜布したことを示しており，治癒の方向へ向うよい現象である．本方を臨床に用いる場合，茯苓飲（茯苓，人参，白朮，枳実，橘皮，生姜）を配合して用いると効果はさらによい．

茯苓飲の配合

(10) 脾虚による煩悸の証

小建中湯　太陽病で，まだ二，三日しかならないのに心悸して煩悶するようであるなら，これは外邪が伝経して裏に入ったのではなくて，病人の中気が虚しているためであり，もともと先天の本が不足していること，つまり虚弱体質であることを示している．脾胃の中気は後天の本であり，気血営衛の化生の源泉である．脾胃が虚し中気が弱ければ，気血の化生は充分に行われず，心は滋養を得ることができないので「心中悸して煩」〔105〕することになる．営衛が不足して虚すと外邪に対する抵抗力がなくなり，外証も速やかに寛解しなくなる．このようなとき，小建中湯を用いて補脾建中してやり，正気を扶けて邪気を駆い，裏気を強めてやれば，表証はおのずから寛解する．

組成と作用　小建中湯は桂枝湯の変方で，桂枝湯の芍薬の量を倍にし，これに飴糖を加えたものである．方中の桂枝は営衛を調和し，芍薬を倍用することで営血を滋養し血脈を利している．甘温の飴糖を加えて，中気を補い虚を扶けて急を緩めるのである．この方は，中焦から気血の化生を一変させて，心悸煩悶と腹痛などを治するの

である．いわゆる建中とは，中気をうち建てることを意味している．

治験例 張近川翁，始めは内傷があり，外邪を受けたために発散消導の薬剤を服用したが，そのために胃脘から心にかけて痛んできた．六脈すべて弦で弱である．この治方は補して収斂してやらねばならない．白芍五銭，炙甘草三銭，桂枝一銭半，香附一銭，大棗三個，飴糖一合，これを一帖煎じ服しただけで治癒した．(『赤水玄珠』〔1584年刊〕より)

(11) 脾虚による気滞腹脹の証

「発汗の後，腹脹満する」〔66〕の証は，体質的にもともと脾気虚弱の場合で，発汗の方法で表証は解しても，発汗によって脾気がさらに損傷し，運化機能を充分にはたせず，気がふさがり湿が停滞することにより引き起こされる．この証は，中焦を補うとますます停滞が強まり，駆邪の方法を用いるといよいよ正気が虚してしまう．虚と実が入り組んだ複雑な証である．治療には補中と同時に流通をよくする薬物が必要であり，厚朴生姜半夏甘草人参湯を用いなくてはならない． 厚朴生姜半夏人参湯

厚朴生姜半夏甘草人参湯の中で，厚朴は中焦を広げ腹満を除き生姜は薬味が辛で，発散，理気の役目をはたしている．そして半夏は停滞した気の流れを改善し湿を乾かす．人参，甘草は補気健脾によって運化機能を助ける働きをしている．

臨床における実践から，人参，甘草など補気薬の量は少なめに．そして厚朴，半夏，生姜など行気散結薬の量は多めにすべきであり，補う作用をもった薬と，駆邪の作用をもった薬の比率を三対七にすると治療効果を高めることが実証されている． 組成と作用

治験例 張石頑〔路玉，1617～1700年〕が陳孟庸を治療した症例．患者の主訴は下痢，腹脹，腹痛である．黄芩，白芍の類を服用したところ腹脹がますますひどくなってきた．脈は洪大，数で，さらに強く脈診すると濡となり，気口が人迎よりも三倍強 薬用量の加減

気口と人迎の脈

い．これは湿熱が脾胃の気を損傷したためのものである．厚朴生姜半夏甘草人参湯を二剤投与したところ，痛みは止まり，腹脹も軽くなったが，下痢は止まらなかった．そこで，乾姜黄芩黄連人参湯を二剤役与したところ，下痢は止まったが，食欲不振の症状だけが残った．最後に半夏瀉心湯によって治癒できた．
（『張氏医通』〔1695年撰〕より）

この医案の中の「気口」とは右手の脈を指し，「人迎」とは左手の脈を指している．一般に，内傷によって脾胃の気が損傷したときは，気口が人迎よりも大きくなり，傷寒などの外感によって引き起こされた疾患の場合には，人迎の方が気口よりも大きくなる．このため，人迎と気口の比較は，内傷と外感を分類する根拠にもなり得る．

(12) 中寒による吐逆の脈・証

胸膈胃脘部の陽気がもともと虚している人に対して，発汗の方法を用いると陽気はますます虚してしまい，糸の切れた凧のようにフワフワと浮いてしまう．このようなときは，陽虚にもかかわらず，脈は逆に数となる．数脈は熱を主るが，実際には真仮の違いがある．陽気の亢進による熱の場合は，脈は数で力があるはずであり食欲も消化も旺盛である．それに対し，陽虚浮動して数脈が見られるのは仮熱に属する．これはまさに『傷寒論』でいっている「数は客熱となす」〔126〕であり，これを按ずると，その脈は必ず無力である．このように陽気が虚していると，飲食物を消化吸収することができず，食欲不振となり，もし食べても消化しきれず胃に停滞し，上逆して吐いてしまう．

『傷寒論』にある「此れ発汗もって陽気をして微ならしめ，膈気虚ならしめ，脈すなわち数なり．数は客熱となし，穀を消すること能わず，胃中虚冷なるを以ての故に吐するなり」〔126〕は，中寒吐逆の脈と証，および病因，病機について分析し説明しているものである．

仮熱による数脈

第 9 節 太陽病の変証と治法　107

『傷寒論』には，本証の治療についての記載はない．しかし，「胃中虚冷」〔126〕による吐逆がこの証の特徴であるので，理中湯（太陰病篇〔p.179〕を見よ）に丁香，呉茱萸を加えて，温中補虚，降逆止嘔する方法が最も適しているであろう．

理中湯加丁香，呉茱萸

(13) 吐後の内煩の証

　太陽病は，本来は発汗によって解表すべきものである．反って吐法を用いてもそれなりに気を外に出し，発汗させるのである程度は解表，駆邪の作用をはたすが，そのあとに必ず胃の津液が傷つけられて化燥し，陰が陽と和せず虚熱が内生する．そのため吐後に表証は緩解して悪寒はなくなるが，ひきつづいて悪熱が生じ着衣を脱ぎたくなったり，さらに煩燥したりするような津傷内熱の証候が現われる．虚熱が内擾し煩悶が内より生ずるのは，すべて吐後に生じる証であり，『傷寒論』ではこれについて，「此れ之を吐するの内煩と為すなり」〔125〕といっている．

　『医宗金鑑』〔1742年刊〕では，吐後の内煩の治療として次のように述べている．「吐後に内生する煩熱は，気と液が損傷して生じる虚煩であって，汗，下法をとらなかったために起こる実煩ではない．竹葉石膏湯を用いて，益気生津しつつ清熱して煩燥をおさえるべきである」．

『医宗金鑑』の説

竹葉石膏湯

(14) 腎陽虚による水泛の証

　太陽病を誤って吐下法によって治療し，中焦，上焦の陽気を損傷したために水気が衝逆して病となったものは，苓桂朮甘湯証に属す．このことについてはすでに述べた．ところが太陽病で，発汗過多のために下焦の腎陽が傷つけられた場合も，同じく陽虚となって水気を制御できず，水邪氾濫の病を引き起こすことがある．

　太陽と少陰は表裏の関係にあり，太陽の気は少陰の腎陽が化生したものである．したがって，もし太陽〔経〕の発汗が過多になると，必ず少陰の腎中の陽気を傷つけることになり，発汗法の結果，汗が出ても，かえって病が治癒しない．しかも，少陰の腎陽が虚すると，収斂して内蔵することができなくなり，外表に浮上

真　武　湯

するため,「其の人なお発熱」〔84〕し, 陽虚によって水邪が氾濫して心をおびやかすので, 心下悸動が生じる. また水邪が上にのぼって清陽を蒙(おお)うことから頭暈, 目眩があらわれる. 陽気は正常であれば筋脈を養うが, その陽気が虚せば筋脈は栄養をとれなくなって動揺し, 肢体が震えて立っていられず, 地面に倒れそうになる. これには温陽利水の薬効をもつ真武湯(しんぶとう)で治す.

組成と作用　　真武湯は, 茯苓, 芍薬, 生姜, 白朮, 炮附子により構成されており, 附子の辛熱作用によって経脈を温め陽気を回復し, 寒水の邪を散じる. 白朮はこれを助けて, 脾気を温運する. つまり, 土〔脾〕を補って水〔腎〕を制するのである. また, 朮と附は協力しあって経脈を温煦し寒湿を除く. 淡滲の薬性をもつ茯苓は白朮とともに利水の働きをし, 生姜はその辛温の性質によって水寒を温めて発散させる. 芍薬は血脈を和し筋肉の攣急を緩めるとともに, 附子, 生姜の辛燥の薬性を制し, 温経散寒の作用が強すぎて陰液を傷つけることのないようにする.

大青竜湯服用後の亡陽証　　本方は腎陽虚による水泛(はん)の病を治するのに用いる. 苓桂朮甘湯の証とは異なり, 方中に附子を用いて桂枝を用いていない. 大青竜湯を服用して, 発汗過多になり, 四肢が厥冷し筋肉が震えるなどの亡陽証が現われたときに, 本方による治療を考慮すべきであろう.

　　治験例　李××, 運転手, 男, 32歳. 患者は頭痛のため, 毎晩発作が起こる. 痛みは非常に激しく, こぶしで頭をたたいてようやくおさまるが, 常に鎮痛剤を服用していた. 患者は夏に車を運転している間, あまり暑いので毎日休憩時間になると, 氷の入ったサイダーやビールをあびるように飲んでいた. 頭痛は秋に入ってから始まったという. 頭痛のほかに, 何か変ったことはないかと聞くと, 物を視ると目がチラチラして, 何か黒いものが舞っているように見えるという. 顔色はどす黒く, 舌質は淡嫩(どん)で, 舌苔は水滑, 脈は沈弦で緩である.

この証は，陽虚水泛の証で，清陽が水邪に蒙われるので目眩があらわれ，陰陽が争うために頭痛が生じたのである．そこで次のように処方をした．附子12ｇ，生姜12ｇ，茯苓18ｇ，白朮9ｇ，炙甘草6ｇ，白芍9ｇ，桂枝6ｇ．

六剤を服して頭痛は大かた緩解した．ひきつづき苓桂朮甘湯を与えて療効を持続しついに治癒した．

(15) 腎陽虚による煩躁の証

「之を下して後，復た発汗」〔61〕させるのは，治法としては誤治の上に誤治を重ねるものである．誤って下せば裏の陽気を損傷するが，下したうえさらに発汗させるなら表の陽気まで傷つけてしまう．陽は昼を主り，陰は夜を主る．これは日中は陽気が旺盛で，夜間は陰気が旺盛であるという意味である．汗，下法を行った後，身体は陽虚になっていても，日中は陽気が旺盛であるため邪気と抗争することが可能で，「昼日は煩燥して眠ることを得ず」〔61〕という状態になるが，夜になると陰が旺盛になりただでさえ陽気が虚しているから邪気と抗争する力がなく，「夜はすなわち安静」〔61〕という状態になる．

陽気が虚し陰が盛んになると，病は三陰に入るため少陽病の喜嘔や，陽明病の口渇，さらには太陽病の頭痛，脈浮などの表証は見られない．脈沈は裏を主り，微は陽虚を主る．「脈沈微，身に大熱なし」〔61〕で，しかも微熱が見られるのは陽気が虚し陰が旺盛になり，その力が非常に強いために陽気が外へおしやられていることを示している．病状はすでに非常に重態であるため，急いで陽気を回復してやり危機を救ってやらなければならない．これには乾姜附子湯が用いられる．これを放置して病機を失うと，全身脱汗症状を呈して救うことができなくなる．

乾姜附子湯は，乾姜，附子の大辛大熱の性質を用いて，脾腎の陽気を回復させるのである．附子は，はげしい薬力を生かすために生附子を使う．四逆湯と比較すると，本方は緩和作用のある甘草を用いないで，消陰回陽の作用を迅速に発揮させるために姜，

乾姜附子湯

組成と作用

鑑　　別　　　　陰虚のために煩躁して眠ることができず，とくに夜に入って激しくなる場合は本証とはまったく異なるので，舌苔，脈診によって鑑別しなければならない．

(16) 腎陰陽の倶虚による煩躁の証

　　汗，下の治方が適当でないと，陽を傷つけるだけでなく津液が必要以上に体外に排泄されるために，陰を傷つけることになる．

茯苓四逆湯　　「若しくは汗し，若しくは之を下し，病なお解せず，煩躁するもの」〔69〕という条文は，汗法，下法を誤って用いたことにより陰陽両虚をきたして水火陰陽が互いに助け合うことができなくなり，陽は陰の助けを得られず煩となり，陰は陽の助けを得られず躁となった状態を反映している．

　　本証の煩躁は，昼夜の区別がなく，陽虚陰盛の乾姜附子湯証とは異なっている．また，陰虚陽亢による虚熱内擾の煩躁証とも異なっている．この証の治療には扶陽と救陰の作用を兼ねる茯苓四逆湯(ぶくりょうしぎゃくとう)を用いる．

組成と作用　　茯苓四逆湯は，茯苓，人参，生附子，炙甘草，乾姜で構成される．方中の附子，乾姜は温経回陽の作用があり，人参は益気生津の作用によって陰を救う．茯苓は陰気を益して心をやすらかにし神を養う．甘草は中焦を調和する．

(17) 陰陽両虚と陰陽転化の証

　　汗は陽気が津液を化し上達させて生成されるから，発汗が過多になると陽気が消耗されるが，同時に津液も傷つけられる．

芍薬甘草附子湯　　発汗したあとは表証が緩解するので，悪寒がするはずがないのに，もし悪寒が現われたり，さらにひどくなってぶるぶる震えたりするのは，発汗過多のために衛陽が傷つけられて，温煦(く)作用が失調したことを示している．また，津液が汗となって排泄されるので，栄陰も損傷される．栄陰が不足すると筋脈を養うことができなくなって，四肢の攣急疼痛が起こる．このように，陰陽両虚

によって脈は微細になる．これには扶陽と益陰をともに兼ねる芍薬甘草附子湯を用いて治すべきである．

芍薬甘草附子湯は，芍薬を用いて栄陰を補い，附子で衛陽を補う．炙甘草は陰陽の間を調和し援助する． 　　組成と作用

発汗後，悪寒がなく，ただ発熱するのは，表証が緩解したものの，胃中の津液が損傷をうけ，化燥して熱を生じ，陽明胃家実証に転じたことを物語っている．『傷寒論』では「発汗後……悪寒せず，但だ熱する者は実なり」〔70〕といっている．胃家実熱証では大便が乾結するので，治方は瀉下によって胃気を調和すべきで，調胃承気湯（方は陽明病篇〔p.126〕を見よ）を与える． 　　調胃承気湯

以上述べた芍薬甘草附子湯証と調胃承気湯証は，同じく発汗した後であっても二種の異なった結果が生じることを説明している．陰によって寒に化す場合と，陽によって熱に化す場合があり，また虚になる場合と実になる場合とがある．陰陽転化の相異が生まれるのは，主として患者自身の生体の強弱の違い，臓腑の寒熱虚実の違いに起因するのであり，これを「病は類によって化す」というのである．

(18) 証に随って治を施す

以上，太陽病のさまざまな変証と治療を紹介したが，これらから，張仲景が「其の脈証を観て，何れを犯せるの逆なるかを知り証に随って之を治せ」〔16〕という弁証論治の原則をいかに貫徹していたかがわかる．この原則をより適確に実践に運用するために『傷寒論』は，弁証施治の具体的な症例を挙げて模範を示し，臨機応変するよう要望している．

「傷寒脈浮，自汗出で，小便数，心煩，微悪寒，脚攣急」〔29〕とは，太陽の表証が治らない上に，少陰の陰陽も虚していることを示している．陽気が虚して，固摂，温煦の機能が弱まるので，自汗し，小便頻数で微悪風寒の状態となる．陰液が不足し陽熱が上擾して，筋脈が滋養されなくなるので，心煩や脚の攣縮拘急が起こる．裏の陰陽がともに虚し，外証も緩解していない場合は，

桂枝加附子湯　　正邪をともに考慮しなくてはならず，桂枝加附子湯を用いて扶正祛邪する．もしこのとき，少陰の裏が虚しているのを考慮しないで「反って桂枝湯を与え，其の表を攻めんと欲する」〔29〕なら，誤治となる．このようなときに，桂枝湯を服薬すると，陽はいよいよ虚して四肢の末端にまで達しなくなり，四肢厥逆となる．また陰もますます傷ついて，上焦を滋潤できなくなり咽中が乾燥する．陰陽ともに虚すために火水が助けあうことができず，煩躁，吐逆の現象が出現するのである．

　この病例はもともと非常に複雑な症状を呈しているのだが，誤治のためにいっそう複雑になってしまう．複雑で変化の多い病症に対しては，標と本，緩と急を見きわめて，段階をおって治療しなければならない．

　本病例は初期の段階では，傷寒を患って陽が傷つけられていたのであるから，治療に当たっては扶陽を優先して甘草乾姜湯を用いるべきであり，まず陽気を回復させれば陰気も長じてくる．手足が温まって厥逆が回復し，陽気が正常になってきた段階で，芍薬甘草湯　　薬甘草湯を服して陰を回復させるのである．陰液が正常になれば筋脈は滋潤し，脚の攣急も緩解して自由に動かせるようになる．このようにして，陽気が温煦し，陰液が滋養する機能が充分に行われれば，「陰陽自ら和し」〔58〕て，病気は必ず自ら治癒するのである．

　さて前記の治療過程においてであるが，体質によっては寒証，熱証の変化を生じることがある．例えば温薬による扶陽が過ぎると胃熱となり，譫語，大便乾結などが生じる．これには「少しく調胃承気湯　　調胃承気湯を与え」〔29〕て，実熱を瀉下し，胃を燥かさないようにすれば，胃気はおのずから調和し，譫語も自然に止まるのである．これをもし，かさねて発汗させたり，焼針で無理に発汗させたりすると，一度ならず二度までも誤治を行うことになり，患者の陽気を大いに傷つけ，四肢厥逆をより強めることになる．このときに，もう一度甘草乾姜湯を用いて陽気を回復させようとして

第9節 太陽病の変証と治法

も効果はない．むしろ四逆湯で救治しなければならない．　　　　四　逆　湯

　甘草乾姜湯は，炙甘草と乾姜の辛と甘による化陽の方剤であり，　甘草乾姜湯
中焦の陽気を扶けることに重点がある．脾は四肢を主り，四肢は
諸陽の本であるから，中焦の陽気が回復できれば，四肢の厥逆も
おのずと癒えるのである．この方剤を用いるときは，甘草の量を
多くして，乾姜の倍以上を与えなければならない．このようにす
れば，陽を助けると同時に，弱陰を害することもなくなる．

　芍薬甘草湯は，芍薬に甘草を配したもので，酸甘の薬性で化陰　　芍薬甘草湯
の働きをする方剤である．血を和し，筋を柔らげ，急を緩め，脚
の拘攣，筋脈の拘急を治癒する．

　以上の病例から次のようにいえる．つまり，どんな治療方法を
とるにせよ，たとえば熱または寒，あるいは瀉または補，いずれ
にせよ「是の証を見て，是の法を用いる」のでなければならない．
すなわち，すべて実際から出発し，客観的な脈と証を施治の根拠
とすべきで，主観的な臆測にたよってはならない．同時にまた，
我々が複雑で変化の多い病証に対処する際には，病状の緩急軽重
にもとづいて治療に先後の段階をつけ，病気の変化に柔軟に対応
し，全体に注意を払うべきで，先と後，主要なものと副次的なも
のの区別をつけず，固定観念に縛られて片手落ちになってはなら
ない．

　治験例　芍薬甘草湯の症例．李××，男，25歳．右鼠蹊部に腫
れ物ができている．形は鶏卵状で，表面は赤くない．針管を用
いて内容物を抽出しようとしたがなかなか出ない．右足はひき
つり，まっすぐに伸びず，無理に伸ばそうとすると激しく痛む．
踵は地面に着けることが出来ない．毎晩，ふくらはぎが痙攣し
耐えられない程痛む．脈は弦細で数，舌質は紅，苔は少ない．
以上の脈と証から，本証は陰血が濡養されないため，痙攣や筋
縮が起こると考えられる．

　白芍24ｇ，炙甘草12ｇを処方し，三剤服用させて様子を見る

ことにした．患者は処方が僅かに二味なのを見て不信の色をかくさなかったが，無理に飲ませたところ意外に効果があった．僅か一剤で筋の攣縮がなくなり，夜間安眠することができ，つづいて二剤服用すると，鼠蹊部の腫塊も消失し，第四剤目で踵も地面につくようになった．

5．火逆の変証

火逆の変証については前段〔p.95〕で若干触れた．主に火攻による発汗によって，陽気を損傷する病変について述べた．ここでは「火に因って邪をなす」〔119〕，つまり火邪が引き起こす熱盛傷陰によって動血陰傷を呈する各種変証について述べる．

(1) 太陽中風を誤って火攻したとき

太陽の中風証は，本来桂枝湯で発汗し，肌表の邪を解するのであるが，誤って「火劫を以って発汗」〔114〕すると，風邪を解除できないばかりか，火邪を強めて気血を損傷することになる．

気は熱を受けると動揺し，血は火邪に傷つけられると流溢する．そして気と血がともに沸騰すれば必然的に正常な運行を失ってしまう．風は陽邪であり，火もまた陽熱であって，風と火が互いに煽りたてれば，火は風の勢いを強め，風は火の勢いを助長して「両陽相い熏灼し」〔114〕，血液を溶かして身体を発黄〔黄疸〕させる．

発　黄

鼻　出　血

小　便　難

陽熱が盛んになれば，血液を上行させ鼻出血をもたらす．火熱が激化すれば，陰液が枯渇して小便難となる．

また，火劫による発汗は津液を傷つけるだけでなく，気をも消耗し，気血陰陽ともに虚して身体は滋潤を失って枯燥してしまう．

枯　燥

頭　汗

口乾,咽頭びらん,腹満微喘,大便乾結不通

火熱の気が上蒸するので頭汗が出る一方，頸項より下部は汗が出ない．火邪が激しくなれば傷津化燥し，燥邪と熱邪が内結して腑気が通利せず，その結果として口乾，咽頭びらん，腹満微喘，大便乾結不通の症状が現われる．

もしこのとき，しっかりと治療せず病機を失すれば，胃熱が盛

第 9 節 太陽病の変証と治法

んになって譫語を発するようになり，胃陰が大いに傷ついて下降の作用を失い，呃逆を生ずる．さらに熱極まって津液が枯渇し腎陰を虚すと，腎水が心火を助けることができなくなり，心神が躁動し，手足をばたばた動かして落ち着きを失い，無意識に衣服やシーツをかきむしったりする．心陰が衰渇し正気を失った危険な状態が現われる．

譫　　語
呃　　逆
心神躁動，手足煩躁擾動

その予後は小便の情況によって判断することができる．小便が初めは出にくいがしばらくしてよく出るものは陰液がまだ尽きていない証拠であり，生機がなおあるので「可治」〔114〕に属するが，小便が出なくなったものは化源が絶した現われであり，予後は不良である．

予後の判断

(2) 傷寒陽鬱を誤って火攻したとき

「脈浮にして熱甚だし」〔118〕とは，表邪が鬱滞して衛陽が宣散できなくなった太陽傷寒表実証のことであり，発汗解表法により治療する．もしこれを逆に艾灸を用いて温陽すれば「実に虚を以て治す」〔118〕ことになり，裏の虚寒証を治療する方法で，表実陽鬱の証を治することになる．その結果は邪の出口を塞ぎ邪を鬱滞させて化熱を促す．火熱は上炎して津液を灼傷するので咽喉が乾燥し，陽絡は灼傷して吐血を生じる．

咽喉乾燥吐血

(3) 表実内熱を誤って火攻したとき

太陽病二日，表邪はまだ解さないのに煩躁症状を示してきた．これは，もともと内熱があったのか，あるいは表が解さないため陽気が鬱して熱に化したかのいずれかで，表実裏熱証を形成したもので，解表と清裏を併せて行なわなければならず，火を用いて治療してはならない．もし「反って其の背を熨し（瓦で火のしをしたり，粉砕した薬物を炒って布で包み背部にのせる），而して大汗出だす」〔113〕と，汗が出て正気を虚し，その結果火邪が虚に乗じて胃に入り，胃中の津液は劫やかされ，そのため煩躁，譫語などの陽明胃家実証が生ずる．

煩躁，譫語

火逆のために陽明燥熱胃家実証になったならば，瀉下法によっ

て治療しなければならない．もし治療を加えないで放置していても数日後に身体の自然回復力によって津液が次第に充たされ，火邪の勢いが衰えてくれば，正気が力を増し，「戦汗」あるいは下痢によって邪気を排出して緩解するのである．

〔訳注：戦汗——外感熱病の過程中に，戦慄の後で汗が出る症状．正邪相争の一種の表現である．〕

(4) 温病を誤って火攻したとき

「太陽病，発熱して渇し悪寒せざる者，温病となす」〔6〕．温病もまた太陽病の一つであり，その初期の症状は傷寒に似ている．しかし，傷寒は寒邪を感受して表が閉ざされたものであるが，温病は温熱の邪気を感受して津液を傷つけられるため，往々にして脈は細弱で口渇がある．

温病の初期は邪が表にあり，発熱頭痛，口渇，微悪風寒を呈し脈は浮弱である．これには辛涼解表の治法を用いて，微かに汗を出させて治療する．麻黄，桂枝，羌活，防風などの辛温で燥性の強いものを用いると津陰を傷つけるので，これらはみな禁用である．まして火攻の治法を用いてはならない．にもかかわらずもし誤って火攻法を用いれば，熱を助長して陰を損傷することになり，邪が心包に侵入して神昏譫語をもたらす．甚だしい場合は，陰液を灼傷するため筋脈は栄養を失い，筋が攣縮する症状が現われる．一たび火逆による誤治を行うと壊病となり，治癒までに相当日数を要する．もしさらに，誤治を重ねれば生命の危険に至る．『傷寒論』で「一逆はなお日を引き，再逆は命期を促す」〔6〕と誡告しているゆえんである．

神昏譫語
筋　攣　縮

(5) 陰虚を誤って火攻したとき

『傷寒論』でいう「微数の脈」〔119〕とは脈数で無力を指している．「数脈は陽熱知るべしとなす」といわれているが，数脈でも虚熱と実熱の区別があり，数で有力は実熱の脈であり，数で無力は虚熱の脈である．虚熱は陰が虚して陽を制することができないときによく現われる．したがって発生した内熱は滋陰和陽によ

数脈の虚実

り清熱すべきで，決して艾灸によって益陽劫陰して熱の発生を助長するようなことをしてはならない．もし誤って艾灸を用いれば，必ず火に油を注ぐことになって煩逆の変証を生ずることになろう．このような寒実の邪気を駆逐するための灸法を陰虚火旺の病人に誤用するのを，「虚を追い実を逐い」〔119〕と呼ぶのである．艾灸の火邪がたとえ弱くても，陰虚の身体にとっては内攻する力は相当強力である．もともと陰虚で筋骨に滋潤を失っているところへ，さらに火邪を加えて灼傷するのであるから，陰血を消耗し，甚だしいときは肢体痿廃となるのは当然である．「骨を焦し筋を傷り，血復し難きなり」〔119〕というのはこのことである．このように陰虚を誤って火攻したことから生じる結果は，相当に重いものであるから，それなりの特別な注意を払わなければならない．

煩逆の変証

　以上のように，火逆の変証の記載が多いことから推測して，張仲景の時代には火による治療方法が相当盛んに行なわれ，その応用範囲も非常に広かったであろうと考えられる．ところが火邪は助陽増熱の作用が強く，傷陰動血させるので，用い方が正しくないために引き起こされた患いも数限りなかったであろう．

　今日用いられている火療方法は古代に比べて多くはないが，附子，乾姜，麻黄，桂枝などの辛熱の薬物は臨床に広範に用いられるものであるから，ここから教訓をくみとって，温熱病に麻桂を誤用しないよう十分に注意する必要がある．

第10節　太陽病の類証と治療

　太陽病の類証とは，太陽病によく似た証候を指している．『傷寒論』のなかで論じられている太陽病は，主として風寒の邪気が肌表に侵入した証候を指しているので，ここでいう太陽病の類証は実際には太陽病傷寒類似証を意味する．

1. 温 病

温病も太陽病の一つであり、太陽病傷寒と類似しているが、その病因が温熱の邪気である点が傷寒と異なっている。

六淫の外邪もまた陰と陽に分けられる。寒邪は陰に属し陽気を損傷しやすいので、病になるとまず太陽経で衝突する。温邪は陽に属し陰液を損傷する性質があるため、病邪が侵入するとまず太陰経で衝突する。前者は足経〔足太陽膀胱経〕が病邪を受け、後者は手経〔手太陰肺経〕が病邪を受ける。両経には手と足の区別があるが、両者の病状には関連性があって、太陽傷寒には太陰経の肺気の不利による咳嗽の証候があり、太陰温病には脈浮、頭痛、悪寒などの太陽病の証候がある。

太陽傷寒
太陰温病

『霊枢』営衛生会篇は「太陰は内を主り、太陽は外を主る」といっている。太陰とは手の太陰経であり、内とは営気を指す。太陽とは足の太陽経であり、外とは衛気を指す。営と衛とは人体において対立と統一の関係にあってその病も互いに影響しあっているため、仲景は傷寒と温病をまとめて太陽病と称しているのである。もちろん、温病は太陽病に属するとはいえ、傷寒とは異なっているので、『傷寒論』では「太陽病、発熱して渇し悪寒せざる者を温病となす」〔6〕と述べて、温病が伝経を待たずに即座に口渇など熱による津液の損傷の証候を示すことを明確に指摘し、傷寒が裏に伝経して化熱する点との違いをはっきりと明示している。病証が異なれば当然治法も異なり、温病は辛涼解表の治法をとるべきで、辛温で陰を劫す薬物を用いてはならない。

太 陽 病

温病の治法

2. 風 温

風温の形成

風温は、『傷寒論』では温病を誤って辛温発汗して引き起こした壊証として提示し、「もし発汗やみて、身灼熱するもの、風温と名づく」〔6〕と述べている。ところが実際には、風温は温病の誤治によってのみ起こるものでなく、温邪と風邪を同時に受けた場合、つまり風温の合邪が共同して人体に侵襲した場合にも形成される。

温邪は陽邪であり，風邪もまた陽邪であるから，同じ陽邪同士の風と温とが合体すると，その化熱傷陰の程度はふつうの温病に比べて迅速でもあり重篤でもある．

そのため風温の病証は手を触れると灼けるような身熱を発し，激しい熱象を呈する．風温の邪気は表に客る(やど)ため，脈象は太陽病と同じく「陰陽ともに浮」〔6〕である．風は開泄の性質があり，熱は津液を外へ追い出す作用をもつために自汗が出る．熱が非常に強いため，気が傷つけられ，津液〔汗〕とともに排泄される結果，身重となる．また熱のために精神昏迷し，多眠嗜睡する．風熱は上に向かって薫蒸するため肺が傷害されて鼾(いびき)をかき，言語が話しにくくなる．

病　　証

このような病証のときに，もしさらに攻下法を誤用するといっそう陰精を傷つけ，邪が内陥する．陰液が損傷されるため排尿困難が起こるし，陰精が上注しないので両眼は直視となり，邪気が内陥して心神を傷害するため，大小便を制御できず失禁する．

誤治の病証

3．風寒湿痺の証

痺とは閉なりといわれ，閉塞して通じない意である．風寒湿の三つの邪気が混りあって経絡を傷害するため，関節，筋脈に気血が流れず痺証となる．その症状は骨節の疼痛を主としているので太陽病傷寒とよく似ている．次に，その違いを比較してみよう．

痺　　証

(1)桂枝附子湯の証

風邪と湿邪が合して人体を侵襲すると，経脈の気血が阻害されて，鬱滞する．気血が鬱滞すると，通じざれば痛むというように身体の疼痛が現われる．その痛みは執拗で，重だるく，耐えがたいものであり，ついには悶えて苦しむ．これを「疼煩」〔179〕という．

病　　証

「疼　煩」

湿邪は陰邪に属し，重滞の性質をもつため，身体が重く感じられ，疼痛のために反転することさえ苦痛になる．また湿邪は短期間に除去できず，傷寒八九日になっても治癒しない．風湿の邪は，肌表にあるときは少陽経，陽明経に関係がないので嘔吐や口渇の

浮虚渋の脈象　症状は現われない．浮脈は風邪が侵襲した脈であり，渋脈は湿邪が阻滞した脈で，虚脈は衛陽が不足している脈をいうが，浮虚渋の脈象は風湿が衛気を損傷したことを現わす．このような病証には，桂枝附子湯を用い，散風除湿，扶陽去寒しなければならない〔179〕．

　　桂枝附子湯は，桂枝，炮附子，生姜，炙甘草，大棗により構成されている．桂枝は駆風通陽，附子は陽気を扶けて寒湿を温め，生姜は散寒で外表を走り，炙甘草，大棗は正気を養って体内を護る．

加　減　法　もし病人が，大便が硬く小便自利という症状であったときは，湿邪が脾を強く締めつけているため脾が津液を健運することができなくなって，津液が胃に還流してこない状態を指す．このような病証に対しては，上記の方剤から桂枝を去って津液を外に排泄

去桂加白朮　しないようにし，また津液を胃中にもどすために，燥湿健脾の作用をもつ白朮を加える．さらに白朮に附子を配して「併びて皮内を走り，水気を逐う」〔179〕ようにする．

　　もしその病人が小便不利で大便も堅くなければ，桂枝を加えて通陽を高め，気化を助けて津液をめぐらさなければならない．

(2) 甘草附子湯の証

病　　証　　風寒湿の三邪が混り合って侵入し，寒湿の邪が関節に留滞して固まると筋肉に気血が流れなくなり，筋骨はひきつって痛み，屈伸できなくなる．手で按すと疼痛はいっそう激しくなる．寒湿の邪に侵されると，表裏の陽気が虚すため，自汗，短気，悪風，悪寒などを訴えて厚着をしたがる．また陽気が虚すので水湿を化すことができず，小便不利，肢体の浮腫が現われる．甘草附子湯により温経扶陽して風湿の邪を除去しなければならない〔180〕．

組成と作用　　甘草附子湯は，白朮，桂枝，炮附子，炙甘草により構成される．方中の桂枝，白朮，附子は同時に用いると，表裏に走って陽気を助け湿を化す作用がある．本証は，湿邪が関節に深く侵入しているため短期間には除去することが難しいので，緩やかな治法が望

ましい．そこで，本方の附子の量は前方に比して少なめにし，また甘草を方名に付している．それは作用を緩やかにし持続させると，表裏の邪をすっかり除去するのに効果的だからである．また同時に，煎服法においても，毎回の服用量を多すぎないよう注意しているが，これもやはり同じ配慮からである．

以上紹介した桂枝附子湯，去桂加白朮湯，甘草附子湯の三方証は，すべて陽虚証であり，しかも風湿の邪が相搏って侵入して生じた証である．それぞれの主な違いは次のようになる． 鑑別

桂枝附子湯証は，主として衛陽が虚し，風湿が表に存在している点に特徴があり，そのため桂枝，附子を同時に用いて経絡を温め，陽気を活発に流通させ，それによって風湿の邪を退散させるのである． 桂枝附子湯証

去桂加白朮湯証は，裏陽が虚し，脾の運輸転送の力が不足する点に特徴があり，そのため表に働く桂枝を去り，脾を強める白朮を加え，陽気を補う附子を配して，健脾行湿により水気を駆逐するのである． 去桂加白朮湯証

甘草附子湯証は，表裏の陽気がともに虚しているので白朮，桂枝，附子をいっしょに用いて表裏に薬効を及ぼし，経絡を温補し陽気を補って緩やかに風湿を除去するのである． 甘草附子湯証

第4章　陽明病の脈・証・治

陽明　　　　陽明とは，足の陽明胃と手の陽明大腸を指す．太陽と少陽の両陽の明を合せ，これを陽明という〔両陽合明也（『素問』至真要大論）〕．つまり，陽明は陽気が最も盛んな所なのである．陽明は，気血がとても多い経絡であるため，邪気が陽明に侵入した場合，気血はそこに集中し，熱に化しやすい．それゆえ陽明病は，外感熱病の過程における正気と邪気の争いが最も激しく，熱の勢力が亢進したピークの段階といえる．

陽明病の原因　　陽明病を引き起こす原因には，原発と続発の二種が考えられる．原発の陽明病とは，邪気が直接陽明経に侵入し，解さないばかりか，さらに経に沿って腑に入ることによって形成されるものである．続発の陽明病は，その多くは太陽にあった邪気が解さず，さらに一歩内に入ったことによって起こる．あるいは太陽，少陽の病で，発汗法が適当でなかったり，誤って汗，吐，下などの方法を用いてしまい，胃の津液を損傷したことによって発病することもある．

陽明病は三陽病の中で裏証に属する．そして陽明は燥に変わりやすい性質をもっている．このため陽明病の主な特徴は，燥熱が津液を損傷し，実熱が体内に停滞し，腑気の流通に支障が生じ，痞，満，燥，堅，実といった裏実熱の証が現われることである．

陽明病外証　　この種の病証で外に反映された症候を「陽明病外証」といっており，「身熱，汗自ら出で，悪寒せず，反って悪熱する」〔187〕などの病状がそれである．これが陽明病と，太陽の表証，少陽の半表半裏証を鑑別するポイントである．

「胃家実」　　陽明病には腑証以外に，経証，熱証，寒証および蓄血などもある．これらの病変の重点は腑実にあり，それゆえに陽明病は「胃

家実」を弁証の要としている〔185〕.

　陽明と太陰は表裏の関係にあり，脾と胃は密接に関連し合っている．もし陽明病が燥に変化せず，熱と湿が結合すると，湿熱蘊鬱になる．この場合，汗法を用いて外へ追い出すことも，そして下法を使用し病邪を便・尿とともに排出させることもできず，湿熱交蒸となり時には黄疸も生じる．

　陽明病の症候はとても多く，それゆえに治療方法も複雑である．寒法あるいは温法，汗法あるいは下法といろいろあるが，やはり証に応じて選ぶことが大切である．しかしこの病変のポイントは腑実であるので，治療方法の重点も瀉下にある．まさに尤在涇〔怡，？〜1749年〕の言っている「陽明は胃実が病の根本なり，攻下の法をもってこれにあたるべし」の通りである．

腑実—瀉下

尤在涇の説

　陽明病には以上のような証および治療方法の特徴があるので，著者はまず陽明病各証の前に，陽明腑実証とその治療方法について述べ，次に可下と不可下について，そして経証，熱証，寒証，蓄血証と湿熱黄疸などそれぞれ各証についても，順をおって紹介したいと思う．このように重点をきわだたせ，順序を明らかにすれば，学習しマスターする意味においても便利であろう．

第1節　陽明病の弁証の綱要

　陽明の胃と大腸はともに六腑に属する．六腑の機能は飲食物を消化，吸収，輸送することであり，藏することではない．飲食物が胃に入ると胃は実する．その後胃の腐熟と，小腸の受盛化物の作用によって，これらは大腸へと下降していく．この時，胃は空，腸は実の状態になる．このように六腑は消化の過程において，始終空と実を交互にくりかえしており，このようにして始めて胃腸の気は順調に流通するのである．六腑のこの機能の特徴を「通をもって順とする」という．

六腑の機能

　今もし胃腸に燥熱があり，津液が涸れてしまうと，糟粕は硬く

胃腸の燥熱

なり，便は腸内に停滞し，排出できなくなってしまう．このような状態になると，胃腸はともに実し，正常なる空と実のくりかえしができなくなる．そして上下の流通も滞り，陽明は全体が実してしまい空の場所を失う．これにより陽明病が形成されるのである．

陽明病外証　三陽病の中で太陽は表を，陽明は裏を主っている．そして陽明裏証の外に反映された症候を「陽明病外証」といっている．陽明病の外証には，発熱し，自然に汗が出る，悪寒はなく反って悪熱があるなどの症状があるが，これらは太陽病における表証と本質的に違っている．太陽表証にも発熱があるが，しかしこの場合には同時に必ず悪寒も伴っている．これに対し，陽明病は裏実熱の証であるため，発熱があっても悪寒がない．そしてその裏熱はとても盛んなので悪寒がないばかりか，逆に悪熱を伴っているのである．また陽明の裏熱は津液を外へ蒸騰させるので，絶えまなく汗が出その量も多い．これを『傷寒論』では「汗出ずること濈濈然」〔190〕と形容しているが，これと太陽中風にみられる皮膚が潤んだ状態「漐々と汗出ずる」には性質上の違いがある．陽明病の場合，熱は裏に存在し，気はむされて外へ来ている．このように表裏ともに熱があり，気血の流通が亢進しているので，脈は洪大になる．『傷寒論』には「傷寒三日，陽明洪大なり」〔191〕とあるが，これは太陽病にかかって三日たてば伝経の時期なので，もし洪大脈が現われたならば，病はすでに陽明に転じたことを意味するものである．

　以上のように「胃家実」は陽明病を弁証する上での重要なポイントであり，身熱，発汗，不悪寒，反悪熱，大脈などの症状は，陽明病であることを判定する主要な根拠となっている．

第2節　陽明病の成因

二　通　り　陽明病の起こる原因には，邪気を直接受けたものと，他の経か

第2節 陽明病の成因

ら転化したものの二通りある．前者には邪気が陽明経に侵入し，経から次第に腑におよんだもの，あるいは胃腸の積滞が熱，燥に変化したものなどがある．後者には例えば太陽病で治療が適当でなかったり，誤った場合などがあげられ，この時疾病は陽明に転化する．『傷寒論』にある「太陽病，若しくは汗を発し，若しくは下し，若しくは小便を利し，此れ津液を亡いて，胃中乾燥し，因って陽明に転属す」〔186〕などの記載はまさにこのことを指すものである．太陽病の場合，一般に発汗の方法をもって治療するが，それにも程度がある．もしも発汗が過ぎたり，誤って瀉下あるいは小便を利する方法を用いると，津液を損傷してしまう．こうなると胃中は乾燥し大腸は潤いを失い，腑気の流通はそこなわれる．そして大便は硬くなり便秘し，陽明病に転属するのである．ここでいう転属とは，病証は転化しているがまだ完全でない，つまり併病の意味をもつものである．もしある経証がすでに解し，完全に別の経に移行した場合には「転入」という．例えば病邪が完全に太陽経をはなれ太陽の表とはまったく関係がなくなり，陽明に入った時には太陽から陽明に転入したという．

転属と転入

このほか太陽病で発汗が不十分であったり，陽気が停滞して熱に化し裏に入って陽明に転属することもある．寒邪を受けて太陽病が起った場合，衛気の流通は必ず阻害される．この時もし汗法を用いるべきところを使用しなかったり，またはそれが不完全であったりすると，寒邪は停滞した衛気の影響を受けて熱に化し，裏に入って陽明病を形成する．もしこの証に「嘔して食すること能わず」が見られた時は，病がすでに内に転じ胃に影響がおよんで胃失和降になったことを意味する．そして陽明裏熱が形成されると，熱が津液を蒸騰するので汗の状態は傷寒の無汗から「反って汗出づること濈濈然」〔190〕へと変化する．これらすべては疾病が陽明に転属したことを示唆する目安であり，そして弁証する上での主要な根拠ともなるものである．

陽明と太陰には表裏の関係がある．陽明は燥を，そして太陰は

陽明と太陰

湿を主っているが、この燥と湿も互いに転化することがある。それゆえ陽明病と太陰病には内在的関連があり、太陰病も陽明病に転化し得るのである。太陰の脾は水湿を運化する機能をもっているが、太陰病でこの機能が失調すると、湿が体内に停滞し「身当に発黄すべし」〔192〕となる。しかし尿の出をよくすれば、湿は外へ排出され発黄の現象は見られない。そして七八日経過し、便が硬くなった時は湿がすべて燥に転化し、疾病は陽明に転属したことを意味する。

第3節　陽明病の腑証と治法

陽明腑証は陽明腑実証ともいう。主な臨床所見は「更衣せず、内実し、大便難なる」〔186〕である。この症状は胃腸に実熱が停滞し、腑気の流通が阻害された病理的状態によって現われるものである。『傷寒論』にある「陽明の病たる、胃家実これなり」〔185〕の胃家実は、主にこの陽明腑証を指している。

胃　家　実

陽明腑実の証には、瀉下の方法を用いて治療する。しかしこの腑実証にも程度の差があるので、治療においては大小緩急の違いをもってあたることが大切である。以下主に三種の承気湯(じょうきとう)を中心に分類し、陽明腑証の各種弁証と治療方法について紹介する。

1．調胃承気湯の証

調胃承気湯の証は、陽明病腑証の軽証あるいは初期の段階である。この時、胃中の燥熱はすでに実し、陽気に余分はみられるが、大腸の燥熱はそれほどひどく結集していない。それゆえ本証の場合、便はまだ硬くなっていない。調胃承気湯証の形成される原因と臨床所見には以下の数種がある。

まず吐、下などの方法をまだ用いていないで便がない、心煩、躁動不安などの症状が現われた場合が考えられる。つまり、この時の心煩は梔子鼓湯証の虚煩ではなく、陽明病で熱実が胃に停滞し

実　　煩

第3節 陽明病の腑証と治法

て生じた実煩なのである．この時には調胃承気湯で治療する〔212〕．

次に太陽病で発汗の方法を用いたが病は解さず，邪気が胃中の津液を損傷し熱に変化し，裏に入った場合がある．裏熱は蒸すようであり，「蒸々として発熱」がみられ，病がすでに陽明に転属していることを示唆している．しかし邪気はそれほど深い部位にまでは侵入していないので，他の陽明裏証はみられない．これも調胃承気湯の適応症である〔250〕．

「蒸蒸発熱」

太陽傷寒で発汗すべきところを誤って吐法で治療をすると，邪気は外へ発散されず逆に津液を損傷し，陽明に至る．この時は邪熱が体内に集結し胃腸の気の流通が滞り，大便不通，腹脹満などの症状が生じる．しかし邪気の侵入はまだそれほど深くないので，腹満はあっても痛みは伴わず便も必ずしも硬くなっていない．これも調胃承気湯の証である〔251〕．

腹　満

太陽病が解さず陽気が熱に変化すると，疾病は陽明へと伝わっていく．陽明が邪気の侵入を受けると，燥熱が内に集結し，心を蒸し，その結果譫語が生じる．この時も調胃承気湯をもって治療するのが適当である．譫語は実に属し，本来便は硬くなるのが常であるが，この証の場合便は硬くないばかりか逆に下痢である．これは他の医師が巴豆でできた丸薬を使って瀉下したことに起因するものである．巴豆は熱性の瀉下薬に属するもので，このような証では，大便を下すことはできても体内の燥熱を除去することはできない．そればかりか体内の燥熱を助長する弊害をもっている．それゆえに便は瀉下できても譫語は軽減しないのである．一般に虚寒性の下痢の場合は「脈当に微厥」であるが，この証は丸薬で瀉下した結果の下痢であるため，脈は微厥でなく瀉下する以前と同様に「脈調和する」なのである．つまり瀉下の方法は用いたが，内実は除去できず譫語がまだみられるのである．これもやはり調胃承気湯の治療対象である〔108〕．

譫　語

以上のことを総合してみると，調胃承気湯の治療範囲は，燥熱の初期で，胃気の流通が滞っており，腸の燥はそれほど重くない

状態であることが理解できる．症状には煩躁，蒸々発熱，腹満，譫語などの陽明実証がみられる．この証にも便秘がみられるが，津液が損傷するまでには至っていない．それゆえ調胃承気湯の作用は，主に胃気を調和させることにあり，瀉下は二次的なものなのである．陳修園〔念祖，約1753～1823年〕はこの方剤について「法の中の法」と述べているが，つまり調胃承気湯は，胃気を調和させる作用の中に瀉下を兼ねている，という二重作用をもつ方剤であることを意味しているのである．

組成と作用　　調胃承気湯は大黄（酒洗），甘草（炙）と芒硝によって組成されている．大黄の性味は苦寒で泄熱，芒硝の性質は鹹寒で軟堅潤燥の作用をもっている．甘草の性味は甘，緩で和中の作用をもち，そして大黄と芒硝が胃に穏やかに作用するよう働きかけ，瀉下の作用を調和胃気に変えている．本方剤を投与する場合，「少少温服」〔温めて少しづつ服用すること〕を患者に申しおくりするが，これも調胃承気湯が過度な瀉下でなく胃気を調和することを目的としていることを示唆するものである．

2．小承気湯の証

小承気湯の証は，大便がすでに硬くなった陽明腑実の証である．これは調胃承気湯の証よりもさらに一段階悪化した状態でもある．小承気湯の証が形成される原因として以下の二種の情況が考えられる．

熱邪による津液損傷　　一つには，太陽病で汗，吐，下などの方法を用い，熱邪が裏に入り津液を損傷することによって生じる場合が考えられる．この時胃腸は乾燥し，潤いを失い，そのため大便も硬くなる．胃腸の燥熱がとても激しいため，津液は追われるようにして小便とともに滲出し，胃腸に還元できなくなる．それゆえ大便は硬く排出困難になるが，小便は逆に多くなる．小便の回数が多くなればなるほど，津液もそれとともに排出されていき胃腸の燥はさらに悪化する．もちろん便秘も甚だしくなる．また熱が体内に停滞している

と，心にも影響するので煩躁もみられる〔252〕．

　もう一つには汗に起因しているものがあげられる．陽明病で裏熱が盛んになると，津液は追われるように外へ出るので汗が多くなる．こうなると悪循環で，津液はさらに損傷していく．これにより胃腸は乾燥し，大便が硬くなるのである．燥熱が除去されないと上へ向かい，心を蒸すような状況が生じ，譫語が起こる．柯韵伯〔琴，清代初期〕がいっている「多汗は胃燥の原因であり，排便の困難が譫語を生じる根本である」は，まさに上に述べた症状の間の因果関係を指すものである．燥熱の停滞と便が硬いのは，津液の損傷によるものであるので小承気湯で瀉下する治療が最も適している〔218〕．

多汗による津液損傷

　小承気湯は大黄（酒洗），枳実（炙），厚朴（炙）によって組成されている．大黄の性味は苦寒で，陽明に停滞した燥熱を瀉下する作用をもっている．厚朴は苦温で腹満を解除し，枳実は苦寒で痞堅を泄する作用をはたしている．このほか厚朴と枳実は行気導滞，下降の作用ももっているので，大黄の瀉下作用を援助する意味においても大きな役割りをしている．本方の瀉下作用は，調胃承気湯より強いが，大承気湯と比べるとやはり穏やかである．それゆえ方剤名を小承気湯といっている

組成と作用

3．大承気湯の証

　大承気湯証は小承気湯証よりもさらに悪化した陽明腑実証である．この証の特徴は，大腸に乾燥した便が停滞し，痞，満，燥，堅，実などがすべて現われることである．甚だしい時には燥熱が腎陰をも損傷することがある．大承気湯証の弁証に関する『傷寒論』の記載はとても多いが，まとめてみると以下のようになる．

　陽明病で，乾燥した便が腸内に停滞すると，腑気の流通が滞るので五六日甚だしい時には十日以上も排便がなくなり，そして腹満，腹痛を伴う．乾燥した便が結腸の部位に停滞すると，臍部の周囲が痛くなる〔241〕．腹満は腑実によって現われた症状である

腹満，腹痛

ため，乾燥した便が除去されない限り「腹満減ぜず」であり，またある程度緩和したとしても，それは「減ずるも言うに足らず」〔257〕なのである．燥熱は陽明の腑に停滞しているので，陽明の気が最も旺盛な時，正気と邪気の間の争いも激しくなる．それゆ

「日晡潮熱」 え「日晡潮熱」〔217〕が生じるのである．陽明は四末〔四肢〕を主っており，四肢は諸陽の本である．今陽明の燥熱が盛んであるため，汗は追われるように外へ出ていき「手足濈然として汗出づ

多　汗　 る」〔213〕が現われる．陽明の燥熱が上に向かって，心に影響す
煩　躁　 ると「煩躁し発作に時ある」あるいは「煩して解さず」〔243〕あ
譫　語　 るいは「心中懊憹して煩す」〔240〕及び譫語妄言などの証も起こる．胃熱の場合，本来消化が早くすぐ飢餓感が生じるが，乾燥した便が大腸に停滞すると，胃も腸も実し満ちて胃気は正常なる下

大便不通　 降ができなくなる．すると「反って食すること能わず」〔220〕になる．大腸と肺は表裏関係にある．乾燥した便が体内に停滞し，大腸の腑気の流通が滞ると，肺気も正常なる清粛下降ができなく

喘　満　 なり喘満が生じる．腑気の流れが阻害されると，血脈の運行にも
遅　脈　 影響し遅脈が現われる．しかしまたその脈は実で力もある．

　以上のように腹満があり，食が進まない，臍の周囲が痛く拒按，日晡潮熱，手足に濈然として汗が出る，煩躁，譫語，大便不通，脈が遅で力があるなどの症状がある場合は，陽明の実熱が亢進しており乾燥した便が停滞していることを意味している．この時には大承気湯を用いてはげしく瀉下する必要がある．

排便困難　 　便が乾燥し，排便困難であることは，陽明可下証の重要な根拠となっているが，これも絶対とはいえない．陽明に燥熱があると，それが津液を損傷し，小便不利と同時に乾燥した便が体内に停滞し排便困難を生じる．しかしこの時，ある患者の場合には津液が熱邪に追われるように，乾燥した便のそばを下へ向かって流れる．

熱結傍流　 このことを熱結傍流というが，排便困難があったり，時には水分
潮　熱　 の多い便が排泄されることもある．このほかにも，燥熱が外へ向
眩　暈　 かって蒸した時には潮熱，上に向かって蒸した時には眩暈，腑気

が不通になって肺気に影響し流通が滞った時には喘息で横になって休めない等の症状が生じることもあるが，これらもすべて大承気湯の適応症である〔244〕．

喘息

　以上紹介した内容は，瀉下すべきで，しかもまだ瀉下していない時の大承気湯証である．ではすでに大承気湯を投与し，確かに当初効果はあったが，その後また六七日便がなく，再び腹満，脹痛，煩躁などの症状を伴った場合には何が原因しているのだろうか．ふたたび大承気湯を使って瀉するべきであろうか．このような症状は，以前から飲食物が体内に停滞し，消化されていない状態にあったためである．そのため大承気湯をもって瀉下しても乾燥した便と熱が完全に除去されず，ふたたび集結したのである〔243〕．このほか瀉下した後，胃腸の機能が回復しないうちに，また飲食の不節制によりそれが停滞し，消化されず胃腸の気の流れを阻害し，滞ったことによって生じることもある．このような時は，積滞物や熱が完全に除去されるまでふたたび大承気湯を用いて瀉下する必要がある．

大承気湯服用後の大承気湯証

　陽明腑証は熱邪の勢力がとても強く，津液が損傷し乾燥したピークの段階であり，そして変化も速い．そのため瀉下燥熱という果断な処置を機を逸せずにとり「釜底のまきをとる」必要がある．そうしないことには陰液が枯渇するという危険があるのである．このため，張仲景は以下のような陽明三急下証という，大承気湯をもって急下存陰する方法についても提言している．

陽明三急下証

　傷寒の六七日目は，ちょうど邪気が裏に転化する時期である．この時ある患者は発熱，悪寒という表証もなければ，潮熱，譫語といった裏証もなく，ただ「大便難く，身に微熱あり」だけということもある．このような時は，病状もそれほど重くないように思われがちだが，注意して観察してみると患者には「目中了々たらず，睛和せず」つまり視力がぼやけ，眼球の動きもにぶっている状況が生じているのである．これは熱邪がすでに体内奥深く侵入し，陰精が損傷していることを示唆している．『内経』にも「五

「目中不了了，睛不和」

臓六腑の精気皆上にて目に注ぐ」「熱病目明らかならず熱去らざれば，死」とあるが，つまり「目中了々たらず，睛和せず」は陰精が枯渇しようとしている危篤な状態である．この時には，大承気湯によって急いで瀉下し，陰を保護する必要がある〔254〕．

「発熱汗多」　汗が出るのは，本来陽明病の外証である．もし今「陽明病，発熱して汗多し」で，その汗がどうにも止まらない時には，やはり大承気湯をもって急下すべきである．ではなぜ急下が必要なのであろうか．程郊倩〔玠，明代〕がこの問題に対してすばらしい解答をしている．「発熱し，また汗多きは陽気大いに外へ蒸すがゆえなり．これまさに陰液が亡ばんとする時なり，内実の兼証なけれども，急ぎ之を下すべし」という記載がそれである〔255〕．

陽明病は胃家実であり，胃腸の気の流通が滞っているので腹満，腹脹，腹痛などの症状が必ず現われる．けれども一般にそれらの症状は，便が硬くなり排泄できなくなった後に起こる．しかしこ

発汗後の腹満，のような経過をたどらないこともある．たとえば太陽病が発汗し疼痛　ても解さず，病邪が陽明にも侵入し，すぐに腹満，疼痛などの実証が現われることもある．これは疾病の発展が非常に速く，燥熱の津液に対する損傷も甚だしいことを物語っている．この場合は，一般的な疾病の発展経過にとらわれず，やはり大承気湯で燥熱を急下し，体内の正気を守ることが大切である〔256〕．

以上紹介した大承気湯の三急下証からみても，燥熱の陰液に対する甚だしいまでの悪影響が認識できる．それゆえ疾病の発展が速く陰液損傷の前兆が見られた陽明燥熱証に対しては，機を逸することなく思い切って急下すべきである．でないと意識不明，循衣摸床，撮空理線，驚惕不安，微喘直視といった熱が極まって陰を損傷し，最終的に気陰がはてるといった深刻な結果を招くことになる．

組成と作用　大承気湯は大黄（酒洗），厚朴（炙），枳実（炙），芒硝によって組成されている．大黄は熱結を瀉下する作用をもっており，腸内の乾燥した便を蕩滌し，芒硝は性味が鹹寒で軟堅潤燥の作用をもち，

大黄の瀉下作用を助ける役目をはたしている．厚朴は理気除脹，枳実は破気消痞の作用をもっており，ともに大黄，芒硝の瀉下作用を側面から援助している．この方剤は瀉熱破結，蕩滌腸胃，攻遂六腑の力がとても強いので「大承気湯」という．

　調胃承気湯及び大，小承気湯には皆承気という字が使われている．この「承気」とは，胃気の流れを良くし，順調に下降させる意味である．腑気の流れが滞ると，熱結は胃腸に停滞する．それに対し，三承気湯は瀉下熱結の作用によって，腑気の流れを改善し，胃気を下降させており，それゆえ方剤名に承気という字を使っているのである．

「承　　　気」

4．麻子仁丸の証

　陽明と太陰には表裏の関係がある．臓腑の気が順調に流れると，脾は胃のためにその津液を輸送することができ，燥と湿は互いに共存し，陰陽もそのバランスを維持できる．今もし患者の趺陽脈（つまり足背動脈，足の陽明胃経の衝陽穴に相当する部位，一般に脾胃の疾患をここで観察する）が，浮で渋であった場合，その病は陽明の胃気が亢進し，太陰にあたる脾の陰が弱まっているということを示唆する．なぜならば，浮脈は陽気が盛んであることを，そして渋脈は陰液が衰えていることを意味するからである．胃の陽気が亢進し，その上脾陰が衰えると，脾はその束縛を受け，胃のために津液を輸送することができなくなる．津液が胃に還元できなくなると，胃腸は潤いを失い，乾燥し，便は硬くなる．また，胃気が亢進すると，津液は燥熱に追われるように下へ向かって滲出するので，尿の回数は逆に多くなる．このような胃強脾弱の時には，もう承気湯を用いて瀉下することはできない．麻子仁丸で胃強を瀉し，あわせて脾陰を補うのが最も適した治療方法である〔249〕．

趺陽脈の浮，渋

胃強脾弱

　麻子仁丸は大黄，炙枳実，炙厚朴，麻子仁，芍薬，杏仁によって組成されている．この中の大黄，厚朴，枳実（すなわち小承気

組成と作用

湯）には，陽明胃気の亢進を瀉する作用があり，麻子仁には潤腸滋燥，杏仁は潤燥通幽，芍薬には養陰和血の作用がある．麻子仁丸はこれらの生薬を蜜で製成し，丸薬としているので，その潤下作用はとても穏やかである．

治験例 劉××，男，28歳．大便が乾燥しており，通便は五六日に一回である．毎回排便がとても困難で，力を入れるため汗が雨のように流れ出る．口と唇が乾燥しているので舌でなめると，かさぶたができたように皮膚が次第に厚くなる．それをはがすと，唇がわれ出血する．脈は沈，滑で，舌苔は乾，黄である．これは胃強脾弱の脾約証である．なぜならば，脾の栄は唇にあるからで，脾陰が不足しているため，唇が乾燥しひびわれするのである．麻子仁丸を一サークル投与したところ，すぐ全快した．

脾約証

5．蜜煎導法

陽明胃腸の燥熱による便秘には，承気湯で攻下する方法を用いる．胃気が亢進し，脾陰が不足したことによって起こる便秘には，麻子仁丸を使って潤下する．しかし陽明病で自汗があった場合，これは元来津液の流失があることを示唆するものであるから，さらに発汗の方法を用いると，津液を損傷し「津液内竭」に陥ってしまう．この時には，便が乾燥し硬くても，攻下の方法も用いることができない．なぜならば，津液が不足している状態で攻下すると，さらに津液を損傷し，便もますます硬くなり排便が困難になるからである．それではどうすれば良いのだろうか．このような時には，患者に排便感があるかないかがポイントとなる．もし患者に排便感がなかった時には，そのまましばらく観察していればいい．津液は次第に回復し，便も自然に排泄されるようになる．もし患者に排便感はあってもなかなか排泄されず，そして尿の回数，量がともに多い時には，津液が胃に還元し燥を潤すことがで

陽明病で自汗

排便感の有無

きないことを意味するので，蜜煎導法を用いる〔235〕．

蜜煎導法とは，蜂蜜を銅の器に入れて，とろ火で水アメ状になるまで煮つめ，取り出し少し固まりかけた時に二寸ほどの棒状にし，暖かいうちに肛門に挿入する方法のことである．蜜煎導法のほかにも，土瓜根あるいは猪胆汁による灌腸がある．土瓜根方は已に『傷寒論』から散逸しているが，猪胆汁灌腸法とは，ブタの胆汁を取り出し，少量の酢を加えてまぜあわせ，肛門内に灌腸することである．このような加工をすると，灌腸液の性味は酸苦になり，涌泄の作用をはたし，津液を損傷しないという利点をももつようになる．

蜜煎導法
土瓜根方
猪胆汁法

第4節　陽明病の下法の適応と禁忌

瀉下は，実を除去する治療方法の一つである．陽明腑実証に対し下法を用いることは，その意味において正治である．しかしその適応症をしっかりとみきわめる必要がある．下法を用いるべきでないところで下してしまうと，正気を損傷し邪気の侵入を助けることになり，そして各種の変証を引き起こす．それゆえ，陽明病の可下〔下す可し〕と不可下〔下す可からず〕は厳密に弁別する必要がある．

太陽病から陽明病に転化すると，陽明の裏熱が外に向かって津液を蒸すので汗が多くなるが，時には表証が解していないことを示唆する発熱，悪寒をも伴っていることもある．このような場合は「太陽病，外証未だ解さざる者は，下す可からざるなり」ともあるように，承気湯を用いて下してはならないのである．もし潮熱，腹満して喘ぐ，汗が出て悪寒がない，脈が遅等の症状であった場合は，表証がすでに解したことを意味するので，「裏を攻むべきなり」となる．陽明病の排便困難，発汗，譫語とともに悪風があった時は，「燥屎有りて胃中に在る」と同時に，風邪も表に存在することを意味する．これは「表虚裏実」といい，やはり瀉下す

「外証未解」

「表虚裏実」

べきではない．「過経」つまり太陽経証がすでに消失し，完全に陽明病に転入した時始めて，下法を使用することができる．もし下法がはやすぎると，表証は一歩深く侵入し，陽明の実熱はさらに亢進し言語の錯乱といった重症も起こりかねない．

陽明病に少陽証を兼ねる時

陽明病であると同時に，少陽証がみられた場合も下す可からずとなる．陽明は裏を，そして少陽は半表半裏を主っている．もし陽明病で潮熱などの症状のほかに，大便溏(とう)，小便正常，胸脇満があったり，あるいは陽明病で便秘と同時に嘔吐，脇下硬満，舌苔白が見られる場合は，熱邪が完全に胃だけに侵入しているのではなく，まだ少陽の部位，半表半裏にもあることを示唆している．

小柴胡湯

このような時には小柴胡湯（方剤については少陽病篇〔p.154〕を参考）を使って表裏を和解し，三焦の流通を改善するしか方法はない．このようにすれば，上焦の流通も良くなり嘔吐は止まるし，津液も下降できるようになる．また胃気が調整され，便の調子も回復し，表裏が調和するので，濈然(しゅう)と発汗し疾病も好転する．少陽は嘔吐しやすいので，和解の方法で治療する必要がある．汗，吐，下などの方法は，皆少陽病においては禁忌である．それゆえ

「吐　多」

『傷寒論』にも「傷寒嘔くこと多きは，陽明の証ありと雖も，これを攻むべからず」〔209〕といった記載がある．

陽明，太陽，少陽の併存

陽明病と同時に，太陽表証あるいは少陽半表半裏の証があった場合は，上述の通り下す可からずである．このほか陽明病の腹満微喘以外に少陽証の口苦，咽喉部の乾きと，太陽表証の発熱悪寒，浮で緊の脈，つまり三種の病証が同時にあった場合も，もちろん下す可からずである．この時太陽や少陽証を軽視して攻下すると，邪気はさらに奥深く侵入し腹満も悪化する．このほか津液が損傷するため，排尿困難も生じる．

腑証と経証

陽明病にも経証と腑証の違いがある．腑の時は瀉下の方法を用いるが，経の場合はやはり下す可からずである．「陽明病,面すべ

「面合色赤」

て赤色」とは，つまり陽明の経にある邪気がまだ解さず，陽気が鬱滞し，顔面全体が真っ赤になるということで，これは陽明裏実

第4節 陽明病の下法の適応と禁忌

証ではなく，みだりに攻下の方法を用いてはならない．この時，瀉下の方法を使うと，脾胃の気が損傷し運化機能が減退するため体内に湿が生じる．その結果経にあった邪気はさらに奥へ入って来て熱に化し，湿と熱がいっしょになって蒸すので，発熱，小便不利，甚だしい時には黄疸を引き起こすまでに至る〔211〕．

陽明で乾燥した便が体内に停滞し，腑気が滞ったことによって起こる食事摂取困難には，大承気湯で瀉下する方法が最も適している．しかし同じ陽明病でも，「胃中虚冷」で消化吸収できなくなったことによって起こる食事摂取不能には，攻下の方法を用いることはできない．もしこれを胃の実熱と誤診し瀉下してしまうと，胃気は大きなダメージをうけ，呃逆〔しゃっくり〕を起こすことにもなりかねない〔199〕．

不　能　食

「胃中虚冷」

瀉下は陽明病で実熱が停滞し便が硬くなり，そして腑気が滞って腹満痛が生じた時に初めて用いる治療方法である．しかし同じ陽明病でも，心下硬満し痛みがない場合は，邪気の集結した部位が上の方で，まだ実を形成するには至っていないことを意味するので，やはり「これを攻むべからず」である．もしこれを誤って攻下すると，必然的に脾胃の気を損傷し，邪気はさらに奥深く侵入し，時には胃気が甚だしいダメージを受け，下痢が止まらないといった悪い結果をもたらすことになる．このことについては『傷寒論』にも「これを攻め利遂に止まざる者は死す」といった記載がある〔210〕．

「心下硬満し不痛」

陽明病では，便が硬いことが下す可しの指標の一つとなっている．その便が硬いと判断するには，潮熱，手足に濈然として汗が出る，尿の回数が多いなどの症状が見られることが重要なポイントとなる．『傷寒論』には以下のような記載がある．「陽明病，脈遅……腹満して喘し，潮熱あるものは，これ外解せんと欲す，裏を攻むべきなり．手足濈然として汗出づる者，これ大便已に硬なり，大承気湯これを主る．……其の熱潮せずんば，未だ承気湯与うべからず」〔213〕．「陽明病，潮熱，大便微しく硬き者は，大承気湯を与

大便硬の判断

うべし．硬からざる者は，これを与うべからず」〔214〕，もし「小便数なる者は，大便必ず硬にして……」〔246〕．「小便数，大便因って硬き者は，小承気湯を与えて，これを和すれば愈ゆ」〔252〕

軟　　便　　陽明病で便が間違いなく硬く，燥熱が已に形成されている時には，攻下の方剤を用いて治療にあたる．しかし排便の初めは硬くても，その後に溏〔軟便〕があった場合には，熱がまだ完全に形成されていないことを意味しているので，軽率にこの方法を用いることはできない．もし「初頭硬く，後必ず溏すは，未だ定まりて硬と成らず」〔253〕の状態で攻下すると，必ず脾胃の気を損傷し，運化機能が減退して便は溏泄となる．燥熱が完全に形成された場合は，小便通利が見られ，これは大便が已に硬くなったことを示唆するので「乃ちこれを攻むべし」となる．

小承気湯と大承気湯　　陽明腑実で便秘がみられた場合は，承気湯を用いて攻下する．しかし，具体的に使う承気湯には大と小があり，その攻下作用にも程度の差がある．もし気の流通が滞り，腹満が生じ，脈が滑で疾であった時は，裏に実満はあるが燥結はそれほど甚だしくないことを意味している．このような状態では「小承気湯を与えて，微しく胃気を和すべし」〔213〕であり，大承気湯を用いてはげしく瀉下すべきでない．もちろん譫語，潮熱，手足漐然として汗が出る，腹満疼痛，脈が遅で力がある等の，便が硬くなっていることを証明するような症状がある場合には，大承気湯を用いて瀉下する．

先に小承気湯を投与する法
「転矢気」　　便がすでに乾燥しているかどうかを判断するには，潮熱，手足漐然として汗が出るといった症状があるか観察する以外に，先に小承気湯を服用させてみるのもひとつの方法である．一般に少量の小承気湯を服用しただけで，転矢気〔放屁〕した場合には，すでに乾燥した便が停滞していることを示唆しており，大承気湯を用いて攻下すべきである．逆にガスがなく，排便の初めは便くてもその後に軟便があった時は，もう攻下の方法を用いるべきでなく，大承気湯はもちろんのこと，小承気湯も投与してはならない．もしこの時誤って瀉下薬を使うと，必然的にさらに脾胃の気を損傷

し，脾虚によって腹脹満，食欲がないなどの症状も現われる．そして甚だしい場合は，食欲不振ばかりか水を飲むだけで噦逆してしまうこともある．それゆえ『傷寒論』では再三「若し転気せざれば，更にこれを与うること勿れ」〔219〕「転矢気せざる者は，慎んで攻むべからざるなり」〔214〕といったことを強調している．

第5節　陽明病の経証と治法

陽明経証とは，風寒の邪気が陽明経表に侵入した初期で，まだ陽明腑には影響していない段階の証候である．　　　　　　　　　　　陽明経証

陽明経証を引き起こす原因には二通り考えられる．一つには風寒の邪気が，直接陽明経に侵入し，形成される場合が考えられる．　　　成　因
もう一つとして，太陽病の初期に汗がすっきりでず，邪気を発散させることができず，陽明経に転属して現われる証もある．

足の陽明胃経は全身の前面を走行しており，鼻から始まって下へ向かい，胸腹部へとつらなっている．風寒の邪気が陽明の経脈に侵入すると，走行部位の経気が滞り，陽気が鬱滞するので顔面紅潮，前額部の疼痛，発熱悪寒，無汗，目の痛み，鼻が乾く，安眠できない，脈は浮長あるいは浮大，舌苔は薄白などの症状が現われる．このような時は葛根湯を用いて少し発汗させ，陽明経表　　葛　根　湯
にある邪気を疏解する治療方法をとる．

もし陽明病で便秘し，脈が遅で，発汗があり，潮熱して悪寒がない場合は，表はすでに解し，裏に実が形成されていることを意　　承　気　湯
味するので，承気湯を用いて瀉下する．しかし，汗は多くても脈が遅緩で潮熱がなく，まだ少し悪風悪寒がある場合は，陽明経表にある邪気が完全に解していないことを示唆している．この証のように汗がある時は，解肌疏風の作用をもつ桂枝湯を用いる〔236〕．　　桂　枝　湯

陽明病で脈が浮，無汗で喘いでいるような状態は，風寒の邪気が陽明経表に侵入し，表が実しており，外が閉じ，肺気の宣発作用がそこなわれたことによって生じている．治療には解表発汗，　　麻　黄　湯

宣肺平喘の作用をもつ麻黄湯を用いる〔237〕.このような場合は,便秘がみられても,先に攻下の方法を用いてはならない.

便秘で脈浮緊　　太陽病で脈が浮緊の時は,風寒表実を意味している.しかし,陽明病で便秘があり脈が浮緊の場合は,邪気の半分が表に,そして残りの半分は裏にあることを意味する.なぜならば緊脈は陽明の裏実を,そして浮脈は経表に邪気があることを示しているからである.

潮　熱　　陽明裏実の証があれば,必然的に定期的な潮熱が現われる.逆に裏実の証がなければ,浮脈はあっても緊脈は生じない.つまり,邪気は陽明の腑ではなく,陽明の経に存在しているのである.このような時には発汗すれば疾病は治癒できる.

盗　汗　　経にある邪気が長い間そこに停滞し解さないと,熱に変化し陰液を損傷するので,盗汗が現われる〔206〕.また陽明の経に存在する邪気が,腑には入らずそこに停滞すると,経は熱をもっても

口　乾　燥　　腑にはないので,口は乾燥するけれども,水をふくむ程度で,決して飲みたがらない〔207〕.このような時にも,陽明経の邪気を疏解する治療方法を用いる.

衄　血　　もし治療において機を逸したり,あるいは経の熱邪が甚だしい場合には,血分にも影響し衄血の証を引き起こす.同様に,陽明経の邪気が解さず,熱が裏ではなく経にあるので「脈浮にして発熱

「能　食」　し,口乾き,鼻燥」〔230〕などの症状もみられる.そしてこの場合,胃腸機能には影響していないため「能く食する」となる.また経

衄血と血分の熱　の熱が解さないと陽絡を傷するので,衄血が起こることもある.ある学者は,衄血は血分に熱がある時に現われる,と主張しているが,この考え方は筋道が通っており,参考価値のあるものである.

「反　無　汗」　陽明病では汗がたくさん出るはずであるが「陽明病,反って汗無く」で,大小便も正常であった場合は,裏に邪気はなく,ただ風寒の邪気が陽明の経に侵入しているだけであることを示している.もしこの経証が解さず,二三日経ても汗がでないと,邪気は鬱滞し肺と胃の気の流通に影響し,気は上逆する.そしてその結果,嘔吐,咳嗽などの症状が生じる.さらに甚だしいと陽気,経

気の流通にも影響をあたえ，手足の厥逆，頭痛などが起こる．逆に患者に咳嗽，嘔吐，頭痛，手足厥逆などがなかった場合は，経表にある邪気がそれほど甚だしく滞っていないことを意味する〔202〕．

嘔吐，咳嗽，頭痛，手足厥逆

第6節　陽明病の熱証と治法

陽明熱証とは，陽明の裏熱がとても盛んであるが，まだ実を形成するまでに至っていない段階のものである．この時，熱は気分にあり，全身内外にも影響し，表裏すべてに熱の症状が現われる．陽明熱証と陽明腑証を比較してみた場合，腑証は有形の裏実，熱証は無形の裏実といえる．陽明熱証の熱は裏熱によるものであり，この点において邪気が経表にある陽明経証とも異なっている．

陽明熱証

陽明裏熱は全身内外に広がっているため，表裏すべてが熱の影響をうけることになる．熱が盛んであると，津液は追われるように外へ向かうため，汗が出る．そして津液が損傷するので口や舌も乾燥し，喉が乾き，冷たい水を好んでのむ．また陽明の熱が亢進すると，気血の流通も速くなり，脈は洪大あるいは浮滑で数となる．上述した大熱，大汗，大渇，脈洪大が，陽明熱証の典型的症状ともいえる「四大証」であり，陽明熱証を弁証する要ともなる．

「四大証」

治療においては，清熱生津の作用をもつ白虎湯を用いる．『傷寒論』にも「傷寒，脈浮滑なるは，此れ表に熱あり，裏に寒あり，白虎湯これを主る」〔181〕といった記載があるが，この条文は脈によって証を判断しており，それをもとに陽明熱証の治療方法を定めている．浮脈は熱が外にあること，つまり表熱を意味しており，滑脈は陽が内で亢進していること，つまり裏熱を意味する．表裏すべてに熱が存在しているということは，太陽の表邪がすでに熱に化し，陽明に転属していることを示している．条文にある「裏に寒あり」の「寒」は「邪」と理解すべきである．具体的に言うと，盛んな熱邪が裏にあり，陽気が亢進しているということである．

白虎湯

第4章 陽明病の脈・証・治

もしこの時,裏熱が外へも拡散するようであると表裏全体が熱をもつことになるが,裏熱が外へ拡散せず,四肢へ到達することができないと,身体は熱いが逆に四肢の末端は冷えるといった症状が現われる.この種の手足厥冷は,陽熱が内においてとても亢進し,陰を外へ排斥することによって生じるものである.つまり陰陽が互いに合い交わらなくなったわけで,このことを「陽厥」あるいは「熱厥」といっている.『傷寒論』にある「傷寒,脈滑にして厥するは,裏に熱あり」〔350〕もこの種の証候のことを示しており,治療においてはやはり白虎湯を用いる.

「陽厥」または「熱厥」

白虎湯は石膏,知母,粳米,炙甘草によって組成されている.石膏は性質が大寒で,陽明気分の熱を清することに長けており,そして津液を損傷する弊害もない.知母は苦寒で潤の性質をもっており,清熱と同時に肺,胃の陰を補う作用をもっている.そして粳米と甘草には胃の気陰を滋養する作用がある.この四種の生薬を配合することにより,清熱生津の役割りをはたしている.白虎湯を服用すると,熱邪を清することができ,陽気の阻滞もとかれ,陽気は順調に外へ流れ行くので,手足の厥逆も自然に改善される.

白虎湯の組成と作用

白虎湯の証「熱結んで裏に在り,表裏倶に熱す」で,口や舌が乾燥し,煩渇が特に甚だしく「水数升を飲まんと欲する」と同時に〔173〕,「時々悪風する」「背,微悪感する」といった症状も現われた場合〔174〕,これは大熱によるものであり,津液ばかりでなく気も消耗したことを示唆している.口や舌が乾燥し煩渇が生じるのは,陰液が甚だしく損傷し潤いを得られないためである.そして陽気も損傷し,体表を保護できないため,時に悪風が生じたり,背中にかすかに寒気がはしったりするのである.また熱が盛んであると同時に,気,陰がともに不足しているので,脈は洪大で芤となる.このような時は白虎湯で清熱するだけでは不足であり,益気生津の作用をもつ人参を加えるべきである.

加人参

白虎湯は清熱の作用をもつ方剤であるが,すべての熱証に使え

禁忌症

るものではなく，陽明の時にしか使用できない．例えば「傷寒，脈浮，発熱して汗なし」の太陽表証で，煩渇などの陽明裏熱証がない時や，煩渇などといった陽明裏熱証があっても，まだ太陽の表証が残っている場合には「白虎湯を与うべからず」である．なぜならば，太陽表証は衛気が体表に停滞することによって起こるものであり，治療においては停滞した邪気を除去する発汗法を用いるからである．もしこの時，誤って白虎湯を投与したり，寒涼薬の使用が早すぎたりすると，表邪が停滞し，陽気が孤立して邪気の侵入を助けることになり，各種の変証をも生じることになる．それゆえ，熱が気分に移り，表証が完全になくなった時に始めて，白虎湯の使用が可能になるのである〔175〕．

治験例 劉××，女，5歳．風邪にかかって三日目，体温は40℃，全身に発汗はあるが，熱が下がらない．煩渇があって水を好んで飲む，唇と口が乾燥しており，脈は洪大，舌苔は黄色．

この証は熱が気分にあり，陽明に影響しているもので，汗が追われるように外へ出るため，煩渇し，水をたくさん飲む．便が乾燥していないことから，胃に熱はあるが，まだ実していないことが推測できる．このような証に対しては，下法は不適当であり，清熱の方法をもって治療すべきである．生石膏30ｇ，知母9ｇ，炙甘草6ｇ，粳米大さじ1を投与したところ，二剤で熱が下がり，汗も止まって治癒できた．

第7節　陽明病の寒証と治法

陽明病は，一般に胃家実熱が主体となっているが，虚寒証のこともある．なぜならば六経弁証は傷寒だけのためにあるのではなく，その他にも多くの雑病の内容を包括しているからであり，それには虚，実，寒，熱など各方面のものがある．

陽明病の虚寒証は，胃陽の不足，寒の体内での発生，飲食物消　　陽明病虚寒証

化,吸収機能の減退などによって引き起こされる.この時の主な症状は,食欲減退である.『傷寒論』にある「陽明病,若し食すること能わざるは,中寒と名づく」〔195〕は,この証のことを指している.

「中　　寒」

脾胃が虚寒であると,中気の運化機能が減退し,水穀の精微を生成し,四肢にまで輸送することができなくなる.そのため症状としては,食欲の不振ばかりでなく,水湿が体内に停滞するために,小便不利も現われる.そして寒邪であるので,陽気が排斥されるように外へ向かって発散し,その結果手足に漐然(しゅう)として汗をかくこともある.このほか,中気が不足すると暖かい状態で精微物質を全身へ運化することができなくなり,胃腸に寒気が集結して,大便が最初は硬くその後軟かくなる「固瘕(か)」を生じる〔196〕.陽明虚寒証にも陽明胃家実証と似たような食欲不振,小便不利,手足に漐然として汗が出るなどの症状がみられる.しかし胃家実の場合は大便が乾燥し排便困難となるが,陽明虚寒の時には最初は硬いが,その後軟かくなるという特徴がある.この点において両証には明確な違いがあるのである.

「固　　瘕」

胃家実との鑑別

黄　　疸

中焦の陽気が不足し,体内に寒湿が生じると,黄疸を引き起こすこともある.陽明病で胃気が虚寒であると,脈は遅で無力となる.この場合,食欲不振になり,もしたくさん食べられても胃気がそれを消化しきれない.そして水穀が吸収されないと中焦に停滞し,腹脹満が生じる.そのほか,飲食物が中焦に滞るために軽い心煩,清陽が上昇できないために頭目の眩暈,水湿が順調に下の方へ流れないために排尿困難などといった症状も現われる.このような時に適切なる治療を行わないと,水穀が消化されず,寒湿の停滞もさらに悪化して穀癉を引き起こす.癉(たん)は疸と同じ意味で,つまり黄疸の一種でもある「穀疸」のことを示す.これは発病原因が飲食の不消化と関係していることからついた病名である〔200〕.穀疸は寒湿によるものであるため,治療においては温化の方法を用いる.もし原因を湿熱によるものと誤まって,寒涼瀉下薬を投与すると,必然的に脾胃の気を損傷し,黄疸が除去されな

「穀　　疸」

第7節 陽明病の寒証と治法

いばかりか，腹満もさらに悪化してしまう．

以上の両証をみると，前者は，食欲不振，小便不利，手足に濈然と汗が出る，大便が最初は硬く後は軟かく，固瘕になろうとする証候で，燥と誤りやすいが胃寒に属する．後者は，遅脈，食欲減退，排尿困難など穀疸になろうとする証候であり，熱と誤りやすいがやはり胃寒に属する．このように同じ陽明病でも，熱証もあれば寒証も，実証もあれば虚証も，そして燥証もあれば湿証もあり，それぞれを詳しく分析し，弁証することが大切である．

陽明病で，胃気虚寒であると，水穀を消化吸収し下へ運化することができなくなり，その結果，胃気は順調に下降できず上逆し，「穀を食して嘔せんと欲する」〔245〕となる．この記載は，食べたくてもどうしても食べられない状態を形容した部分である．これらの症状はすべて虚寒によるものであり，やはり「陽明に属するなり」〔245〕である．治療においては，温胃散寒，降逆止呕の作用をもつ呉茱萸湯（ごしゅゆとう）を用いる．

呉茱萸湯は，呉茱萸，人参，生姜，大棗によって組成されている．呉茱萸は薬味が苦辛で，下気，暖肝胃の作用をもっており，寒に対処する意味で用いられている．そしてこれを補助する目的で，温胃散寒の作用をもつ生姜も入っている．人参と大棗は性質が甘温で，補中，益気，扶虚の作用をもっている．

もし呉茱萸湯を服用後，嘔吐がさらにひどくなった場合は，中焦に寒があると同時に，膈上つまり上焦に熱が存在していることを示唆している．呉茱萸湯には中焦の寒を温める作用しかなく，上焦の熱を清することはできない．そればかりか呉茱萸湯には逆に上焦の熱を助長する弊害があり，それゆえ「湯を得て反って劇しき」〔245〕の記載もあるほどである．胃に寒があり，膈上に熱がある場合には，黄連湯のような寒熱併用の方剤を用いるべきである．

治験例 閻××，男，37歳．十二指腸球部潰瘍をわずらって一

呉茱萸湯 組成と作用

服用後の嘔吐

黄連湯

年以上になり，某病院では手術による治療をすすめられている．多くの症状の発作は，毎晩十二時前後にある．このほか左下腹部の脹痛，嘔吐，酸っぱいものがこみ上げる，全身の悪寒戦慄，頭目の眩暈などの症状もある．脈は弦緩，舌質はきれいで淡，舌苔は白で潤である．舌と脈は，肝胃に寒邪があり，それによって上逆が起きている状態を反映している．真夜中は陰が最も盛んな時なので，各症状もこのときによく現われる．そして陰が亢進し，陽に影響をあたえているので，悪寒戦慄が生じている．このような状態の患者に対して，呉茱萸湯（呉茱萸12ｇ，生姜12ｇ，党参９ｇ，大棗12枚）を投与してみたところ，二剤で諸症状が軽減した．便が乾燥していたため，さらに原方に当帰９ｇを加え，十二剤投与したら全快できた．

第８節　陽明病の蓄血証と治法

陽明蓄血　　陽明の蓄血は胃腸にみられる．そのため，便は硬いが排便は反って容易である．この点において，太陽蓄血にみられる少腹急結とは違いがある．「血はこれを濡うを主る」とあるように陽明の場合，蓄血は腸にあり，血の潤いによって「屎硬しと難も，大便反って易く」となる．そしてその色も黒く，便が硬く排便困難の陽明胃家実とも異なっている．陽明の蓄血は，経脈を離れた血がすぐには排出されず，長期にわたり停滞することによって「久瘀血」を形成したものである．瘀血と熱邪がいっしょになって，心の機能に影響をあたえると，脳の働きがにぶくなり喜忘となる．喜忘

「喜忘」　　とは物忘れがはげしいことで，質問に対してまったく関係のない回答をしたり，聞いたことをすぐに忘れるなどといった状態を示

抵当湯　　す．陽明蓄血には攻遂瘀血の作用をもつ抵当湯を用いて治療する〔239〕．

鑑別　　　もし患者に頭痛，悪寒といった表証がなく，そして下す可しの裏証も完全には現われていない場合で，ただ発熱して七八日経過

しても解さない時には、熱結が裏にあると考慮すべきである。このような時は、脈が浮数でも発汗の方法を用いてはならない。もし便がない状態であれば、承気湯で攻下しても良い。しかしすでに攻下した後で、脈が浮脈は解したが、数脈は解さない時は、陽明気分の熱は除去されたが、血分の熱が解していないことを意味している。ここでいう血熱とは、陽明の久瘀と熱がいっしょになったことによって起こるものである。この時の「合熱すれば則ち消穀善飢す」〔259〕は、腑実燥結によるまったく食べられない状態とは異なる。熱が津液を枯らした場合は、便が硬く排便困難になる。しかし瘀血による時は、潤いをもっているので便はとても黒く、排便も容易になる。この点においても、陽明腑実の便が硬く、排便困難な状態と違いがある。瘀血と熱が陽明に停滞した時には、抵当湯を用いて治療する。もし上述のように数脈が解さないで、便が硬くなく、逆に下痢が止まらないような場合は、熱痢に属する。これがさらに悪化すると、熱は陰絡を損傷し、腐敗して化膿する。そして最終的に便に膿血が現われるようになる。上述のものはいずれも下法の後でまだ数脈が解さない場合であるが、一つは体内に瘀血があり排便困難がみられ、もう一つは熱邪によって下痢が起こり膿血も生じている。これらの証には根本的違いがあるので、治療方法も異なってくる。前証には抵当場を用いるが、後証にはもう抵当湯は使用できない。

第9節　湿熱発黄の証・治

陽明病で熱が盛んであると、津液は損傷し、その結果便が乾燥し、排便困難が生じ、胃家実証になる。しかし陽明病でも津液の損傷がなかった場合、熱は湿と結合し、体内は湿化する。このような時は、小便不利が起こり湿熱発黄になる。

体内の熱の亢進による陽明病には、発熱、発汗、多尿などの症状がある。この時、熱と津液は停滞することなく外へ発散できる

湿熱発黄

ので「発黄すること能わず」となる．しかし裏熱が湿邪によって閉じ込められると，津液を外の方へ発散させることができなくなる．それゆえこのような時には，発汗がなかったり，あるいは頭部に発汗があっても頸部以下は無汗といった状態になる．そして湿も熱の影響をうけ停滞するので，小便不利も生じる．このほか，湿熱が外へ発散できず裏に熱が停滞するので，口が乾きたくさんの水を飲む，心煩懊憹といった症状が引き起こされる．また湿が体内に停滞するので軽い腹満もみられる．そして湿熱が蘊結すると，胆汁の疏泄機能も不利となり，黄疸が現われる．この時の湿熱黄疸は，色がオレンジ色でとても鮮明なので「陽黄」ともいっている．湿熱によるこれら多くの症状の治療には，茵陳蒿湯を用いる〔238〕．

「陽黄」
茵陳蒿湯

組成と作用　茵陳蒿湯は茵陳，梔子，大黄によって組成されている．茵陳には清熱利疸の作用があり，黄疸を除去する役割りをはたしている．そして大黄には瀉熱導滞，梔子には三焦の湿熱を清利する作用がある．それゆえ，三薬を配合して投与すると，湿熱を小便から排出することができる．『傷寒論』にも服用すると「小便当に利すべし，尿皂莢汁状の如く，色正に赤し，一宿にして腹減じて，黄小便から去るなり」とある．この方剤は臨床において，各種肝胆疾患による黄疸に用いられており，その黄疸が陽黄であれば，必ず一定の効果を上げることができる．

加減法　もし脇肋脹満あるいは疼痛を伴っている時には，柴胡，黄芩などを加え，嘔吐には半夏，生姜を加え，両足の熱感には知母，黄柏を加える．

治験例　劉××，男，14歳．春節〔旧正月〕に生臭物を食べ，そして外邪をうけたのが原因し，初めは発熱，悪寒，食欲不振，尿が赤っぽい黄色，イライラなどの症状が現われた．その後，全身，眼球が黄色くなり，力がなく，動いたり話すのもだるいようになった．脈は弦で滑数，舌苔は黄膩である．この証は外

からうけた熱邪と，内湿が結合し，体内に停滞したことによって生じた黄疸である．治療には茵陳30g，大黄9g，山梔子9g，鳳尾草9g，土茯苓12g，草河車9gを用いた．この方剤を前後して数回加減し，合計八剤を投与したところ黄疸は消失した．

 同じ湿熱による黄疸でも，裏が実していない場合には，発熱などがあっても，腹部に脹満感は認められない．このほか，茵陳蒿湯を投与した後でまだ余熱が残った時も同様であるが，これらの場合には尿が黄色，心胸部の煩悶といった症状が現われる．これらは湿熱が三焦に停滞していることによって生じるもので，治療には梔子柏皮湯を用いる〔262〕．　　　　　　　　　　梔子柏皮湯

 梔子柏皮湯は梔子，黄柏，炙甘草によって組成されている．梔子は三焦に停滞している熱を小便から排出する作用をもっており，黄柏には清熱燥湿，甘草には和中健脾の作用がある．また甘草は梔子，黄柏の苦寒の性質が胃を損傷するのを抑制する働きもしている．臨床経験からみて，本方剤は肝炎による黄疸に対して茵陳蒿湯と交互に使うと，よく満足のゆく成果を上げることができる． 組成と作用

 湿熱発黄にはこのほか，表邪が解さず，発汗がなく，瘀熱が裏に侵入し，湿と結合して生じる黄疸もある．このような時には，必ず浮脈，発熱，悪寒といった表証も現われる．治療には麻黄連翹赤小豆湯を用いる．この方剤は身体の内外双方に作用しており，外では表邪を発散し，内では停滞した湿熱を清利している〔263〕． 麻黄連翹赤小豆湯

 麻黄連翹赤小豆湯は麻黄，連翹，杏仁，赤小豆，大棗，生梓白皮，生姜，炙甘草によって組成されている．本証には表邪があり，それによって発汗がなく，そして裏には瘀熱が存在しているので，宣肺発表の作用をもつ麻黄，杏仁，生姜を用いている．また黄疸は湿と熱が結合したことによって生じているので，清利湿熱の働きをする赤小豆，連翹，梓白皮も使用している．大棗と甘草は性質が甘温で脾に対して有効で，健脾和中により扶正駆邪の役割り 組成と作用

をはたしている．方剤の中の連翹は原方では連翹根（れんきょう）であったが，現在では連翹で代用している．梓白皮には催吐作用があるので，使用上注意が必要で，一般に代用品として桑白皮を使用している．

三方の作用の違い

以上，黄疸の治療に用いる方剤を三方紹介したが，作用からみた場合，茵蔯蒿湯には瀉熱，梔子柏皮湯には清熱，麻黄連翹赤小豆湯には散熱の働きがある．臨床においては疾病の性質と部位によって使い分けする必要がある．

第10節　陽明病の予後

陽明病は，実熱の陽証が主体となっている．この時邪気はとても亢進しているが，それに対抗する正気も盛んであるため，治療が的確であれば一般に予後も良く，死亡に至ることは極めて少ない．しかし治療の機を逸したり，適切な治療でなかった場合は，正気までも損傷し，気脱，陰竭といった危険な証に発展することもあり，甚だしい時には死亡する．陽明病の予後については可下と不可下の弁証ですでに触れている〔p.135〕ので，ここでは重複しない．以下いくつかの証を補足する．

「初　欲　食」

陽明病で外邪が胃に移行し，熱に変化して間もないころは，熱によって消化機能が亢進するので，食欲も増す〔197〕．もしこの時，熱邪が集結して実を形成し，乾燥化すると尿の回数が増え，大便は硬くなる．しかし時には反って小便の排出が滞り，大便は正常であることもある．これは湿熱が体内に停滞し，実が形成されていないことを意味する．湿が関節に流れ込むと筋脈の流通が滞るので，骨節疼痛も生じる．そして湿熱が存在するため「翕々（きゅう）として熱ある状の如く」となる．熱が停滞すると消化機能が亢進し食欲が増すが，これは陽気が旺盛である一つの現われである．飲食物が多く吸収されると正気が充実し，邪気を除去する作用も増強する．その結果，湿熱の邪気も外へ駆除されるのである．このような場合，一般に患者は突然発狂したようになり，全身にしきりに

「小便反不利，大便自調」

「骨　節　疼」
「翕々如有熱状」

「奄然発狂」
「濈然汗出」

汗をかき，その後疾病も軽減する．『傷寒論』にも本証の自然治癒の機序について「此れ水穀気に勝たず，汗と共に併す，脈緊なれば則ち愈ゆ」〔197〕といった記載がある．ここにある緊脈について，ある医学家は，脾胃の気が旺盛であることを意味する，と解釈している．つまり脾胃の気が盛んであれば，湿熱を汗とともに外へ駆除でき，病も治癒する，ということである．

陽明病には実も虚もあるので，その証にも譫語と鄭声がみられる〔215〕．譫語とは，病人が意識がはっきりとせず，支離滅裂なことを口走り，その声は長くとても大きい状態をいう．これは熱邪が亢進したことによる昏迷を意味し，実証に属する．鄭声も，意識がはっきりせず，支離滅裂なことを口走るが，その特徴は同じことを何回もくりかえし話すことと，声が短かくとても小さいことである．これは一般に心気が損傷をうけ，精神が錯乱した危険な段階であることを示唆しており，虚証に属する．もし陽明病で直視，譫語がみられた場合は，燥熱が亢進し，陰精が損傷していることを示す．これは精が不足すると，目に注ぐことができなくなり，目系がこわばるためである．これらの証のほかに喘満も現われることがある．陰気が不足し，そして陽気も依拠すべき所を失い，離脱し上昇すると，喘満が生じるのである．脾気の固摂作用が減退し，気が下陥すると，喘満ではなく下痢が起こる．これらの症状が現われた場合は，その予後も悪い．『傷寒論』にも「喘満する者は死す．下痢する者も亦死す」とある〔215〕．

太陽病の時に過度の発汗をすると，疾病は陽明へと転属する．もしこの時さらに発汗させると，陰を損傷するばかりでなく，陽も亡んでしまう．そして胃中に燥実が停滞するので，意識もはっきりとせず，譫語が現われる．しかし，脈が滑で力があったり，長大で盛んな場合は，疾病がかなり重くても，脈と証が一致しているのでまず死には至らない，もし脈が短である場合は，熱邪が盛んで，正気が衰退していることを意味する．つまり陽証で陰脈が現われたということであり，このような時は一般に予後も悪い〔216〕．

「譫　語」

「鄭　声」

「直　視」

「喘　満」

「下　痢」

「発汗多,若重発汗」

「譫　語」
「脈　自　和」

「脈　短」

第5章　少陽病の脈・証・治

少陽　　　　少陽とは胆と三焦のことを指し，それぞれ手と足の厥陰と表裏関係を結んでいる．少陽も三陽に属するが，その邪気に対する抵抗力は太陽，陽明よりも劣っている．太陽は表，陽明は裏，そして少陽は半表半裏を主っている．太陽経は背部を，陽明経は腹部を，そして少陽経はその間である身体の側面を走行しており，外側では太陽に，内側では陽明に連絡している．それゆえ少陽は全身を結ぶ要のような働きをしている．『素問』陰陽離合論にも「少陽は枢なり」といった記載がある．

少陽病証　　少陽病は，他の経から移行して起こることもあれば，本経から発病することもある．これらの場合，邪気は両脇，少陽胆経の部位に集結し，邪正間の争いは表裏の間に位置するので，寒熱の往来，胸脇苦満，口苦，咽喉部の乾き，目眩（めまい）などの症状が現われる．

治療法　　　太陽病は邪気が表にあるので汗法を用いて治療し，陽明病はそれが裏に存在するので下法を用いる．しかし少陽病は，邪気が表裏の間に停滞しているので汗，下の治療方法はすべて禁忌であり，小柴胡湯（しょうさいことう）による和解法が正治の治療となる．少陽の各種兼証についてはほかにそれぞれ相応した治療方法がある．

第1節　少陽病の弁証の綱要

　　　　　　少陽の胆と三焦は，ともに内にて相火と密接に関係している．胆は肝に附属しており，その特徴は疏泄を主っていることである．三焦は気機流通の通り道である．少陽が邪気をうけると，気は鬱
口苦，咽干　滞し火に化し，胆火は経にそって上昇するので口苦がみられる．そして胆火が津液を損傷すると，咽喉部の乾きも生じる．肝は目

に開竅しているが，少陽，厥陰の風陽が上昇すると，目眩が現われる．少陽病は疏泄不利と風火内動が病変の特徴であり，口苦，咽喉部の乾き，目眩がその主な臨床所見となっている．それゆえ『傷寒論』でも「少陽の病たる，口苦く咽乾き，目眩するなり」〔264〕を少陽病弁証の要としている．

目　　眩

第2節　少陽病の正治法

　太陽病の傷寒あるいは中風が五六日たち，「往来寒熱，胸脇苦満，黙々として飲食を欲せず，心煩喜嘔」〔98〕などの症状が現われた時には，邪気が少陽へ移行したことを意味する．

　少陽病は病邪が少陽の脇下部に位置し，正気と邪気が表裏陰陽の中間で争っている段階である．邪気が陰にまで侵入すると悪寒が生じ，正気が盛んで邪気を陽までしりぞけると発熱が生じる．少陽病の場合，邪気と正気の勢力は拮抗しているので，患者は発熱したり悪寒が生じたりする．このように発熱と悪寒が交互に現われることを往来寒熱という．少陽経は缺盆から腋の方へ下り，胸にそって脇部に至っている．今少陽経が邪気をうけると，経気の流通が滞り，不快感を生じ，胸脇満悶が現われる．少陽の気が鬱滞し疏泄機能が失常すると，精神的に沈黙な状態になる．そして停滞が長くなると火に化して，煩躁，怒りやすくなるといった症状も現われる．「邪胆に在らば，逆胃に在り」とあるように，少陽が邪気をうけ疏泄機能が失調すると，脾胃の消化機能にも影響し食欲不振といった症状が生じる．甚だしい時には，胃気が逆上し，頻繁に嘔吐する．

往来寒熱

胸脇苦満

食欲不振

喜　　嘔

　また少陽は半表半裏の部位にあり，その気自身が進退をくりかえしているので，病状の変化もとても多く，臨床においても多くの所見を伴うことがある．例えば熱が胸中に停滞し，胃に及んでいない時には，イライラはあるが，嘔吐はない．熱邪が津液を損傷した時には，口渇が生じる．気の滞りが血脈の流通にも影響す

心煩不嘔

口　　渇

第5章 少陽病の脈・証・治

腹痛
脇下痞鞕
心下悸, 小便不利
不渴, 微熱
咳嗽

ると, 腹部の痛みが起こる. 邪気の停滞が肝にも及ぶと, 脇下に有形の痞硬が現われる. 三焦水道が滞ると水飲が停滞し上部にも影響するので, 心下悸, 小便不利が生じる. もし邪気がどちらかというと表に近い時には, 口渴はなく微熱を伴う. 邪気が身体の上部を犯したら, 肺気不利をきたし, 咳嗽が起こる〔98〕.

主症状

少陽病には以上のように多くの症候がみられるが, その中で寒熱往来は, 邪気が太陽にある時の発熱悪寒とも, そして邪気が陽明にある時の但熱不寒とも異なっている. また胸脇苦満も少陽証を反映しており, 太陽病の頭項部の強ばる痛みや, 陽明病にみられる腹部の脹満とはあきらかに違っている. それゆえ寒熱往来と胸脇苦満の二症状は, 少陽病を診断する上でとても重要な意味をもつものである. 少陽病の治療には和解の作用をもつ小柴胡湯を用いる.

小柴胡湯

組成と作用

小柴胡湯は柴胡, 黄芩, 半夏, 生姜, 人参, 炙甘草, 大棗によって組成されている. 柴胡は黄芩と配合することにより, 少陽経腑の熱を清し, 肝胆の気滞を疏泄する役割りをはたしている. 半夏は生姜と配合することにより発散, 下降の作用をしている. この作用によって, 体内の鬱結を外へ発散させ, 嘔気を下降させている. 人参, 甘草, 大棗は性質がすべて甘温で, 補脾の作用をもっている. ここでは正気を助け, 邪気を除去し, 病が太陰に移行するのを防ぐ働きをしている. この方剤は上昇と下降, 開と閉, 祛邪と扶正の作用をすべて具えている. この治療方法は汗, 下などの手段とは異なり, 清透, 疏通の作用によって病邪除去の目的をはたしているので,「和解」法といっている.

加減法
心煩不渴

口渴

腹痛

もし心胸部がイライラし, しかも嘔吐がない場合は, 痰熱が胸部に滞っていることを意味するので, 補う作用をもった人参と, 乾燥性をもった半夏は取り除き, 清熱祛痰開結の作用をもつ瓜蔞を加える. 口渴がみられる場合は, 熱邪が津気を損傷しているので, 半夏を除き人参の量をさらに増やし, 瓜蔞根とともに気液の不足を補う必要がある. 腹部の痛みは, 肝脾不和, 肝鬱乗脾, 血

脈不利によって起こるので，苦寒の性質をもつ黄芩を除き，芍薬を加えて平肝し，血脈を調和し，腹痛を止める．脇下に痞硬がある時には邪気が結集しているのを示唆しているので，甘緩の性質をもった大棗を除き，性質が鹹寒で軟堅消痞の作用をもつ牡蛎を加える．心下悸，小便不利は水邪の停滞と気化不行によるものであるから，寒で凝固の特徴をもつ黄芩は除き，淡滲利水の作用をもつ茯苓を加える．外に微熱があり口渇がない場合は，表邪がまだ解していないので，補う作用をもつ人参は除き，桂枝を加えて表邪を解く必要がある．咳嗽は寒邪が肺を犯したことによるものであるから，気の流通を悪くする人参と大棗は除き，生姜を干姜に変え，さらに温肺散寒の作用をもつ五味子を加える〔98〕．

　『素問』評熱病論には「邪の湊まる所，其の気必ず虚す」という記載がある．この論点は少陽病発病の過程においてもはっきりと現われている．『傷寒論』にも「血弱まり気尽き，腠理開き，邪気因って入り，正気と相搏ち，脇下に結ぶ」〔99〕とある．これは，人体の気血が衰弱すると腠理が開き，邪気が好機とばかりに侵入して正気と相抗争し，直接脇下に集結し，生じる少陽病のことを指している．この時正気と邪気は抗争をくりかえしているので寒熱往来がみられ，発作には一定の間隔がある．そして肝胆の気が滞っているため精神的に沈黙状態になり，食欲もない．それぞれの臓腑は経脈の絡属を通して密接に関連しており，そのため臓腑の病は互いに影響しあう．邪気の奥への侵入にしたがい，疾病も腑から臓へとさらに悪化していく．邪気が外から侵入してくる場合，それは人体の上部から入り，疾病は裏に結ぶので，疼痛は下部に向かって発展していく．このことを「痛下」といっている．これに対し，正気は邪気に抵抗し，上部から外へ追い出そうとする働きをするので，上逆し嘔吐が現われる．このことについては『傷寒論』にも「正邪分け争い，往来寒熱し，休作時あり，黙々として飲食を欲せず，臓腑相連なり，其の痛み必ずひくし，邪高く痛みひくし，故に嘔せしむなり」〔99〕という記載がある．これ

脇下痞鞕

心下悸，小便不利

微熱不渇

咳　　嗽

病変の機序

「痛　　下」

は少陽病証の病変の機序を正確に分析した一段落である．

太陽病から邪気が少陽に移行すると，脇下硬満と痛み，乾嘔，食欲不振，寒熱往来などの症状が現われる．この時，吐，下といった誤まった治療方法をとってもいないのに，脈が沈弦で緊であった場合は，邪気がすでにすべて太陽を離れ，少陽に転入したことを意味する．治療においては小柴胡湯を用いて和解する．上述のような症状が現われた時に吐法，下法，発汗法，温針などの治療方法を用いると，柴胡証は消失し譫語が生じる．これは正気が損傷し，邪気が体内にとどまっている壊病に属し，詳しく病因，脈証など調べなおす必要がある〔267〕．『傷寒論』にも「何れを犯せるの逆なるかを知り，法を以ってこれを治せ」とある．これはすでに小柴胡湯の適応症ではなくなっている．

しかし誤まった治療を行った後にまだ柴胡証があった場合は，病変部位，疾病機序に変化がないことを意味するので，やはり柴胡湯で和解する方法を用いる．誤まった治療により正気が損傷した状態の時に，柴胡湯を投与すると，正気は薬効により力強く邪気に抵抗し，それを駆除するので「必ず蒸々として振い，却って発熱し，汗出でて解す」〔104〕となる．このように発汗して疾病が好転する場合，その原因には以下のいくつかが考えられる．まず，誤まった治療をした後でも正気に十分な余力があり，邪気を除去できる時には，戦慄発汗して治る．このほか邪気が裏に侵入した後でも，正気に十分な力があり，邪気を除去できる時や，服薬あるいは飲食の力により正気が補充され，それによって駆邪できる時にも戦慄発汗して疾病は好転する．臨床においてはこれらを詳しく分析し，はっきりと区別する必要がある．

小柴胡湯は半表半裏にある邪気を和解させる作用をもっているので，また陽微結の病証にも使用することができる．「陽微結」とは陽熱の邪が集結しているが，さほどひどくない状態のことを指す．この証には，頭部に汗をかく，少し悪寒があるといった表証もあれば，手足が冷たい，心下満，食欲不振，脈沈細，便が硬

いといった裏証もある．大便が硬いのは陽結であり，熱邪が裏に移行したことを意味する．しかしこの証では表邪も存在しており，邪気の裏での集結もひどくはない．それゆえにこの証を「陽微結」といっている．沈脈は一般に裏証を指しているが，だからといって純粋なる陰結であるとみるのは間違いである．「純陰結」は少陰の陰寒が凝結した状態であり，裏証に属し表証はまったく伴わない．なぜならば「陰は汗あるを得ず」，つまり病が陰経にあれば汗はないからである．これに対し陽微結では汗がある．それゆえ脈が沈緊であっても少陰病ではなく「半ば裏にあり，半ば外にある」の病証とみるべきである．治療には小柴胡湯を用いて，表裏を和解する．もし小柴胡湯を服用して表邪は解しても，裏証が残っており，疾病が完全に治らない時には「屎を得て解す」とあるように，大便を通じさせれば治癒できる〔153〕．

　傷寒で脈が弦になった時は，邪気が少陽の証に移行したことを示す．もし軽く脈をとった時に流れがとても滞っており，重くとった時に弦で力強い場合は，脾虚で肝胆気滞であることを示唆している．この時には気血の流通にも影響するので，臨床所見としては腹部の急痛がみられる．治療においては「肝の病を見て，肝脾に伝うるを知り，まさにまず脾を実すべし」の原則にしたがい，先に小建中湯を使って中焦を緩やかにし，虚を補い，それによって止痛の目的をはたす．服薬後も腹痛が好転しないような時は，小柴胡湯で肝胆の流通を改善すれば，疾病も治癒できる〔102〕．

　もし少陽と同時に，太陽の表証と陽明の裏証があった場合，つまり身体の要となる半表半裏の流通が滞り，そのほかに表裏の不和もあった場合にも，和解の作用をもつ小柴胡湯を用いる．例えば太陽傷寒の病にかかって四五日たち，身熱，悪風，頸項部の強ばりといった太陽病の症状以外に，脇下の膨満，手足が温かく，口渇が現われた場合，これは熱邪が太陽ばかりでなく，すでに少陽，陽明の二経にも影響していることを意味する．このように三陽の経証がすべて出現した時には，少陽を治療する〔101〕．少陽

「陽微結」

「純陰結」

脾虚肝胆気滞

腹中急痛

小建中湯

小柴胡湯

三陽経証倶見

の要さえ滞ることなく流通すれば，三陽に停滞した邪気は自ずから除去されていく．治療においては小柴胡湯から半夏を除き瓜蔞根と牡蛎を加えて，表裏を和解し，生津滋陰させる．

去半夏加瓜蔞根，牡蛎

許叔微の症例

治験例　ここで許叔微〔1079～1154年〕の治療した二症例をもとに，小柴胡湯の使用方法について紹介する．
(1)「董斉賢が傷寒の病にかかって数日たつ．両脇から臍部にかけて耐えがたい痛みがある．ある医師はこの証を奔豚と診断し，治療しようとした．しかし私の診たところでは違う．少陽胆経は脇部にそって耳に走行している．邪がこの経に侵入すると心煩，喜嘔，口渇，往来寒熱，黙々として食欲がない，胸脇満悶といった症状が現われるが，これは明らかに少陽証である．始めは太陽にあった邪気が少陽経に移行したので，これらの症状が生じるのである．張仲景も，太陽病で解せず，転じて少陽に入り，脇下硬満，乾嘔のあるものは，小柴胡湯がこれを主る，といっているように，治療に際しては小柴胡湯を用いるべきである．三剤投与したところ，痛みが止まり，引き続き汗をかいて全快した」(『傷寒九十論』から)
(2)「ある患者が傷寒を患って五六日たった．頭には汗をかいているが，首から下は無汗である．手足が冷たく，心下痞悶，便秘などの症状も伴っている．ある人は，この証の四肢の冷え，汗が出る，満悶等を見て陰証であるとした．私が診ると患者の脈は沈で緊である．この証にはとても疑わしい点がいくつかある．患者の便秘は虚結でもないようであるし，安易に陰証と結論を下して良いものであろうか．沈緊脈は確かに少陰証にみられる脈象であるが，その時には一般に下痢を伴うはずである．しかし患者には便秘がある．これらのことから，この証は半表半裏であることが推測できる．小柴胡湯を投与したところ治癒した．(『普済本事方』から)

小柴胡湯は，少陽病を治療するうえでの主方剤である．本節では少陽病の正治法，つまり小柴胡湯の応用について紹介した．上述からも小柴胡湯証にはたくさんの症状があることが理解できる．しかし臨床でこの方剤を用いる時には，必ずしもすべての症状が具わっていなければならないわけでない．ただ寒熱往来，胸脇苦満などといった一二の主証さえあれば，小柴胡湯を投与できる．このことについては『傷寒論』にも「傷寒中風，柴胡の証あり，但一証を見わせば，便ち是なり，必ずしも悉く具わらず」という記載がある〔103〕．

証の有無

第3節　少陽病の治療禁忌

　邪が表にある時には，発汗の方法で祛邪する．邪が裏にある時には，瀉下の方法で実を除去する．邪が少陽にある時には，表でも裏でもなく半表半裏に属するので，表裏を和解する作用をもった小柴胡湯を用いて治療する．この時には，汗，下の法はすべて禁忌である．邪が身体の上部にあり「因ってこれを越えん」の場合には吐法をもって治療するが，少陽の邪は表と裏の間にあるので吐法も使用できない．少陽病のもう一つの特徴は，経証でもそして腑証でも，ともに和解の法，小柴胡湯を使って治療する点である．この点においては，陽明病の経証は発汗，腑証は瀉下といった治療方法と異なっている．

汗，吐，下は禁忌

経証腑証ともに和解の法

　少陽病で耳聾，目赤，胸満で心煩といった症状が現われたということは，疾病の熱邪が少陽経脈に侵入したことを意味している．少陽胆経は目から耳の前後を一回りして胸中に入っている．熱邪がその経にそって上昇すると，局部の経気の流通が滞り，以上のような症状が生じるのである．治療においては，小柴胡湯で少陽の経に停滞している邪気を和解させる方法をとる．この時には吐，下などの治療方法は用いてはならない．もし誤って吐，下などの方法を用いると，気血を損傷し心虚による動悸，胆虚による驚き

耳聾，目赤，胸満而煩

やすいといった症状も現われる〔265〕．

　頭痛発熱と同時に浮脈があるということは，病が太陽にあり，表証がまだ解していないことを示唆しており，治療においては発汗解表の方法を用いる．もし脈が浮でなく弦細であれば，病がすでに少陽に転属したことを意味する．この時には「少陽は発汗すべからず」とあるので，発汗法を行ってはならず，小柴胡湯を用いて和解しなくてはならない．少陽の病は内に熱邪があるので，解表発汗の方法は少陽病自体に無益なばかりでなく，熱に油をそそぐようなもので，津液をも損傷してしまう．そして，それが体内に燥を生み，邪はさらに胃に影響を及ぼし譫語まで現われる．この時患者の津液が自然に回復し，胃の陰陽が調和できるようであれば，譫語は自ずから好転していく．しかし胃の津液が回復するメドがなく，燥熱の邪気が除去されないようであると，譫語が好転しないばかりでなく，さらに邪実正虚をきたし，心煩，心悸などの症状も生じるようになる〔266〕．

　以上，少陽病の禁汗，禁吐，禁下と，誤まって汗，吐，下の方法を用いた時の変証について紹介した．臨床における経験から，一般に少陽病で誤まった治療方法を用いた後に，まだ患者に食欲があり，胃気が不足していないようであれば予後も良く，食欲がまったくなく，胃気が不足していたら予後は悪いようである．

脈 弦 細

誤治後の予後判断

第4節　少陽病の病機の変化

〔病機―病因，病位，証候，臓腑気血の虚実の変化とその機序〕

　少陽は表裏の間ばかりでなく，陽経の終り，陰経の始まりの部位にも位置している．それゆえ邪気の出入進退は，表邪が裏に移行するにも，陽邪が陰に侵入するにも，すべて少陽と関係している．少陽は人体の要(かなめ)であり，それは表裏の要であるばかりでなく，陰陽の要でもある．

　少陽が要の役割りをはたしているということは，具体的に臓腑

少陽は人体，表裏，陰陽の要

第4節 少陽病の病機の変化

経絡病変の相互影響からみてもわかる.「邪胆に在らば,逆胃に在り」とあるように,少陽病は必然的に脾胃の機能に影響し,そして脾胃の機能が健全であるか否かは,また表邪が裏に入ったか否か,陽病が陰に移行したか否かを判断する重要なポイントの一つになる. 脾胃機能の健否

例えば『傷寒論』の「傷寒六七日解せず,大熱なし」は表邪が裏に入ったことを意味しており,「其の人躁煩する」は邪が陽明に集結し,まさに胃家実の熱証を形成しようとしているところを示している.「陽去り陰に入る」とあるように,表にあった邪気が陽明に移行する原因は,人体の要である少陽の流通が滞り,表裏の邪を除去できないことによるものである〔269〕. 表邪が陽明に移行する原因

少陽は人体の要として表裏内外を疏通,調節する作用をもっているため,三陽合病の時にはとくに,関上に浮大脈(浮は太陽の脈,大は陽明の脈,関上は少陽の属する部位)がみられる.そして三陽の熱邪がとても亢進しているので,精神状態に影響し,「但だ眠睡せんと欲す」る状態となり,内熱が盛んで陰液を外に追い出すので,ねむればすぐに寝汗をかくといった症状も現われる〔268〕.このような時には汗法も下法も使用できない.ただ和解の作用をもつ小柴胡湯だけが人体の要の流通を改善し,表裏の邪気を除去し得る.これこそが三陽合病の時には少陽を治療する,という原則があるゆえんである. 三陽の合病 関上に浮大脈

少陽の流通が滞ると,表邪が裏に入り陽明に移行するばかりか,時には病証が陽から陰に転じ,三陰病へと発展することもある.三陰へ移行するか否かは,患者の脾胃の機能が旺盛であるかどうかにもかかっている.もし「傷寒三日,三陽尽きるとなす,三陰当に邪を受くべし,其の人反って能く食して嘔せず」の時には,脾胃の機能が正常であることを意味している.太陰の脾は三陰の防波堤のような役割りをはたしている.物が食べられ,嘔吐しないということは,太陰脾気が旺盛であるということであり,太陰が病にかからなければ少陰,厥陰も発病しない.それゆえ「三陰 三陰への移行と脾胃機能

脈　　小　　邪を受けずとなすなり」となる〔270〕．もしこの時，脈が大から小に変化したならば，邪気の勢力が弱まり，疾病は好転していることを意味する．このことについては『傷寒論』にも「已〔=癒〕えんと欲するなり」という記載がある〔271〕．

第5節　少陽病の権変治法

　少陽病は禁汗，禁下であり，和解の方法を用いて治療するということについては周知の通りである．しかし少陽病にも太陽や陽明などの証を兼ねることがあり，それゆえ可汗，可下などの臨機応変の治法〔原文：権変治法〕もある．以下それらについて述べてみる．

1．柴胡桂枝湯の証

病　　証　　傷寒にかかって六七日経過すると，病変部位は一般に他へ移行していく．もしこの時まだ発熱，わずかな悪寒，四肢関節の疼痛と煩といった証候が見られれば，邪が表にあって，「外証未だ去らず」の状態があることを意味している．そして同時に悪心，心下部から胸脇部の膨満感などの症状も現われた場合には，邪気の一部がすでに裏へと発展し，少陽にも侵入していることを指している．これは先に太陽を病み，そしてその後少陽を兼ねるようになった状態であり，太陽，少陽の邪もそれほど甚だしくないので，治療においては柴胡桂枝湯（さいこけいしとう）を用い，両方の邪を除去し，流通を改善する方法をとる〔151〕．

組成と作用　　柴胡桂枝湯は柴胡，桂枝，芍薬，黄芩，人参，甘草，半夏，生姜，大棗によって組成されている．つまり本方剤は柴胡桂枝各半湯であり，太陽，少陽併病を治療目標としてつくられたものである．小柴胡湯は少陽の邪を和解する作用を，そして桂枝湯は営衛を調和させることにより太陽の表にある邪を除去する作用をもっている．服用後少し汗をかいて，疾病は全快する．

2．大柴胡湯の証

太陽病の病証が他経の病証に移っても，まだ陽明裏実証が現われていない時には，攻下の方法で治療してはならない．医師がその原則を知らずに，攻下の治療方法を二三回用いて下した後，もし柴胡証つまり少陽証がまだあった場合には，まず和解の作用をもつ小柴胡湯を投与する．一般にはこれで身体がふるえ，ついで発熱し，ひどく汗をかいて治癒する．小柴胡湯を服用しても嘔吐が止まらず，さらに甚だしくなり，心下，胃脘部が痛み緊張し拒按，煩躁，鬱悶が特にひどい時には，少陽の邪が除去されないばかりか，陽明裏実熱結をも兼ねていることを示唆している．このような時には，大柴胡湯を用いて少陽，陽明の邪気を同時に解する方法が最も適している〔106〕．

病　　　証

大柴胡湯は柴胡，黄芩，半夏，生姜，枳実，大黄，大棗，芍薬によって組成されている．この方剤は，小柴胡湯から補益の作用をもつ人参と甘草を除き，性味が酸苦で瀉下の作用をもった大黄と枳実と芍薬三味を加えることにより，陽明の燥結を下している．そして生姜の量を倍にすることにより，はげしい嘔吐を止め，大黄の強い瀉下作用をやわらげている．

組成と作用

治験例　李××，女，54歳．右脇部が痛み，胃脘部にまで放散し，とても耐えがたい．痛みのため，ふとんの上をのたうち回わり，淋漓の如く汗をかく．ただドロンチンを注射することにより，どうにか疼痛を止めることができる．体格は肥満で，ほおが紅潮しており，舌根は黄膩，脈は沈弦滑で力がある．問診してみると，四五日便がなく，小便は黄赤色で，口が苦く，こみ上げてくるものがあり，食欲もまったくない．西洋医学的検査をした結果は胆のう炎で，胆結石の疑いもある．私の分析では，この患者は胆胃で気と火が結合し，気血の流通が滞ったことによって発病したものと診る．それゆえ脇部，胃脘部に耐えがたい痛みが起こり，大便不通，舌苔黄膩，脈に力があるとい

った症状が現われるのである．これはすでに裏に実が形成されたものであり，攻下の方法を用いて治療するしか他に手立てがない．

処方は柴胡18g，黄芩9g，半夏9g，生姜12g，白芍薬9g，陳皮12g，枳実9g，生大黄9g，生牡蛎12g，鬱金9gである．薬は煎じた後，3回に分けて服用する．一剤で痛みは止まり，患者は安眠できるようになった．再びこの方剤を服用したところ，たくさん排便し，胸部がすっきりし，疼痛も起こらなくなり，口苦，悪心もなくなった．脈をとってみると，だいぶ軟かくなっていた．その後，方剤を調理肝胃のものに変え，満足のいく効果を上げることができた．

3．柴胡加芒硝湯の証

病　　　証　　もし以上のような大柴胡湯証に大柴胡湯を用いず，巴豆の入った方剤の丸薬で治療を行うと，便は瀉下できるが，胃の燥熱を除去できず，当然少陽の邪も解することができない．それにより「胸脇満して嘔す」の少陽証と，「日晡所〔日暮時〕に潮熱を発す」の陽明証が現われる．このように大柴胡湯証に巴豆でできた「丸薬」で瀉下してしまう治療方法は誤まりであり，祛邪できないばかりか，さらに陽明燥熱を亢進させてしまうことにもなりかねない．この時には下痢がみられても，決して虚証ではなくて，実の現象である．特に潮熱〔毎日一定の時刻に出る熱〕は，陽明腑実証であることを確定的にする症状である．このような証に対しては，先に小柴胡湯で少陽経の邪を除去し，その後柴胡加芒硝湯で陽明の裏実を治療する方法をとる〔107〕．

組成と作用　　柴胡加芒硝湯は，小柴胡湯に芒硝を加えた方剤である．小柴胡湯は少陽の邪気を除去する作用をもっており，芒硝は泄熱軟堅の作用により，陽明の胃燥を潤す働きをしている．この方剤はそれぞれの生薬の使用量が少なく，そして人参，甘草といった性質が甘で緩やかに作用する薬を除いていないため，その瀉下作用も大

柴胡湯より弱い．

　以上紹介した柴胡桂枝湯，大柴胡湯，柴胡加芒硝湯は，それぞれ汗法，下法，調和胃気の作用をはたしている．しかし三方剤とも和解少陽の小柴胡湯を基礎とした上で，加減変化しできたものである．それゆえに，その作用は決して一般の発汗，瀉下の方剤とは同一ではない．だから汗法，下法の作用を併用しているといっても，少陽の禁忌とはまったく矛盾していない．これはとても意味深く，興味のある点である．

　　三方剤の特徴

4．柴胡桂枝乾姜湯の証

　少陽は身体の要の役割りをはたしており，表裏，陰陽の間に介在している．そして陽明の胃，太陰の脾とも密接に関係し合っている．少陽の流通が滞り，そして胃家実熱をも合併している証は，大柴胡湯証に属していることについてはすでに述べた．もし太陰脾の虚寒を兼ねている場合には，それは柴胡桂枝乾姜湯証に属している．

　　病　　　証

　柴胡桂枝乾姜湯証は，よく太陽病に続発して起こる．傷寒にかかって五六日経過し，すでに発汗したが治癒せず，攻下の方法を用いたがために邪気が少陽に侵入してこの証が現われる．この証は気が鬱滞しているので，胸脇満で軽く結し，肝火上炎により津液が損傷し，心煩，口渇がある．熱が滞り宣散されないで上昇するので頭部にのみ発汗し，正気と邪気の勢力が拮抗しているので寒熱往来などの症状が生じる．胃とは関係していないので嘔吐はない．このほか，三焦の気機が滞るので小便不利があり，脾気を損傷し太陰が虚寒であるため，腹満あるいは便溏(とう)などもみられる．この証は胆熱と脾寒が共存しているため，治療においては柴胡桂枝乾姜湯を用い，少陽の熱を清すると同時に太陰の寒を温める必要がある〔152〕．

　柴胡桂枝乾姜湯は柴胡，黄芩，天花粉，牡蛎，桂枝，乾姜，炙甘草によって組成されている．この方剤も小柴胡湯の加減によっ

　　組成と作用

小柴胡湯の加減〔98〕参照

て生まれたものである．『傷寒論』にも小柴胡湯について「胸中煩して嘔せざる者は，半夏，人参を去し，瓜蔞実を一枚加える．若し渇するは半夏を去し，人参を前と合して四両半と成し，瓜蔞根を四両とする」〔98〕といった加減の記載がある．このように心煩，口渇がみられ，嘔吐がない場合には，小柴胡湯から人参と半夏を除き，津液を補い熱を清する瓜蔞根を加える．そして「若し脇下痞硬の時は，大棗を去し，牡蛎を加える」とあるように，いま脇下に膨満感があり，軽く結しているので，大棗を除き，牡蛎を加える．「若し，心下悸して小便不利の者は，黄芩を去し，茯苓を加える」という記載もあるが，いま小便不利はあっても心悸がなくイライラするのは，津液が少なく熱が亢進しているのであり，蓄水ではない．それゆえ，清熱の作用をもつ黄芩はそのまま使い，水邪はないので茯苓は用いない．生姜を乾姜にかえ，さらに桂枝を加えることにより辛温散結，温中散寒の働きを強めて，気と津液の流通を改善する．投薬後しばらくは少しイライラするが，さらに服用すると表裏は和解し，陽気，津液の流通も好転し，治癒できる．

治験例 劉××，男，36歳．肝炎になり某伝染病病院に入院する．右脇部に痛みがあり，背部に放散する．腹部に膨満感があり特に午後が甚だしい．便は軟かく，一日に三四回である．食欲が減退し，全身に力がなく，疲労感がある．脈は沈弦で緩，舌色は淡で舌苔は白である．肝機能の検査結果はＧＰＴ360，ＴＴＴ8，ＴＦＴ正常であった．この証は肝熱脾寒である．中気の運化機能が失調し，清陽が上昇しないため，腹張，便溏が生じ，肝気の疏泄機能が滞って血脈が失調しているため，右脇部が痛み背部にまで放散するのである．脈が弦緩，舌が淡，舌苔白は太陰虚寒の現われである．治療には柴胡桂枝乾姜湯を用いた．柴胡9ｇ，黄芩3ｇ，乾姜6ｇ，桂枝6ｇ，天花粉12ｇ，牡蛎12ｇ，炙甘草10ｇで，三剤投与したら腹脹が明らかに軽減

し、便の回数も減り、食欲もでてきた．

　『傷寒論』は、少陽病の変治法で大柴胡湯と柴胡桂枝乾姜湯を提示しているが、この二つの方剤は、決して矛盾し合うものではない．臨床では、少陽で陽明の実熱を伴っている時には大柴胡湯を、そして太陰虚寒を伴っている時には柴胡桂枝乾姜湯を用いて治療する．

大柴胡湯との鑑別

5．柴胡加龍骨牡蠣湯の証

　傷寒にかかって八九日経過し、邪気がまだ裏に入って実を形成する以前に、誤って下法を使用すると、邪気はその機に乗じて内に入り、三陽がともに影響をうけることになる．それにより、少陽胆気は鬱滞し、決断力がにぶり、胸満、イライラ、驚きやすいなどの症状が現れる．太陽の腑は邪をうけ気化機能が失調し小便不利となる．陽明の燥熱は実を形成し譫語などの症状が出る．このように三陽がすべて邪気の侵入をうけると、太陽は開かず、陽明は合せず、少陽の流通も滞るので、患者は「一身尽く重く、転側すべからざる」となる．三陽が病にかかった時には、主に少陽を中心に治療し、それに瀉熱鎮驚の作用をもった薬を加える．この証には柴胡加龍骨牡蠣湯が最も適している〔110〕．

病　　証

　柴胡加龍骨牡蛎湯は柴胡、龍骨、黄芩、生姜、鉛丹、人参、桂枝、茯苓、半夏、大黄、牡蛎、大棗によって組成されている．この方剤は小柴胡湯を主成分としており、それによって少陽表裏に複雑に入り込んでいる邪気を除去する作用をはたしている．甘草を除くことにより、作用を緩やかにすることなく邪をすばやく取り除くことができる．そして桂枝、茯苓を加えることにより、太陽の気の流通を良くし小便を利し、陽明熱実を瀉する作用をもった大黄を加えることにより譫語を改善することができる．龍骨、牡蛎、鉛丹は鎮肝胆の作用をもっており、イライラし、驚きやすいといった症状に効果がある．三陽の熱邪が解かれ、気血の流通

組成と作用

が改善されると，身体が重いといった症状も次第に好転する．

適応症と注意　　この方剤は臨床においてよく精神分裂症の患者に使われ，一定の効果を上げている．一般に，肝胆気鬱により精神失調を生じ，胸脇満悶，口苦，恐怖感，不安，便秘あるいは排便がすっきりしないなどの症状を伴っている時に使用する．鉛丹は有毒なので使用量を多くしてはならず，長期の服用も禁忌であり，包煎で使う．

治験例　張××，男，12歳．舞踏病にかかって一年余になる．多くの治療方法を使用したが，効果がない．診察してみると，患者の手足は休むことなく飛びはねており，見ているだけでイライラするほどである．脈は弦滑で，舌苔は白膩である．この証は肝胆火鬱による動風で，痰熱が精神状態に影響し，躁動不安を起こしているのである．柴胡加龍骨牡蛎湯に，痰熱を清し熄風する作用をもった胆星，竹茹，天竺黄を加え，投与したところ，十数剤で舞踏は止まり，精神も安定した．

第6節　熱が血室に入った証・治

熱入血室　　熱入血室とは，女性が月経期間中に邪気をうけ，熱邪と血が互いに結合して形成される病変のことである．この証には胸脇満，寒熱往来といった症状があり，病変は少陽に属しているので，本篇で紹介する．

血室の定義　　血室について，ある人は衝脈であるといい，ある人は肝臓であるといっているが，多数の人々は胞宮つまり子宮であると定義している．胞宮には月経を主り，胎児を生長させる作用がある．「衝は血海なり」「肝は蔵血を主る」とあるように，血液の供給と営養があってはじめて正常なる月経と胎児の成長があるのである．それゆえ胞宮（血室）と衝脈，肝臓とは密接な関係にあることは，疑う余地もない．

病証の形成　　月経時あるいはちょうど月経が終った時あるいは産後は，血室

が空虚であるため,「血弱まり気尽き, 腠理開き, 邪気因って入り, 正気と相搏つ」となる. そして熱と血が結合し, 肝胆の疏泄機能に影響し, この熱入血室の病証が形成されるのである. 熱邪の侵入の程度によって, 熱入血室の症候も異なってくる.

　女性が中風あるいは傷寒にかかり, 発熱悪寒といった太陽表証が現われた時に, たまたま月経がくると, 血室が空虚になり, 表邪はその虚に乗じて血室へと侵入してくる. 表邪が裏に入り血と結合すると, 熱は下がり身体が冷え, 脈は遅となる. そして血室が邪気の侵入をうけると肝胆不利, 気血不和も起こり, 結胸のような胸脇下満といった病症も生じる. 血熱が心に影響すると譫語が現われる. このような証は, 邪気の停滞がどちらかというと裏に属するので, 期門を刺す方法によって肝経の実熱を瀉する治療を行う〔148〕.　　　　　　　　　　　　　　　　　　　　身涼脈遅

胸脇下満

譫　　語

針による治療

　中風あるいは傷寒にかかり七八日たって, 引き続き定期的な寒熱の往来が現われ, 発病の当初にあった月経が止まってしまったということは, 表邪が裏に入り, 熱が血室に侵入したことを意味する. 月経が止まったのは, 熱が血と結合し停滞したことに起因する. そしてマラリヤのような発作的な寒熱往来は, 正気と邪気の争いが少陽に影響したために起こったものである. このような時には, 小柴胡湯を用いて血室にある熱邪を除去し, 少陽の流通を改善する方法をとる. 月経が止まったのは「熱血室に入るとなす, 其の血必ず結す」によるものなので, 治療においては一般に清熱涼血, 活血化瘀の作用をもつ生地黄, 牡丹皮, 桃仁, 紅花, 赤芍薬などを加える〔149〕.

月経停止

寒熱往来

小柴胡湯

加　　味

　熱入血室にはこのほか, 婦人が太陽傷寒にかかった時に, ちょうど月経がきて, 熱邪が虚に乗じて裏に入る場合がある. 心は血を主り, 血と夜は陰に属する. それゆえ血熱が心に影響するのは夜であり, 患者はこのころ意識もうろうとして「譫語し, 鬼を見る状の如き」となる. 邪は気分には影響していないので昼間は精神状態もはっきりしている. 熱邪は血室に侵入したのであり, 胃

夜間の譫語

ではないので承気湯で攻下することはできない．そして邪気はすでに表から離れているので，当然解表といった治療方法も用いることができない．それゆえ『傷寒論』でも「胃気及び上二焦を犯すこと無かれ」といった，治療における禁忌についてふれている〔150〕．同様に，陽明病にかかった時に月経下血が見られ，熱が血室に入って譫語，頭部の発汗が現われた場合にも，胃家実熱であると誤認し攻下の方法を用いてはならない．期門を刺すことにより，肝経の実熱を瀉する治療方法を用いるべきである〔221〕．

譫語，頭汗
針による治療

第 6 章　合病、併病

第 1 節　太陽と陽明の合病

　太陽と陽明の二経が同時に邪を受け，同時に発病したものを太陽と陽明の合病という．二経合病では，邪気が多く比較的実盛であり，以下の状況がよく見られる．

　脈浮，発熱，悪寒，無汗，頭項強痛の太陽経証があると同時に，また「縁々として面赤し，目痛，鼻乾」などの陽明経証があり，かつ太陽と陽明経の表が邪を受け，気が表に実して裏を主ることができず，陽明胃腸の気が不和となるために，下痢あるいは嘔逆が見られる場合がある．もう一つは，太陽経表証だけが表われるが，また同時に表邪が非常に盛んであるために，それが胃腸に内迫し，上逆すれば嘔となり，下奔すれば痢となる場合がある．これら二つの状況は，いずれも太陽と陽明の合病に属する．胃腸の裏の不和は主として表邪の鬱閉によって起こったものであるから，治療にあたっては解表を行うことによって裏を調和すればよい．下痢の見られるものには葛根湯を使って解表し，清陽を昇らせて下痢を止める〔32〕．「下利せず，ただ嘔する者」には，葛根加半夏湯を使って解表和裏，降逆止嘔を行う〔33〕．

　また太陽の表が解さず，肺気が宣散されず，大腸の腑気に影響をおよぼして，腑気が通降できず，喘して胸満，大便不通が見られることがあるが，これは裏実によるものではないので，攻下してはならない．この場合には，麻黄湯を使って解表宣肺し，肺気が宣散粛降すると，喘満，大便不通もそれとともに癒える〔36〕．

＿＿＿＿＿＿＿＿＿＿

太陽と陽明の合病

病　　証

葛　根　湯

葛根加半夏湯

麻　黄　湯

第 2 節　太陽と少陽の合病

太陽と少陽の合病
柴胡桂枝湯証

　　太陽と少陽の合病は，太陽，少陽の二経が同時に邪を受け，同時に発病したもので，太陽表証と少陽半表半裏証が同時に表われる．前に紹介した柴胡桂枝湯証は，太陽と少陽の合病であり，表邪が盛んであるタイプのものと見ることができる．太陽と少陽の合病で少陽半表半裏の熱邪が主となっているものでは，邪熱が腸に下迫すると腹痛，下痢が表われ，邪熱が胃に上迫すると嘔逆が表われる．この場合は少陽が主となっているので，汗，下法は使えず，黄芩湯を使って少陽の邪熱を清泄することによって下痢を止めるのである．また嘔する者には，黄芩加半夏生姜湯を使って少陽を清泄し，降逆和胃することによって止嘔する〔177〕．

黄芩湯
黄芩加半夏生姜湯

組成と作用

　　黄芩湯は，黄芩，芍薬，炙甘草，大棗で構成されている．黄芩は少陽の邪熱を清泄し，また大腸の熱を清熱する．芍薬は調血和肝して斂陰し，甘草を得ると緩急止痛の作用がある．大棗に甘草を配合すると健脾和中の作用がある．半夏，生姜は散飲降逆の作用にすぐれており，これで止嘔する．本方は熱痢〔熱性下痢，裏急後重や粘血便を伴う〕の治療に，非常によい効果があり，後世の疾痢を治療する方剤の多くは，本方を加減したものであるために，本方は下痢を治す方剤の祖方と称されている．

熱　　痢

第3節　陽明と少陽の合病

陽明と少陽の合病
大承気湯

　　陽明と少陽の合病にもまた下痢の症状が見られる．しかしこの場合の脈は滑数であり，これは内に宿食があるためであり，病変は陽明に偏しているので，大承気湯でこれを瀉下する．この方剤から証をおしはかると，陽明と少陽の合病の下痢は，「熱結傍流」に属していることがわかる．また，腹満疼痛，拒按，潮熱や手足は濈然〔連綿として〕として汗が出るなどの証を伴うことにな

る．この場合，少し少陽証はあるが心配する必要はなく，陽明の
角度から論治し攻下法を使う．『傷寒論』の中で「脈滑にして数 　　脈滑数一宿食
の者は，宿食あるなり」〔258〕とあるが，これが攻下してもよい
根拠になっている．しかしながら，少陽は木に，陽明は土にそれ
ぞれ属しており，両者には相互制約の関係があり，その病変は相
互に影響をおよぼしあう．下痢の病で滑数あるいは沈実といった陽
明裏実の脈が見られ，脈と証が一致している場合には，陽明は「不　　　「不　　負」
負*」をもって順としているので，攻下法を用いてもよいのである．
〔訳註：証状と脈象の符合しないのを負とする〕

　また少陽の脈である弦脈が見られる場合，これは木克土〔木が　　　弦　　　脈
土に乗じたもの〕によるものである．「相互に克賊するを負と名
づくなり」と言われており，これは陽明の胃気が不足しており，
かつ少陽の邪気が重いことを示しているので，この場合は攻下法
を用いることはできない．

第4節　三陽の合病

　太陽，陽明，少陽の三陽経が同時に邪を受けて発病したものを　　　三陽の合病
「三陽の合病」と称している．少陽病変のところで紹介した「三
陽合病，脈浮大にして，関上に上り，但だ眠睡せんと欲し，目合
すればすなわち汗す」〔268〕では，病変は少陽の枢機不利に偏し
ていたので，小柴胡湯を使って表裏を和解した．もし三陽の合病
で陽明の熱盛に偏している場合には，証や治法は前者とは異なる．
この場合は，三陽の熱が裏に偏して結しているので腹満が見られ
る．また太陽は背を，陽明は腹を，少陽は脇をそれぞれ主ってお
り，三陽がともに熱邪を受けると「身重く，以って転側し難く」
〔224〕なる．また胃気は口に通じており，胃熱がひどくなると味
覚がなくなる．陽明経は口を循っており，熱邪が鬱蒸すると顔が
よごれ光沢がなくなる．胃熱が心を擾すと譫語をおこす．熱が膀
胱に迫り，膀胱失約〔制御力を失う〕となれば遺尿がおこる．熱

が津液を蒸し津液が外泄すると自汗がでる等々の症状が表われる．

　上述した証から容易にわかるように，これは三陽の合病ではあるが，邪熱は胃に偏しているので，治療は陽明熱証という角度から白虎湯を使う〔224〕．もし陽明の熱を清熱することをせずに，太陽の汗を発するならば，津液はますます損われ，燥熱がよりひどくなるので，必ず譫語の程度もひどくなる．本証は熱が陽明にて盛んであるが，未だ腑実は形成されていないので攻下法を用いてはならない．もし誤ってこれを下すと陽を傷つけて手足逆冷，額や頭に汗が出るなどの亡陽の変を引き起こすことがある．

〔訳註：枢機不利──『素問』陰陽離合論に「少陽為枢」とある．両陽の間にあって枢要な機能を果していることをいう．この機能が不利となったのが枢機不利〕．

白虎湯

第 5 節　太陽と陽明の併病

　本来太陽病であり，汗を発したが，充分に病邪が除かれず陽明に転属したもので，同時に太陽表証もまだ残っているものを太陽と陽明の併病という．『傷寒論』の中では，「二陽の併病」とも称している．太陽と陽明の併病は，太陽表証が未だ完全には解しておらず，すなわち「太陽病証未だ罷まず」であるから，陽明証があっても先に下法を用いることはできず，小発汗法を用いて表邪を除かなければならない〔48〕．発汗しすぎると陽明胃燥を増すという弊害がある．もし発汗したが不充分で陽明に転属し，内熱が外に蒸して汗が出て，表邪が裏に入って悪寒しないものは，太陽表証が已に罷んでいるので，調胃承気湯を使って胃気を調和してやると癒る〔250〕．

　太陽の邪が未だ陽明の腑には伝入していないが，陽明の経に入って「面色縁々として正赤する」ものは，経の邪がまだ解しておらず，陽気が表に抑鬱して発越することができないことを物語っており，発熱，悪寒などの証を伴うが，この場合の治療は葛根湯を

太陽と陽明の併病

「二陽の併病」

小発汗法

調胃承気湯

葛根湯

使って陽明経に陽鬱している邪を宣散するか，或いは熏蒸の方法とくみあわせて発汗させなければならない〔48〕．

　もし上法を施して発汗したにもかかわらず依然として通徹しないならば陽鬱化熱して煩躁不安となる．邪気が閉鬱して外散できずに経にそって流れると，営衛がそれによってスムーズに流れることができなくなり，疼痛の場所が一定でなく，「乍ち腹中にあり，乍ち四肢にあり，之を按じて得可からず」となる．外邪が閉鬱して肺気が宣発できないと，「其の人短気し，但だ坐す」となり臥することができなくなる．営衛が凝滞し，血脈の運行が不利となるために脈は渋滞した脈象を呈する．脈と証からわかるように，これらの多くは閉鬱の象を呈しているが，その病源は汗が出たにもかかわらずそれが通徹しなかったために起こったのである．治療にあたってはひき続き解表をおこない営衛の邪を疏散させるとよい．すなわち「更に発汗すればすなわち愈ゆる」のである〔48〕．

第6節　太陽と少陽の併病

　太陽病証が解していない時に少陽の病証が表われるものを太陽と少陽の併病といい,「太少併病」と略称されている．頭項強痛があるのは太陽病が解していないためであり，頭目眩暈のひどいものが昏冒であるが，これは少陽病にみられる証である．少陽の気が鬱してスムーズに流れないと胸脘（心下）痞鞕があらわれ「時に結胸の如し」となる．邪は太陽と少陽の二経にあり，さらにこれが内陥する趨勢にはあるが，ただ心下痞鞕しているだけであって陽明裏実ではないので，本証に対しては発汗も攻下の法も用いるべきではなく，大椎，肺兪，肝兪穴を刺針する方法を使って太陽を宣散し，かつ少陽の邪を疏散させるのがよい．もし汗法を誤用すると熱を助けて津液を傷つけるために化燥して譫語を発するようになる．

　裏がまだ実していず弦脈などの少陽証を呈している者には下法

太陽と少陽の併病

針による治療

下法は禁忌

を使うことはできず，期門を刺針して肝経の実熱の邪気を瀉してやるのがよい〔147〕．もし心下痞鞕を実証と誤ってこれに攻下法を用いるならば，邪熱を内陥させて結胸となることがある．あるいは裏虚気陥となり下脱して「下利止らず，水漿下らず」となったり，正気内虚で邪熱が上擾すると「其の人心煩す」となる〔155〕．太少併病を誤って下すと多くの場合は悪い結果が生じるので注意しなければならず，『傷寒論』では特に「慎んで之を下す勿れ」〔176〕と強調している．

第7節　少陽と陽明の併病

少陽と陽明の併病

　少陽半表半裏証が解していないときに，それがまた陽明裏病に波及するものを少陽と陽明の併病という．『傷寒論』の中では「少陽と陽明の併病」と明確には提起していないが，実際上この種の病証は存在しうるし，先に紹介したものの中にも已にいくらかこのことについて論及した．たとえば「陽明病，潮熱を発し，大便溏，小便自可，胸脇満去らざる者」〔232〕．「陽明病，脇下鞕満，大便せずして嘔し，舌上白苔の者」〔233〕など，これらには一定の少陽と陽明の併病の傾向がある．

小柴胡湯

　この病には陽明証も見られるが，まだ実していないので，やはり小柴胡湯で表裏を和解するのがよく，上焦が通じて津液が下がり，よって胃気が調和すると癒えるのである．裏が実していない時に早期に攻下してはならない．

大柴胡湯証，柴胡加芒硝湯

大柴胡湯証，柴胡加芒硝湯証のように少陽証が解しておらずまた陽明裏実証がみられるのも少陽と陽明の併病に属するということができる．

第7章　太陰病の脈・証・治

　太陰病は三陰病の最初の段階である．病が三陰に入ると虚寒の病変が主となり，太陰病は主に太陰脾の虚寒証を呈する．脾は陽気に依存して運動をおこない，脾陽が充足していると水穀精微がうまく運化されて臓腑器官，四肢百骸を営養するが，脾陽が虚すると運化ができず，寒湿が化せず，太陰病を形成するのである． 太　陰　病

　太陰病には伝経によっておこるもの，寒邪の直中によるもの，また誤治によって脾陽が損傷して発病するものがある．その臨床所見は「腹満して時に痛む」「食下らず」「嘔吐」「下利」などの証候が主となっている． 成因と主証

　三陰は三陽の裏であり，また三陰自身にも表裏があるので，風寒の邪気を受けるとすべてが臓に入るというわけではなく，太陰臓病となるものと，邪気が経にあって太陰経病となるものがある．経証と同時に臓証が表われるものは，経臓表裏がともに病んだものである．また太陰と陽明は表裏関係にあり，「虚すれば則ち太陰，実すれば則ち陽明」であり，それで太陰病には，陽明燥化を伴って表われる腹満疼痛，拒按の実証があるが，これは太陰転系の邪に属するものであり，陽明承気湯証とはやや様相を異にする． 太陰臓病
太陰経病

経臓表裏俱病

　太陰病の治療では温中扶陽，寒湿運化が正治法であり，あるいは発汗したりあるいは下したりというのは随証施治法である．本篇ではまず臓病，経病，経臓俱病の順に論述して太陰病のポイントを指摘することにする．

第1節　太陰病の弁証の綱要

　脾は腹を主っている．太陰病は，それが伝経，あるいは寒湿の

腹 脹 満	直中，あるいは誤治による脾陽の損傷によるもののいずれであっても，すべて脾陽による運化ができなくなり，寒湿が内に停滞したものであるから，腹脹満とならないものはない．寒が中州〔中焦〕に滞っているために腹満があると同時に，しばしば腹痛を伴
腹　　痛	う．またこれは虚寒に属しているので，この疼痛は温めたり按ずると緩解する．脾と胃とは互いに表裏関係にあり，寒湿が脾を抑
下　　痢	圧し清陽が昇らず水穀が化さないので，下痢がおこるのである．また寒湿が胃を侵し，濁陰が降らず胃気が上逆すると嘔吐がおこ
「食 不 下」嘔　　吐	る．脾が健運せず胃気が停滞すると「食下らず」となる．　下痢はもともと虚寒に属しており，下痢をすればするほど虚寒がはげしくなり，上述した諸証は重くなる．この病は虚寒に属し
温 補 治 療	ているので治療は温補しなければならない．もしこれを誤って実証とみなし，苦寒攻下の法で治療すると寒湿がいっそう凝結して胸膈に痞塞して胸下結鞕がおこる．
弁 証 綱 要	『傷寒論』の太陰篇ではまず「太陰の病たる，腹満して吐し，食下らず，自下利ますます甚だしく，時に腹自ずから痛む」〔273〕と提起しているが，これはまさに太陰病証の主要な特徴をとらえたものであり，これを太陰病の弁証綱要としている．

第2節　太陰の臓病の証・治

太 陰 臓 病	太陰臓病はすなわち脾虚寒証であり，その主要な臨床所見はすでに上述したとおりである．三陰病にはすべてに下痢が見られる．太陰病は脾虚寒にして中陽不運，寒湿不化によるものであるから
温 補 治 療	下痢はみられるが口渇はおこらない．それゆえに『傷寒論』では，「自利して渇せざる者は，太陰に属す．その臓，寒あるが故これなり」〔277〕といっているのである．　寒なる者は之を温め，虚なる者は之を補す．太陰虚寒であればこれを温補すればよく，「四逆輩を服するに宜し」〔277〕，すなわ
四 逆 湯 類	ち四逆湯の類の温陽袪寒剤，具体的にいうと理中湯で温中散寒，

健脾運湿してやればよいのである．

　理中湯（一名を人参湯）は，人参，白朮，乾姜，炙甘草で構成されている．人参，炙甘草で脾気の虚を補し，乾姜，白朮で中陽を助けて寒湿の邪を化するのである．本方剤は丸薬として使うこともできるし，また湯剤として使うこともできる．服薬後しばらくして熱い粥を一碗食すると腹中が温かくなり病は癒える．腹中が温かくならない場合はさらに服薬する．もし下痢して寒がひどく脾腎両虚に属するものには，これに附子を加味して少陰腎陽も温めるようにする．

　太陰病には誤治によって起こるものがある．たとえばもともと太陽病に属するものを，発汗せずに反って下法を用いた場合は，裏虚となり邪が内陥して太陰病となることがある．この場合には嘔吐，下痢は見られないが，「腹満して時に痛む」といった脾病証候があらわれるので，やはり「太陰に属すなり」ということになる．治療には桂枝加芍薬湯を用い，脾の気血を調和して腹痛を緩解させる〔279〕．

　桂枝加芍薬湯は桂枝湯を基礎としその芍薬の量を二倍にしたものである．桂枝湯で気血営衛を調和することによって中焦の陰陽を調和し，芍薬を倍増することによって血脈を和し緩急して腹痛を止めるのである．

　もし腹満疼痛がさらにひどくて拒按〔腹部を按ずるのを拒む〕で大便も通じないものは「大実痛の者」であり，これは裏虚で邪が内陥して太陰に転属しているばかりでなく陽明にも波及していることを説明しており，已に下すべき実証が現われたのであり，上方に大黄を加味してその実を瀉さなければならない〔279〕．

　桂枝加芍薬湯に大黄を加味したものは桂枝加大黄湯とよばれている．本方剤は桂枝加芍薬湯で太陰脾の気血を調和させ，大黄で陽明胃腑の実滞を瀉下するのである．しかしながら，太陰病はおそかれ早かれ脾虚を免れることはできないので，大黄，芍薬などの苦酸で寒性の薬は慎重に用いなければならない．もし病人の脈

　　　　　　　が弱、無力であり下痢の証がある場合には、**大実痛**があっても本
禁忌と注意　　　方を使用することはできない。それでもやむをえず使わなければ
　　　　　　　ならない場合には、その使用量を減らして使えばよい。脈が弱で
　　　　　　　下痢しているということは、病人の胃気が弱く不振であり、邪気
　　　　　　　が結集していないで動きやすいことを反映しているので、治療は
　　　　　　　おだやかにしなければならず急激に攻めてはならないのである
　　　　　　　〔280〕。
　　　　　　　　脾と胃は互いに表裏関係にあり、太陽病が解せず邪が内陥する
　　　　　　　と、陽明に転属したり太陰に内連したりする。病人の小便が頻数
　　　　　　　になると大便は**硬**くなり、手足には**漐然**と汗が出る。これは病が
　　　　　　　陽明に転属した表示である。また脈が浮緩で汗が出ず、小便不利、
黄　　疸　　　手足自ずから温、身黄を発するものは「太陰に繋す」〔192〕と言わ
　　　　　　　れている。太陰は湿土であり、太陰が邪を受けると、熱と湿が合
　　　　　　　して湿熱鬱蒸となり黄疸を発するのである。もし小便が自利する
　　　　　　　ならば、湿には出口があり鬱蒸して黄疸を発することはない。
　　　　　　　　湿熱が相搏して七八日に至り、もし大便の硬いものは湿邪が燥
下　　痢　　　に化したためであり、すなわち陽明に転属したためである〔192〕。
　　　　　　　また大便が硬くならず暴煩、下痢があらわれるものは正気が振作
　　　　　　　して邪気が去ろうとしている現象であって、この場合下痢が日に
　　　　　　　十数回あったとしても最後には必ず下痢は自ずから止まる。これ
　　　　　　　は腸の中にある腐穢な物質が脾気が回復することによって外に排
　　　　　　　泄されようとする時に表われる下痢である。この下痢は邪気を排
　　　　　　　除しようとする表われであり、戦汗と似た意義がある。この場合、
　　　　　　　ひとたび邪気が去って腐穢なものが出つくすと、下痢もまた自然
　　　　　　　に止まるのである〔278〕。これからもわかるように、太陰病の下痢
　　　　　　　は正気が邪を外においい出そうとする場合にもおこるということを
　　　　　　　知っておかなければならない。
　　　　　　　　太陰病で発黄するものの治法は陽明病篇を参照するとよい。寒
「陰黄」と「陽黄」　湿による発黄に属するものは「陰黄」で、これには温化の治法を
　　　　　　　使い、湿熱による発黄は「陽黄」で、これには清利の治法を使う。

第3節　太陰の経病の証・治

　脾気は四肢に行くが，風邪もまた善く四末を侵って病をひき起すので，太陰中風ではひどい四肢疼痛があらわれる．四肢は太陰の表であり，内にあっては太陰脾と相互する．すなわち「脾は四肢を主る」ということである．病人の脈が浮であれば，浮は表を主っているので，これは太陰経表が邪を受けたものであり桂枝湯で発汗させてやればよい〔276〕．脈が「陽微陰渋にして長の者は愈えんと欲す」〔274〕といわれている．「陽微陰渋」とは，脈を浅く取ると微脈であり，深く取ると渋脈であるということであり，これは邪が盛んでなく正気も不充分である現象を反映している．微，渋の脈はともに陰脈である．もし微渋の脈の中に長脈があるものは，これは正気が回復し邪気が衰退するあらわれであり，陰病に陽脈が見られることになるので愈えんと欲すといっている．

「陽微陰渋」

長　　脈

第4節　太陰の経臓倶病の証・治

　太陰経臓倶病というのは，表裏がともに寒証であるものをいう．臓に寒があれば下痢，腹脹満が生じ，経に寒があれば肢体疼痛が生じる．

太陰経臓倶病
―表裏皆寒証

　経臓表裏倶病の治療はまず四逆湯で裏を温める．裏証がなおっても経表の邪がまだ解さないときには桂枝湯を使って表を攻めればよい．それでは太陰経臓倶病ではなぜ先に温裏して後に表を攻めなければならないのか．これは太陰の臓気が不充分で外を攻める力がないためであり，もし先に発汗して表を攻めると陽気が外泄して裏寒が反って増すからである．先に裏を温め後にその表を救ってこそはじめて，正を扶けて邪を祓い，邪が去って正気が安泰となるという目的が達せられるのである．

治　　療

第8章　少陰病の脈・証・治

少陰病　　少陰は手少陰心と足少陰腎を包括しているので，少陰病とはすなわち心腎疾患のことになる．

　心は火を，腎は水をそれぞれ主っており　心腎は人体の水火陰陽の気を統轄している．腎は陰陽の根本であり，真気が関連しているところである．心火は上に　また腎水は下にそれぞれ位置し心腎は経脈という通路をとおして水火を上下に交済させ，人体の陰陽の平衡を維持しているのである．病が少陰におよぶと心腎の機能が損なわれて陰陽の平衡が失われ，火衰のものは陽虚寒証を呈し，水虚のものは陰虚熱証を呈することになる．また陰陽が離絶して精気が脱竭すると死証があらわれる．

　腎は水を主る臓であり，少陰病となって陰陽が失調すると，水を主って津液を流布することができなくなるので，よく小便不利，水泛濫の証候があらわれる

　少陰と太陽は表裏関係にあるので，太陽にある邪が内の少陰に波及する表裏同病や，少陰に直中した寒邪が外にある太陽に波及する表裏同病がおこることがある．また少陰は太陰と厥陰の間に位置するので，少陰病が外の太陰と合すれば嘔吐，下痢があらわれ，内の厥陰と合すれば厥逆があらわれるので，少陰は「三陰の枢を主る」ともいわれている．

「脈微細，但欲寐」　　少陰病には伝経によるもの，外邪の直中に属するもの，また誤治によって心腎の水火陰陽が損なわれたためにおこるものがある．

　少陰病は主として陽虚の寒化証であり，「脈微細，但だ寐ねんと欲す」〔281〕が主要な臨床所見となっている．寒化証で悪寒，身蜷，手足厥逆などの証があらわれる場合，病は増悪しているのであって，またさらにこれに下痢があらわれて脈をふれない者は危

篤の状態に属している．

　少陰病の治法は，陽虚陰盛の寒化証であれば扶陽をもって抑陰し，水のある者にはこれに化水を施せばよい．また陰虚陽亢の熱化証であれば育陰を主として治療するが，火のある者にはこれに清火を施せばよい．少陰病は陽虚を主としているので治療にあたっては回陽することが急務となっている．

治　　法

第1節　少陰病の弁証の綱要

　陽虚であればその脈は微となり，陰虚であればその脈は細となるが，少陰病は陰陽がともに虚しているのでその脈は微細となる．少陰は陽虚が主となっているので，陽光不振で困憊してよく眠るが熟睡はできず，精神状態が萎縮し朦朧としており，昏昏として目のさめない「但だ寝ねんと欲す」の状態を呈する．

脈　微　細

「但　欲　寐」

　治験例　70歳になる姓を唐という老人で，冬に外感を患い頭痛，発熱し水様の鼻みずが出る．患者は自分で羚翹解毒丸を前後して計6丸服用したが，困憊感と手足の冷えを感じるようになったので患者の子供が私に治療を依頼しにきた．脈をみていると患者がウトウトしているのに気がついた．脈は浮脈ではなく反って沈脈であり，舌は淡嫩，舌苔は白であった．患者の家族の者に，「この証は少陰傷寒に属し，腎陽が虚しているのに，さらに涼薬を服用させるとどうなるかわかりませんよ」と告げ，急温の治法で腎陽を回復させるため四逆湯を与えた．一剤服用すると精神状態が好転し，二剤服用すると手足が温かくなった．この例からも「但だ寝ねんと欲す」は少陰病にとってきわめて重要な弁証意義があることがわかる．

　「脈微細，但だ寝ねんと欲す」は少陰病を弁証する綱要であり，少陰病の脈・証の総括といえる．しかしながら少陰病にかかった

少陰病の経過

ばかりのときは，正邪が交争して少陰の気がくじけ，甘んじて受けようとは思わないが拒めない状態になり，「吐せんと欲して吐せず，心煩する」の証がみられる．陽気が寒邪に抑圧されると陰気が主として作用するので，「但だ寝ねんと欲す」の状態になるのである〔282〕．このように少陰の主証があらわれた場合には，急温の治法を用いなくてはならない．適時に治療を施さずに五六日すると，邪はさらに深く入り，正気はますます衰退する．腎は水を，心は火をそれぞれ主っているので，少陰心腎の機能が衰退すると，下にある水(腎水)は陽がないために温養されないで下痢となり，上にある火(心火)は陰がないために滋潤されないで口渇が起こる．津液は陽気による蒸化がないので上に達することができず，よって口渇引飲して自ら救おうとするのである．

鑑別　心煩し，口渇して水を飲むという症状は陽熱の証と非常に似ているが，もし本当の陽熱証候であるならば，大便は乾結し，小便は黄赤色となるはずである．しかしここでは下痢があり，小便の色は白であるので，これは実熱ではなく少陰虚寒に属することがわかる．すなわちこれは『傷寒論』の中でいっている「下焦虚して寒有り，水を制する能わず」〔282〕の病変である．

以上のことから少陰心腎の陰陽がともに虚していると，必ずその脈は微細となり，「但だ寝ねんと欲す」という症状が現れることがわかる．また，もし下焦の腎陽が虚している場合は，心腎の水火が相済できずに煩渇，下痢して小便の色が白となることが，その弁証の要点であることがわかる．

第2節　少陰病の寒証

少陰寒証は少陰病の主要な病変であり，その症状は多くまた複雑であり，少なからざる危篤証候があるので，本篇の重点として述べることにする．

1. 麻黄附子細辛湯と麻黄附子甘草湯の証

　少陰と太陽は表裏関係にあり，経脈は互いに連なっており，気が互いに通じている．寒邪が少陰を侵すと本来ならば発熱は見られないはずであるが，反って発熱するということは，寒邪が少陰を侵した当初はなお太陽と外連していることを物語っている．太陽という表に外連していれば浮脈があらわれるはずであるが，反って沈脈を呈するのは，内の少陰の陽気が不足しており，邪に対抗する力がないことを反映している．少陰病で「反って発熱し，脈沈の者」〔301〕は，太陽少陰表裏がともに病んでいる「両感」証であり，治療には温経散寒法を用いて表裏双方を考慮してやらなければならない．方剤は麻黄附子細辛湯を使う．

「反発熱,脈沈」

「両感」証

　麻黄附子細辛湯は，麻黄，附子，細辛で構成されている．麻黄は太陽の汗を発して表にある寒邪を解し，附子は裏にある少陰を温め陽気の虚を助け，細辛はもっぱら少陰に走り，麻黄，附子を助けて表裏の寒を散じるのである．この三薬が組み合わさって補，散の作用を兼ね正気を助けて祛邪するのである．これは微汗を発するが陽気を損なうことはないので，本方は温経散寒の良剤となっている．

麻黄附子細辛湯の組成と作用

　太陽少陰の「両感」証は老人，虚弱な人によく見られるが，陽気が不足していて外に対する防衛が無力であるために寒邪を感受すると表裏がともに病むのである．寒邪に侵されたばかりの時は，麻黄附子細辛湯を使えばよく，すでに「之を得て二三日」であれば寒邪がまだ完全に少陰の裏に入っていなくとも正気がすでに虚していることを考慮しなければならないので，この場合には麻黄附子細辛湯を使うのは適当ではなく，麻黄附子甘草湯で治療しなければならない〔302〕．

「之得二三日」

　麻黄附子甘草湯は，すなわち麻黄附子細辛湯から細辛を去り，甘草を加えて構成されている　細辛を去るのは，発散の力を減らして正気を傷つけないようにするためであり，甘草を加えるのは，正気を助けて虚を補するためである．尤在涇は，「寒邪は発しなけ

麻黄附子甘草湯の組成と作用

ればならず、而して陰病はまた発しすぎてはならない」といっているが、ここに麻黄附子細辛湯を麻黄附子甘草湯に変える妙義があるといえるだろう．

太陽病との関係　上述した少陰と太陽という表裏がともに病むものについては，太陽病篇にある「病発熱頭痛し，脈反って沈」〔94〕の証候と互いに参照するとよい．太陽病篇は太陽が主となっているので，「脈反って沈」といっているのであり，少陰病篇は少陰が主となっているので，「反って発熱す」といっているのである．この二条は前後互いに呼応している．

脈陰陽倶緊反汗出　太陽と少陰の表裏関係の緊密さは唇と歯のごとくである．少陰病が太陽に連なると表裏同病になる．また太陽傷寒で脈陰陽ともに緊のものは，本来ならば無汗であるが，これが反って汗出ずる者は，寒邪が盛んでありすぎて少陰の陽気を傷つけたためであり，「これは少陰に属す」〔283〕のである．少陰の腎陽は一身の陽気の根源であるので，少陰が陽虚であれば衛陽もそれに随って虚となり，衛陽が営陰を守る作用が失われて，その結果汗が出るのである．少陰腎経の経脈は膈を上って咽喉を循り，腎は胃の関であり，下の二陰を司っている．

咽痛と吐利　もし太陽の寒邪がとびこえて少陰に直入すると，少陰の経・臓をともに病ませて咽痛や嘔吐，下痢などの証があらわれる．

2．附子湯の証

無熱背部悪寒　少陰病を患って一二日のとき，発熱せずに背部に悪寒のするものがある．これは背は陽の府であり，背部に悪寒するのは，陽気が衰えて陰気が盛んである微候である．寒邪が裏に入り，病が陰から発すれば，陽虚陰盛であるから，口渇も口燥もなく，「口中和し」〔304〕となるのである．四肢は諸陽の本であるが，陽虚で

手足寒　あるために四肢に陽気が達しないので手足が冷えるのである．また

身疼，骨節疼痛　陽虚陰盛であれば寒湿がとどこおるので身痛，骨節疼痛があらわれる．太陽傷寒は，発熱，悪寒，無汗，身痛，骨節疼痛の症状が

あり，脈は必ず浮となり麻黄湯証に属するが，附子湯証は発熱が　　麻黄湯証との
なく，手足寒，身寒，骨節疼痛して，脈は浮ではなく沈であり，　　鑑別
これは少陰陽虚裏寒に属している．治療にはまず灸法を用いる．
たとえば関元穴に灸を施して元陽を助け消陰し，そのあとに附子　　灸による治療
湯で温陽益気，固本培元をおこなう〔305〕．

　附子湯は炮附子，茯苓，人参，白朮，芍薬で構成されている．　　組成と作用
附子は温腎して真陽の本を助け，人参は元気を大いに補い，茯苓，
白朮に附子を配合して寒湿の凝滞を温化させ，また人参の健脾益
気の作用を助けるのである．芍薬は斂陰和血の作用があり，身痛
を緩解させ，また他の薬の温燥性を制し，かつ陽薬を陰分に引き
入れる．本方は脾腎双補の方剤であり，先天と後天をそれぞれ固
め，扶陽固本の代表的方剤である．後世の参附湯は本方を変化し　　参　附　湯
てつくられたものである．

3．真武湯の証

　本証は太陽病篇においては，太陽病を発汗しすぎたために陽気
を損ねておこった変証として提起されている〔84〕．陽を損ねたと
いうことは，実際には腎陽を損ねたということであり，その病は
すなわち少陰病である

　もし寒邪が少陰に中(あた)り，二三日たってもよくならないと，四五
日たって邪気は深く侵入して臓が病むようになる．これは，少陰
腎中の陽気が，寒邪によって傷められ陽虚となったため水を制す
ることができなくなり，水邪がそのために氾濫しておこった病で
ある．水寒が内に凝結すると腹痛がおこり，気が液を化せないと
小便不利になる．水寒が外に溢れて陰が凝るので四肢が重く，だ
るく痛み，水寒が腸に下注すると自下痢となる．

　水邪による病変はよく動き，いろいろなところに氾濫し溢れて
病になるので，「或証」〔或いは××，或いは××，と書かれた証〕
も非常に多い．たとえば心肺を上犯すると心悸して咳し，胃に上
逆すると気逆して嘔し，肌膚に氾濫すると浮腫となり清陽の気が

おかされると，頭目眩暈が起る．病源を追求すると，それはすべて水にあり，『傷寒論』の中で「此れ水気有りと為す」といっているが，これは病変の重点と要害の所在を指摘したものである．治療には真武湯を使って温陽駆寒して利水する〔316〕．（方薬は太陽病篇〔p.107〕にみられる．）

附子湯との作用の違い

　附子湯と真武湯は，ともに温陽の剤であり，その薬物構成はお互いに一味違うだけであるが，それぞれの作用は異なっている．柯韵伯は，附子湯は，「大温大補の方剤であり，真武湯と似ているようであるが実際は異なり，白朮，附子の量を倍にして生姜を去り人参を加えたものであり，温補して元陽を強壮するが，真武湯は温散して腎水を利する」と指摘している．

4．四逆湯の証

　少陰の陽気は，一身の陽気の総もとじめである．陽気には水穀を腐熟したり水液を蒸化布する作用がある．少陰陽虚になると，水穀を腐熟することができなくなり，また水液を気化することができなくなるので，清穀下痢を起こしたり，寒飲が膈の上に停滞して乾嘔〔からえずき〕のため吐きたくても吐く物がなくて苦しむ状態を起こしたりする．また陽気が四肢に到達できないので，手足が冷えたり，ひどいものでは四肢が厥逆したりする．

膈上の寒飲の虚実

　膈上に寒飲があるものには，虚実の区別があり，少陰の陽虚によるものであれば，脈は必ず沈にして微細の脈となる．また脈が弦遅で力のあるものや，関脈，尺脈が沈で寸脈が微浮の脈象であれば胸中寒実の証に属する．これは弦脈は飲を，遅脈は寒をそれぞれ主っており，寸脈は胸中の状態を反映しているからである．胸中にある寒痰の実邪が，胸中の陽気をふさいで四肢に到達させないので手足厥冷がおこるのである．また胸膈に痰飲実邪があるために，「飲食口に入ればすなわち吐す」〔324〕のであるが，また吐けないという状態もある〔324〕．痰飲実邪が胸中につまると，気機が阻滞するので，「胸中痞鞕し、気咽喉に上衝して息するを得ず」

〔171〕などの証候があらわれるが，これは邪の上越を反映したものである．

以上のような虚実病証の違いによりまたその治法も異なる．たとえば病が少陰陽虚に属し，虚寒が下から上にあがって寒飲を胸隔に停滞させるものでは，四逆湯を使って少陰を温めて寒飲を化さなければならない．また寒痰が胸中に阻滞した実証のものであれば，「病上にある者は因って之を越す」の法則にもとづいて吐法を用い瓜蒂散を使う． 四　逆　湯
吐法－瓜蒂散

四逆湯は（生）附子，乾姜，炙甘草で構成されている．附子は少陰を温めて回陽し，乾姜は温中して寒を散じ，炙甘草は和中補虚をするが，この三薬が組み合わさって回陽救逆の効を奏するのである． 四逆湯の組成
と作用

腎は先天の本であるが，もし少陰腎の陽気が衰えると全身の陽気も衰える．少陰真陽が衰竭すると証候がはっきりとあらわれるので，すみやかに四逆湯を投じて急温しなければならない．それで『傷寒論』では，「少陰病，脈沈の者は急に之を温めよ，四逆湯に宜し」といっているのである〔323〕． 急　　温

瓜蒂散は即ち瓜蒂，赤小豆を擣いて散とし，さらに香豉を煮て稀糜を作り，その汁を取り散に加えたものである．瓜蒂の味はきわめて苦であり，性は昇にして催吐作用に長じている．赤小豆は味は苦酸であり利水消腫の作用があり，この二薬を配合すると酸苦涌泄の効能がおこる．香豉の汁を用いて頓服するとこれには除煩宣泄の作用があるので，涌吐の作用を強めることができる．本方はもっぱら胸中実証をなおすが涌吐の力が猛烈であるため「諸亡血虚家」に対しては使用してはならない〔171〕． 瓜蒂散の組成
と作用

禁　　忌

瓜蒂散証には，発熱，汗出るなど「病，桂枝の証の如く」〔171〕のようなものがあるが，この場合には頭痛，項強はなく，太陽病篇ではこれらを鑑別比較するために瓜蒂散証を提起しているのである．本証はまた少陰病篇でも提起されているが，これは少陰陽虚で飲のあるものについて，陽虚寒飲と陽鬱痰実の二種類の病証 鑑　　別

の鑑別診断を提示したものである〔324〕．

5．通脈四逆湯の証

少陰は水火の臓であり，陰陽の根本であり，もし寒が少陰を傷ると陰寒が非常に盛んとなり反って外に格陽〔陽を外にさえぎる〕し，陰盛格陽証を形成する．陰が内に盛んであると，清穀下痢，手足厥逆，脈微にして絶えんと欲すの状態となり，陽が外に阻害されると身熱して悪寒せず顔色が赤くなる．上述した証候は陽虚が非常に極まり陰寒が非常に盛んとなっておこる陰陽の格拒の証であるので，それは「裏寒外熱」を呈するが，じつは真寒仮熱なのである．病変の機序および臨床所見からみると本証は四逆湯証よりも重く，もし緊急に治療して救わないと，脱汗亡陽となるおそれがある．治療には通脈四逆湯で寒を逐い陽を摂り，通脈救逆するべきである〔317〕．

「裏寒外熱」

〔訳註：格拒——体内の陰が非常に盛んであると，陽気が外に拒まれ，内は真寒で外は仮熱の証候が出現する（陰陽格陽）．逆の場合もある．これが陰陽の格拒である．〕

組成と作用　　通脈四逆湯の薬物構成は四逆湯と同じであり，乾姜と附子の用量を増やしているだけであり，回陽救逆の作用は四逆湯のそれよりもさらに強くなっている．

加　減　法
「戴　陽」証

通脈四逆湯証の基礎のうえにさらに顔色が赤くなっているものは，陰が下に盛んで，陽が上に阻害している「戴陽」証である．この場合には本方に葱白を加えて破陰駆寒し，陽気を呼びもどしてやらなければならない．もし肝脾血脈不和によって腹中痛のあらわれるものに対しては，辛滑で陽に走って血に不利となる葱白を去り，芍薬を加えて血脈を利して，緩急させて止痛する．もし胃気が飲邪によって上逆して嘔するものには，生姜を加えて化飲止嘔する．邪気が少陰経脈にそって上犯して喉痺咽痛するものには，酸斂である芍薬を去って桔梗を加えて喉痺を開く．下痢が止まっても脈のでないものは陰陽が衰竭して気血が大いに虚してい

るので，人参を加えて復脈し桔梗を去り正気の消耗を防ぐ〔317〕．

治験例　徐国槙という人が傷寒を患い六七日になる．身熱があり，目は赤く，水を飲みたがるが水を目の前にすると飲めず，異常に煩躁している．ドアや窓を大きく開いて，地面に臥してころげまわり，さらには井戸にとびこみたがっている．ある医者が急いで承気湯を飲ませようとした．私がその脈を診ると非常に洪大で，これを重く按じると無力であった．これは陽が暴脱しようとして，外は仮熱を呈し，内には真寒があるからである．乾姜，附子を投じても，恐らく回陽できないかもしれないのに，どうして純陰の薬を投じ，更にその陽を傷つけることができるだろうか．水ですら飲みたがらないのにどうして大黄，芒硝を飲ませることができるであろうか．天気が非常に暑い時には必ず大雨が降る．この患者の証はしばしの間であっても体に大汗をかくと救いようがなくなる．

　附子，乾姜各五銭，人参三銭，甘草二銭を煎じて冷服させる．服薬後，寒慄し歯をガタガタいわせて寒がり，綿ブトンを頭からかぶり手をフトンの中に縮め脈診もさせない．陽微の状態が著明になりだしたので，更にこれを一剤服用させると微汗が出て熱が退いて癒えた．(『寓意草』〔清・喩昌撰，1643年〕より引用）

6．白通湯と白通加猪胆汁湯の証

　少陰病で下痢し，脈微にして沈伏のものは，寒邪が直中して陰盛抑陽となって陽気が暴虚したためであり，〔陽気が〕内を固めることや，また脈に通じることができないので一般の寒証よりも，さらに重い状態にある．治療には白通湯を与えて扶陽破陰をするのが適当である〔314〕．

　白通湯は葱白，生附子，乾姜で構成されている．方剤中の乾姜，附子は温経回陽して散寒し，葱白は辛滑で性は熱であり，陽気を通じさせ陰寒を破るのに長じており，温陽剤の中に加えると鬱滞

下痢，脈微而沈伏

白通湯の組成と作用

されている陽気を疏通するので「白通湯」と命名されているのである．

下痢不止，厥逆無脈，乾嘔而煩

　白通湯を服用後，奏効がないばかりか反って下痢して止まらず，厥逆して脈がなく，乾嘔して煩するなどの証があらわれるものは，陰寒が非常に盛んであるために大熱の薬を拒んで受けいれず，そればかりかさらに寒邪を激発して本来よりもはげしさを増したことを物語っている．また下痢のあと陽気が傷られるばかりか陰液も損傷していることを物語っている．白通湯は扶陽をするだけで育陰することはできず，陰が回復しないと脈もあらわれず，陰が陽を収斂しないと虚熱は上に浮くので乾嘔して煩するのである．上述した二つの原因にもとづくと，本証の治療には単純に温熱回陽剤を使うだけではその任を果たすことはできず，白通湯に人尿と猪胆汁を加えて扶陽育陰し，また苦寒を反佐として陽薬を陰の中にみちびいてやらなければならない〔315〕．

白通加猪胆汁湯の組成と作用

　白通加猪胆汁湯は，すなわち白通湯に人尿，猪胆汁を加えたものである．人尿（一般には童便を使う）は味は鹹，性は寒であり益陰の作用がある．猪胆汁は味は苦，性は寒であり滋液兼虚熱を清する作用がある．この二薬はそれぞれ人間と動物から取ったもので生気があり，衰竭した陰を補充し，枯れようとしている液を滋す．またその性が寒であることにより反佐として陽薬を用いて陰分にみちびいて直入させて陰陽の格拒を防止するのである．これは「甚だしき者は之に従う」という治法の運用である．

予後の判断

　白通加猪胆汁湯を服用後，脈が有から無に，弱から強になるものは，正気がしだいに回復し，陰邪がしだいに消退していることを説明しており，これは治癒する方向にむかっている証〔向癒である．すなわち脈「微に続く者は生く」ということである．脈が暴かにあらわれ，あるいは脈が浮散にして大のもの，あるいは急促にして無根〔胃気のない脈〕のものは，根のない陽が暴脱する微候であり，予後の多くは不良なので『傷寒論』では，「脈暴かに出ずる者は死す」といっている〔315〕．

7. 呉茱萸湯の証

　本証は胃気虚寒証に属しており，これについてはすでに陽明病篇〔p.145〕で紹介した。ここでの呉茱萸湯証は寒邪を受けて少陰病となったもので，寒濁が上って胃を犯すと嘔吐し，下って腸に迫ると下痢する．陽気が寒邪によって抑えられ傷つけられると四肢を温養することができないので手足逆冷する．陽気が寒邪によって抑えられてはいるが，まだ衰退はしていないで陰寒の邪と充分に交争できるので，煩躁が特にひどく，耐えがたい程である．本証は「少陰病吐利し」といっているが，嘔吐が主になっており病変の中心はいぜんとして中焦の虚寒にあるので，呉茱萸湯で温胃散寒して降逆止嘔するのである〔309〕．

病　　証

　治験例　伍××という32歳の女性の患者で，胃脘疼痛して水涎を嘔吐する．夜になると煩躁がひどくてがまんできず，坐っても臥してもおちつかず，頭痛，眩暈がする．脈は弦緩で無力であり，舌質は淡，舌苔は白にして水滑である．初診時には胃気虚寒と弁証して香砂六君子湯(こうしゃりっくんしとう)を与えたが効果は著明でなかった．再診時に煩躁，吐涎のあるものは呉茱萸湯の見証であることに気づき，呉茱萸湯を二剤与え，これを服用して治癒した．

8. 桃花湯の証

　下痢，膿血便は熱証によく見られるが，少陰虚寒証のものにもまた見うけられる．たとえば少陰病で，二三日から四五日して，虚寒下痢して止まらず，邪気が深く入り，病が久しくなおらないで絡に入り，気から血におよぶと，脾腎陽虚となり気が血を統摂することができなくなり，大便が固まらず滑脱して膿血便となるのである．

脾腎陽虚

　この証は虚寒に属するので，じわじわと腹痛し温めたり手で按じたりすると楽になる．脾腎陽虚であるから水穀を分けることができず，そのため下痢して止まらず，小便は反って少なく尿不利

病　　証

となる．熱痢の膿血便は，その血色は鮮明で臭気がひどく，また裏急後重，肛門の灼熱感を伴う．少陰虚寒の下痢，膿血便は，その血色は黒っぽいか，あるいは淡く，臭気はなく大便は滑脱して止まらず，肛門には灼熱感がないという弁証の特徴がある．少陰病の下痢膿血便の治療には，桃花湯を使い温中固脱して下痢を止める〔307〕．
〔訳註：滑脱——腸の内容を保持できないですぐ下してしまう状態〕．

組成と作用　桃花湯は赤石脂，乾姜，粳米で構成されている．この証には下痢，膿血便がともにあり，滑脱不固の状態であるので赤石脂で下焦を填補し，気血を固渋して下痢を止め，乾姜で温中散寒し，粳米で脾胃を益してその虚を補うのである．赤石脂の半分はそのまま煎じて用いあとの半分は粉末にして煎薬にとかして飲むが，その意図するところは薬物の吸着固腸〔収斂〕の作用を強めるところにある．服薬後，下痢が止まり，小便が利し，膿血がなくなると腹痛も止まるが，このことからこの場合，温渋固脱〔温めて収斂し滑脱を防ぐ〕が，「病を治すには必ず本を求む」という法であることがわかる．本方は慢性の下痢で虚寒滑脱に属するものにはすべて応用することができる．

治験例　程××という56歳の患者である．腸チフスを患い四十日余りの入院治療をうけ基本的に治癒しているが，ただ膿血便がまだある．膿血便の状態は血が多く膿は少ない．日に三四回下り，ときおり腹痛もあり，いろいろ治療を受けたが効果がなかった．顔は平素から光沢がなく，手足が冷え，疲労しており，食欲も減退している．六脈は弦緩で，舌は淡で胖舌である．これは脾腎陽虚の証であり寒邪が血絡を傷り下焦が失約したものであり，少陰の下痢膿血便に属する．久しく下痢していたので大腸は滑脱しているばかりでなく，気血の虚衰も免れることができない．治療は温渋固脱保元〔温め収斂し滑脱を治す〕の法を用いる．赤石脂30ｇ（半分は煎じ，半分は粉末にしてのむ），炮姜９ｇ，粳米９ｇ，人参９ｇ，黄耆９ｇ．三剤服用して膿血便は止まり，更

に三剤服用して下痢が止まり体力も回復した．帰脾湯加減にかえて治療効果の安定を計った．

第3節　少陰病の熱証

　少陰熱証は少陰寒証と対応する証候である．少陰は水火の臓であり，陰陽の根本であるので，少陰病には陽虚火衰による寒証があるばかりでなく，また陰虚火旺による熱証もある．つぎに少陰病熱証のいくつかの主要証候の弁別と治法について紹介する．

1．黄連阿膠湯の証

　少陰病になって二三日以上すぎ,陽虚陰盛に属するものは,但だ寝ねんと欲し寤少寐多〔目ざめている時が少なく，寝ている時が多い〕が主となる．陰虚陽亢に属するものは必ず煩がみられ，横になって寝ることができない．正常な生理状態では，心火はたえず下降して腎水を温め，腎水もたえず上昇して心火を滋養する．少陰心腎の水火が互いに相交しておれば，陰平陽秘となり，陰陽の相対的平衡状態がつくられて，人体の正常な精神活動が維持されるのである．しかし少陰病で腎水が欠乏状態となると，心火を制することができず，心火が上炎する．陽が陰に入らず外で躁擾するのでひどい心煩がおこり，横になって寝れないという証候がおこる．これは陰虚火旺に属するので舌質は紅絳，苔は光滑で，ひどいものでは楊梅〔やまもも〕状を呈する．脈は細数で，小便は必ず黄色となる．治療は黄連阿膠湯を用いて瀉火滋水し，心腎を交通させる〔303〕．

病証

　〔訳註：陰平陽秘——陰精も陽気も十分で，相互に調節して平衡関係を維持するのが正常な生命活動の基本条件である．これを「陰平陽秘」という．『素問』生気通天論に「陰平陽秘，精神乃治」とある.〕

　黄連阿膠湯は黄連，黄芩，芍薬，阿膠，鶏子黄で構成されている．本方は黄連，黄芩で心火を瀉して下降させ，阿膠で腎水を滋

組成と作用

して上潮させ，鶏子黄で心血を養って寧神し，芍薬で和血して斂陰させる．本方を用いるとき阿膠はとかしてから湯剤の中に入れ，湯剤が少し冷えてから鶏子黄を入れるように注意しなければならない．この二薬は湯薬の中に入れて同時に煎じてはならない．

治験例 張××という25歳の男性である．心煩して少ししか眠れず，とりわけ夜になるとひどいという．部屋が狭く感じられ，息がつまって我慢できず，いらいらして居ても立ってもいられなくなり，いつも室外にとびだしたくなるという．脈は数，舌質は紅，舌尖部はイチゴのように紅くなっている．これは心火が燃え，しかも腎水が上昇できず，陰陽不交，心腎不交となって火上水下となった証であり，黄連阿膠湯に竹葉，龍骨，牡蠣を加えて投与した．一剤服用すると心煩が軽減し，二剤服用して眠れるようになった．

2．猪苓湯の証

少陰腎は水臓であり，腎は水液の代謝と排泄に対して重要な作用をおこなっている．腎には腎陰，腎陽があり，陽虚になると水を化せなくなり，陰虚もまた水停をおこさせる．陰虚陽亢となり火熱が心をかく乱するので心煩して眠れなくなり，蓄水になると小便不利となり，陰虚水停のために津液が上昇できないので口渇があらわれる．水熱が互いに結び，三焦に氾濫して，肺に迫ると咳し，胃に逆すると嘔し，大腸に滲出すると下痢がおこるのである．陰虚停水，水熱互結の治療には滋陰清熱利水をおこなうのがよく，猪苓湯を用いる〔319〕．

猪苓湯は猪苓，茯苓，沢瀉，阿膠，滑石で構成されている．本方は，猪苓，茯苓，沢瀉で小便を利して水気をとりさり，滑石で清熱通淋して水道を利し，阿膠で滋陰潤燥して少陰を益すのである．本方は臨床では慢性腎炎の治療に用いられ，とりわけ腎盂腎炎と腎結核で小便不利，心煩，少寐などの証候のあるものに対し

てとても良好な効果がある．

　本証と黄連阿膠湯証はともに少陰陰虚で熱のある証候に属するが，本証は陰虚停水の証であり，黄連阿膠湯証は陰虚火旺の証である．この二証はともに心煩，不寐があらわれるが，本証の脈は細数にして弦であり，舌質は紅，舌苔は反って白滑であり，また小便不利などの特徴があり，黄連阿膠湯証とは異なる．　　　　　　　　　　黄連阿膠湯のの鑑別

　治験例　黎という19歳の女性である．慢性腎炎を患い，下肢に浮腫があり，小便は紅赤色で量は少なく排尿時に灼熱感がある．心煩，不眠で腰はだるく力がはいらないという．尿検：赤血球+++蛋白＋．陰虚で熱があり，水熱が凝結したものと弁証する．猪苓湯加旱連草，女貞子，三七粉を合計十二剤服用して，諸症状はしだいに消失した．尿検：赤血球(−)，蛋白(−)．

3．少陰の邪熱が太陽に外転した証

　少陰と太陽は表裏関係にあり，経脈は互いに相通じているので，その病変は互いに影響することがある．前に紹介した麻黄附子細辛湯証〔p.185〕はそのよい例である．少陰と太陽病変は互いに影響しあうが，それは寒証が表から裏におよぶのが見られるばかりではなく，時には熱証が裏から表に出るのが見られることを指摘しておかなければならない．たとえば少陰病で八九日してから全身および手足が発熱するものは，少陰の邪熱が太陽膀胱という表に還ったことを物語っている．一般的にいうと，邪気が裏から表に出ることは，人体の正気が比較的盛んであり，邪を外においだすに足る力をもっていることを示している．とりわけもともと少陰虚寒証であったものが全身，手足に温熱が見られるようになった場合は，陽気が回復し疾病が治癒する方向にむかっている良い現象である．しかし陽気が回復しすぎて熱が膀胱にあり解さなければ，陰絡〔下行している絡脈，或いは位置が比較的に深い絡脈〕を灼傷して血が下にくだって血尿が発生することがある〔293〕．

病　　　　証

全身・手足の発熱

治　　法　　本証に対しては『傷寒論』では具体的な治法をあげてはいないが，後世の注釈家には猪苓湯，黄連阿膠湯を用いると指摘しているものや，犀角地黄湯を用いると指摘しているものがあり，これらを参考にすることができる．

4．四逆散の証

　　少陰は水火を主り，内には真陰，真陽を有している．水火が互いに交通し，陰陽が互いに助けあっていることは，人体が正常な生命活動をいとなむための必要条件の一つである．これらは少陰の枢機作用に頼っておこなわれている．すなわち少陰は，「三陰の枢（かなめ）*」であるだけではなく，また水火，陰陽を調節する重要な鍵なのである．少陰陽虚であれば，陽気が四肢に到達できず，陰寒が必ず盛んになって四肢逆冷，悪寒，下痢などの証があらわれる．

病　　証　　もし少陰の枢機が不利となって陽気が抑圧され四肢に到達できなければ，やはり四肢逆冷があらわれる．少陰陽気が抑圧されたものは陽虚ではないので，悪寒，下痢などの虚寒証は見られず，治療も四逆湯を用いることはできない．この場合には四逆散で鬱滞した陽気を暢達し，気血を調整をしなければならない．

〔三陰の枢：少陰は両陰の間にあって枢要な機能を果していること．〕

組成と作用　　四逆散は，柴胡，枳実，芍薬，炙甘草で構成されている．本方は柴胡，枳実で解鬱開結して陽気を疏達し，芍薬に甘草を配伍して血脈を和して陰を利する．これはすなわち「その陽を治する者は必ずその陰を調し，その気を理する者は必ずその血を調す」の意味である．

加　減　法　　肺寒気逆を伴って咳する者には，乾姜，五味子を加えて肺寒を散じ肺気を収斂させ，心陽不振を伴って心悸する者には，桂枝を加えて心陽を温通し，水が下に停滞して小便不利となっている者は，茯苓を加えて淡滲利水〔甘淡滲湿薬による利尿法〕を行い，寒が裏に盛んであるために腹中が痛む者には，附子を加えて温陽散寒して止痛し，寒気鬱滞して下痢が続く者には，薤白を加えて散

第3節 少陰病の熱証

寒通陽する〔318〕．

治験例 全という32歳の男性の患者．患者は手足厥冷して痛みとしびれが非常にひどく，手足の汗は厥の深さの違いによって異なり，厥が深いと手足の汗も多く，厥が微であれば手足の汗も少ない．以前に附子，乾姜などの回陽救逆の薬を服用しているが効果はなかった．患者の身体は大柄で顔，頬部もよく肥えており寒厥の体徴には見えないが，その手を握ってみると氷のように冷めたい．脈は弦であり按じてもしっかりしており，舌質は紅，舌苔は白．この証は陽虚による寒厥でも陽盛による熱厥でもなく，脈が弦であることから弁証すると陽鬱に属することに疑いの余地はない．陽が裏に鬱し，四肢に到達しないので厥し，陰を外に滲出するので汗が出るのである．陽鬱がひどいほど手足の厥逆も深く汗もまた多くなり，これと反対の場合には手足の汗もそれに相応して減少するのである．

　四逆散原方を服用させて，その効果をみることにする．服用後，患者は気が臍下まで下行するのを自覚し，それが微かに跳ねて動くのが感じられ，全身が急に軽くさわやかになり，手足も温かくなり汗も止まった．患者は非常に喜んで病がこれで治癒したものと思い報告にきた．ところがはからずも二剤服用しおわると手足がまた厥して汗も以前のように出だした．私は前方に桂枝，牡蠣を加えて，桂枝に芍薬を配伍して営衛の調和をはかり，牡蠣が芍薬を得ることによって斂汗して固陰させることをはかった．二剤服用すると厥は転じて温かくなり，汗もへったが，続いて服用するとまた効果がなくなり病は反復した．

　医書をひらいて王太僕〔王冰，唐代〕の「火の源を益し以って陰翳を消し，水の主を壮し以って陽光を制す」という名言を見て突然悟るところがあった．この証に対し上述の方剤はすべて有効ではあったが，効果を安定させられなかった．その鍵はただ陽鬱を疏達させることだけにとらわれて，滋陰して陽に対抗

するこを知らなかったからである．陰が不足すると陽を制することができず，それが反って陰にせまり汗となる．陽は陰がないので孤立し自ずから鬱して厥する．陽鬱している気は疏達すればよいが，弱陰を救わないでよいものであろうか．そこで肝腎を同時になおし，理気と滋陰を同時に行う法をとって四逆散と六味地黄丸を合方した．六剤服用すると厥は転じて手が温かくなり，汗も止まった．その後，再発はしない．

適　応　　四逆散は陽鬱による厥をなおすだけではなく，また陽鬱不伸，少陰枢機の不利による男性の陽萎および婦人の性機能減退などの病証をなおす．脈が弦で情志が抑鬱している者であれば，本方を服用すると常に効果がある．

第4節　少陰の咽痛の証・治

少陰経脈は咽喉を循り，舌根を挟んでいるが，邪が少陰経あるいは少陰経脈に宿って，経脈が損われると咽喉疼痛がおこる．

甘草湯　　少陰病で二三日して邪熱が上攻して，ただ咽喉腫痛するだけでまだ潰瘍になっていないものには，甘草湯を使って解毒消腫止痛すればよい〔311〕．

組成と作用　　甘草湯は生甘草一味で構成されている．生甘草はその味は甘で性は寒であり，甘で緩急止痛し，寒で除熱解毒する．

桔梗湯　　甘草湯を服用して病がよくならないものには，すなわち咽喉腫痛がなおらないものには，桔梗湯(ききょうとう)を与えて熱結を散じ喉痺を開いてやればよい〔311〕．

組成と作用　　桔梗湯はすなわち甘草湯に桔梗を加えたものである．本方は生甘草で清熱解毒して止痛し，桔梗で開痺散結して咽喉を利するのである．

苦酒湯　　もし少陰の熱邪が経を循って上衝し，咽喉を灼傷して瘡を生じて，言葉が話しにくくなったり，声が出なくなったり，かつまた

大量の分泌液が咽喉にまつわってとれなくなったものには，苦酒湯で清熱解毒し傷口を収斂させるとよい〔312〕．

　苦酒湯は半夏，鶏子白(卵白)，苦酒(酢)で構成されている．半夏は滌痰開痺して分泌液をとり除く．鶏子白はその性味は甘寒であり，清熱潤燥して止痛する．苦酒はその味は苦酸であり，邪毒を散じ，瘡腫を消し傷口を収斂させるのに長じている． 組成と作用

　もし少陰病で寒が外を抑えつけ，陽が内に鬱滞し，経気が不利となって咽中が痛み，痰涎が喉にまとわりつき，うまく吐きだせない者には，半夏散および半夏湯を応用して散寒滌痰して開結止痛すればよい〔313〕． 半夏散(湯)

　半夏散は半夏，桂枝，炙甘草で構成されている．本方は桂枝で通陽散寒し，半夏で滌痰除涎し，甘草で和中解毒するのである．本方は散剤として，また湯剤としても用いることができる． 組成と作用

　少陰病で下痢してのち咽痛があらわれるものは，陰液が損耗して経脈が滋養されないで起ったものと考えなければならない．少陰虚寒の下痢においては，寒は下痢とともに軽減するが，津液も下痢とともに奪われ，陰が下で傷つくので陽が必ず上に浮くことになる．少陰の経脈は，腎より上って肝膈を貫き，肺中に入り，咽喉を循る．その支脈は肺より出て心を絡い，胸中に注いでいる．少陰の虚熱が経脈にそって上焦を乱すと，咽痛だけではなく，また胸満，心煩などの証もあらわれる．本証の治療には涼薬，温薬ともに不適当であり，猪膚湯で肺腎を潤し，腸胃を益して虚熱を収斂させるのがよい〔310〕． 猪　膚　湯

　猪膚湯は猪膚，白蜜，白米粉で構成されている．猪膚はすなわち猪皮〔豚皮〕であり，肺腎を潤し少陰浮遊の火を清する．猪膚は潤性ではあるが滑腸の弊害がない．白蜜の性味は甘寒であり生津潤燥して除煩する作用があり，白米粉を熬ったものには醒脾和胃の作用があり，また下痢による虚を補する作用がある． 組成と作用

〔訳註：醒脾——芳香健脾薬を用いて脾の運化機能を鼓舞すること．〕

治験例 李××という22歳の女性の患者である．歌唱に長じており，よく歌劇を演じている．ある日突然声がかすれ，咽喉がかわいて痛み，しばしば麦門冬，胖大海などの薬を服用したが効果がなかった．舌質は紅で，脈は細であり，肺腎陰虚，虚火上擾による「金破不鳴*」の証と弁証する．猪膚湯法を用いることとし，鶏子白で調味して徐々に服用させると，一剤できれいな声がでるようになり，喉痛が消失した．

〔訳注：金破不鳴――肺が損傷して音声がかすれる病変．肺は五行では金に属しているのでこの名がある．〕

以上のことからわかるように咽痛は少陰病変の一つの特徴であり，その治療に用いられる甘草湯と桔梗湯の解毒散結緩痛，苦酒湯の酸収，猪膚湯の清滋および半夏散の散寒滌涎などの治療法は，今日にいたっても咽喉科疾患治療の基準とされている．

第5節　少陰病の急下の証

陽明病篇では，大承気湯に三つの急下証があることを指摘した〔p.131〕．その主要な精神は，凡そ陽明腑証で病勢が急である，発展が早い，少陰真陰が灼傷される徴候があるという場合には，大承気湯を投与して急下し，陰を保たせようとするというものであった．陽明病の急下証から，陽明燥熱と少陰陰傷という二つの病変の密接な関係がわかる．もし陽明の燥熱によって陰が傷られて少陰証を合併する者は，陽明急下証に属する．もし少陰水欠で燥熱が内に盛んであり陽明証を合併する者は，すなわち少陰病急下証に属する．以下に少陰病の三つの急下証についてそれぞれ紹介する．

陽明の急下証
少陰の急下証

少陰の熱邪が陽明に併入し，わずか二三日であるのに，口燥，咽乾が見られるものは，陽熱の気が盛んで陰液が少なくなっていることを物語っている．熱が陽明に合併すると，脾土実にして水欠となり，必ず胃実などの証もおこる．胃実を下さないと，少陰

の陰液は回復できないので大承気湯で急下しなければならない〔320〕. 　大承気湯

　少陰の熱が陽明に合併して, 糟粕と相結して胃腸燥結をひきおこして下らなくなると, 津液をむりやり下注させて傍流し「自利清水, 色純青」となり, 燥熱が陽明に結実すると「心下必ず痛む」となり拒按を呈し, 少陰陰液が損傷して上昇できないので口舌乾燥するのである. 燥結が去らないと傍流も止まらず, 津液はいっそう枯渇し, 亡陰脱液の危険があるので, 大承気湯を用いて急下させるのである〔321〕.

〔訳註：傍流——陽明腑実証は大便燥結が普通だが, 時に黄色悪臭の糞水を泄瀉する. これを熱結傍流という.「自利清水」はこの状態である.〕

　少陰病が六七日しても治癒せず, 邪気が深く入ったもので, もし清穀下痢が見られず反って「腹脹し, 大便せず」が見られるものは, この証が少陰虚寒証ではなく, 少陰邪熱が陽明に還ったものであることを物語っている. これは「中陰溜腑」の証に属する. 　「中陰溜腑」
この場合舌苔が黄色で燥いており脈が沈実で力があれば, 大承気湯を用いて熱を瀉し陰を保たなければならない〔322〕.

治験例　『名医類案』〔明・江瓘篇, 1552年〕の一例：
孫兆〔十一世紀〕は東華門の竇太郎が傷寒を患い, 十余日が経過し, 口舌かわいて渇し心下〔原文の「心中」は誤りであろう〕疼み, 自利清水〔熱結傍流のこと〕するものを治療した. 衆医はみな保守的になり, 汗下することを敢えてしようとしなかった. 孫兆が,「明日になると, もう下すことはできないが, 今ならまさに下すことができる. 小承気湯を投与して通便させ寝せておくと, 明日には回復するだろう」というと, 他の者たちが「この証は何故に下すと癒えるか」と聞いた. 孫兆は「書を精読しないのなら, いたずらに書をもっているだけにすぎない. 口燥し舌乾き渇するもの, 少陰証でなくして何であろうか. 少陰証はもとより

下してはならないが，少陰証で自利清水と心下痛のある者はこれを下せば治る．仲景の書にはっきりそう書いてあるではないか」というと，みなの者は孫兆に敬服の意を表わした．

第6節　少陰病の治療禁忌

　少陰は陰陽の根本であり，生命の本であるので，病が少陰に至ると多くは危篤な証候を呈する．しかしながら適時に寒を温めて陽を扶け，あるいは熱を瀉して陰を保つなどの治療を施せば，病状が危篤であっても，多くの場合は救治することができる．また少陰病の治療は適時に行なうだけでなく，絶対にその治療禁忌に違反して治療過誤を犯してはならない．少陰病の治療禁忌にはどのようなものがあるか，つぎに例をあげて説明する．

脈細沈数　　「少陰病，脈細沈数になるは，病裏に在りと為す．発汗す可からず」〔285〕．沈脈は病が裏にあることを，細数の脈は陰虚にして熱があることをそれぞれ示しており，少陰臓病で陰虚にして熱があるものの治療は滋陰降火しなければならず，発汗してはならない．もし無理に発汗すると竭陰耗液の変が生じる．

　少陰病で陽虚陰盛にして陰と陽が互いに相搏し，脈沈細数で，これを按ずると無力の者の治療には，腎根を固める治法をとるべきであり，これも絶対発汗してはならない．この証は陰が陽にせまったもので，陽が無力の状態でこれと争って脈が数となっているのであり，陽が陰によってはばまれたために発熱することがあるのであり，これは陽気が已に散じようとしているのである．この発熱を太陽表証の発熱と誤って，無理に少陰の汗を発すると，必然的に汗が出て亡陽となり，いろいろな変証が次々と現われることになる．要するに，脈が沈細数であれば，それが少陰陰虚の場合であろうと，あるいは少陰陽虚の場合であろうと，すべて発汗してはならない．発汗すれば竭陰亡陽をひきおこす．

微脈　　「少陰病，脈微なるは，発汗す可からず」〔286〕．微脈は陽虚を

主る．少陰病で微脈がみられるものは陽気が大いに虚しているので発汗してはならない．陽虚であるものを無理に発汗すると必ず亡陽をひきおこし，少陰の根を抜くことになる．もし少陰の陽気がすでに虚しており，また尺脈が弱渋である場合は，尺脈は腎を候（うかが）う部位であり，弱渋の脈は精血不足を主っているので，これは少陰陰陽両虚を表わしており，発汗も攻下もしてはならない．発汗すると亡陽となり，攻下すれば必ず亡陰となる．これによってわかるように少陰病には大承気湯急下証があるとはいっても，その場合には尺脈は必ず弱渋であってはならない〔286〕．

尺脈―弱渋

　また少陰陽虚，脈微で四肢厥冷して無汗のものに対して，四逆湯を用いて急温することをせず，無理にこれを発汗すると，陽虚であるために津液を蒸化して汗とすることができず，反って経脈の血を発動して空竅から出血することになる．少陰の脈は咽喉を循り，舌本を挟み，目に連系しているので，血は口鼻や目からも出る．これらは陽気が下に厥し，陰血が上に竭きている「下厥上竭」の証であり，少陰の陰陽気血がともに傷ついているので難治の証に属する〔294〕．

「下厥上竭」

無効例　1963年に山西省太原で，徐という36歳の女性で慢性腎炎の患者を診た．すでに尿中毒の程度に至っており，小便はわずかしか出ず，口鼻からは時々衂（じく）血が出ており，また嘔吐，四肢厥冷，全身浮腫などの証もみられる．脈は沈で絶えんとしており，胖舌で舌苔は白であった．『傷寒論』少陰病篇でいっている「下厥上竭（けつ）」がすなわちこの証である．下厥して陽気が化さないから小便が通じず，上竭して血が統摂されないので口鼻から出血するのである．陰が上に竭し，陽が下に厥して，陰陽が互いに連絡せずに離絶しているので，これは難治の証である．真武湯加牛膝を与えて服用させたが無効であった．病人は一週間もしないうちに尿毒症で死んだ．

　少陰病には，汗，下の禁忌があるだけでなく，さらに火を以っ

発汗の禁忌

て劫かして発汗してはならないという禁忌がある〔284〕．たとえば少陰病で咳して下痢するものは，本来，寒邪による上下の変である．すなわち少陰寒邪が肺に上逆すれば咳し，腸に下迫すれば下痢となる．少陰陽虚裏寒のものは，四逆湯でこれを温めればなおる．四逆湯で温裏せずに，反って火攻を用いてその汗を劫かせば，腎陰を竭するだけではなく，胃液を損耗することになる．胃燥すればすなわち譫語し，腎燥すればすなわち小便難となる．このように誤って火攻して陰を傷つけたために壊証が発生するという点にも注意をはらわなければならない．

　少陰病の各種の変治法から以下のことがわかる．それは麻黄附子細辛湯による汗法，大承気湯による下法があり，また同時に汗・下法の禁忌があるということである．これは，すべての事物はみな「一分為二〔一を分けて二となす〕」であることを物語っている．総合的に学習し，全面的に把握することによってはじめてそれぞれの長所をみきわめることができ，弁証論治の全貌をつかむことができるのである．

第7節　少陰病の予後

　少陰は生命の根本であり，少陰病は六経病証の中で最も重いものである．少陰病の予後はある意味からいうと，病人の生死と関係している．『傷寒論』中では少陰病の予後に関して比較的多く論述されており，かつかなり真実性がある．これは実践的経験の総括によるもので非常に科学性があり，真剣に学習しなければならない．

　少陰病は概括していうと，陰陽偏衰の病変に属しているが，陽虚の証候が主となっている．少陰陽虚は病状が重く病勢も険悪であるので治療は急温しなければならず，少しでもおろそかにすると亡陽になる危険性がある．少陰陽虚寒証の予後状況を判断するためには，主として人体の陽気の存亡をみるが，これはすなわち

陽気の存亡

「陽存するは則ち生き，陽亡するは則ち死す」となるからである．

たとえば少陰病中風，すなわち風寒邪気が少陰経を傷り，その脈「陽微陰浮」すなわち寸微尺浮であれば，寸脈が微であることは邪が盛んでないことを示しており，尺脈が浮であることは陰病に陽脈があらわれていることであり，これは邪気が盛んでなくまた正気が駆邪外解しようとしている兆候であるから，「愈えん欲すと為す」といっているのである〔290〕．

脈—寸微尺浮

少陰傷寒，手足厥冷して脈緊を呈しているものは，寒邪が盛んで陽気が抑えられている象である．七八日して邪気が深く入ると下痢をするが，脈が反って緊から微となり，手足が厥冷から温に転じるものは，少陰陽気が回復して陰寒邪気がとどまることができないことを説明している．それで『傷寒論』では「脈緊反って去る者は愈えんと欲すと為す」といっているのである．この場合，病人には心煩，下痢がおこるが，これはまさに陽気が回復して邪気が去ろうとしているあらわれであり，太陰病の暴煩下痢して腐穢がまさに去ろうとしているのと同じ意義をもっている．いったん邪が去ってしまうと，この心煩，下痢も必ず止まるのである〔287〕．

脈緊→微

少陰病虚寒下痢し，悪寒，肢体蜷縮して臥するものは，陽虚陰盛の悪候である．下痢が自ずから止まり，手足が厥から温に転じるものは，寒が下痢によってへり，陽気が回復したことを物語っている．この時に悪寒，身蜷がみられても，これは依然として「治す可き」の証〔可治証〕に属するのである〔288〕．同様の道理で，少陰病悪寒身蜷して，時おり煩熱して衣服を去らんと欲する者も，陽気の回復を反映したものである．これはちょうど一脈の陰寒の中に一線の陽光があるようなもので，陽が存していて未だ絶えていないのでまた可治証である〔289〕．

下痢止まり，手足厥→温

煩熱し衣服を去ろうとする

少陰病嘔吐，下痢し陽虚陰盛に属するものであれば，必ず悪寒，厥逆がみられる．「手足逆冷せず，反って発熱する」ものは，陽気が回復し，陰寒がしだいに退いていることを物語っており，これ

「手足不逆冷，反発熱」

| 灸による治療 | は可治証であり，病は重いが死に至ることはない．嘔吐と下痢が交互におこり，正気が暴虚して脈が一時的に出ないものには，少陰経の太谿穴に七壮の灸をして，通陽して脈を回復させる〔292〕．

以上，少陰虚寒証の向癒証〔癒えんとする証〕と可治証〔治る可き証〕について紹介した．予後の善し悪しの鍵は以下の点にある．
| 予後判定の要点 | すなわち陰寒が退いて陽気が存在すれば生存の機会がある．これとは逆に少陰病悪寒し身を縮めて下痢止まらず，手足厥冷してもどらずというような陰寒病象を呈しているものは，陽気がすでに亡んで回復する機会がないので，予後も多くは不良となるのである〔295〕．病状がさらに増悪して，少陰病であるいは厥冷，下痢，吐逆して煩躁のあらわれるもの〔296〕；あるいは悪寒し，身を縮め，脈が無く，煩せず躁するもの〔298〕；あるいは下痢止まらず，冷汗淋漓し，煩躁して安眠できないもの〔300〕；あるいは息高く喘し，呼吸が浅く気を納めることのできないもの〔299〕；あるいは下痢は止まったが頭眩があり時々昏冒するもの〔297〕等々；これらの証候は，陰盛陽亡，精気衰竭し，陰陽が互いに連絡せず神気が外亡していること；あるいは気が下に絶え，腎根がすでに抜かれていること；あるいは陽絶陰竭して孤陽し，よりどころとなるものがなく上脱していることを反映している．これらは，それぞれ危ない現象であり，「死」証とみなしている．

　以上の少陰生死予後の弁別は，私たちにとって非常に大きな啓示となっている．すなわち少陰の生証を通じて陽気の尊さを知ることができ，少陰の死証を通じて陰寒の恐さを知ることができるのである．少陰病に対しては，病機を正確につかみ，時宜を逸せずしっかりと救治し，あるいは扶陽祛寒し，あるいは滋陰降火し，危篤にいたる前に治療してこそ，はじめて陰陽竭絶を防止する根本方法となりえるのである．

第 9 章　厥陰病の脈・証・治

　厥陰病は傷寒六経病証の最後の段階であり，三陰経の最後であり，『内経』では「両陰交尽きる，故に厥陰と曰う」といっている．厥には，極まるという意味がある．病が厥陰にいたれば，すなわち陰寒盛極〔陰寒の極致〕となる．しかし弁証法の観点にもとづくと，物極まると必ず反り，物窮すればすなわち変するが，陰陽の対立する双方が発展して極限に達すると相互に転化する．陰寒盛極となれば，陽熱が再びおこるのである．すなわち陰尽きて陽生じ，寒が極まればすなわち熱が生じるのである．

　陰病が陽病に転じたり，寒が極まって熱が生じるためには条件がある．この条件は主にその正邪交争の状況にあるが，その決め手は人体の陽気の機能の盛衰である．厥陰と少陽は互いに表裏であり，「厥陰中に少陽を見る」といわれている．厥陰，少陽はともに内に相火を寓しており，少陽は一陽の気であり，陽気の初生を示しているが，これらは陰尽陽回〔陰が尽きて陽が回復する〕するための基本条件となっている．陰寒盛極となり，陽気がまた回復しようとしている時期であるので，厥陰病は陰中にまた陽があることになり，しばしば寒熱錯雑の証候としてあらわれる．また陰陽は互いに消長し，寒熱は互いに勝復するので，厥陰病は，寒証，熱証および陰盛亡陽の死証としてあらわれる．

　厥陰病の主証は，「消渇，気上って心を撞き，心中疼熱し，飢えて食を欲せず」〔326〕の寒熱錯雑証が代表的なものとなっており，厥陰病の陰陽勝復は，またしばしば手足厥冷と発熱の日数の多少をもってその判断のよりどころとしている．厥陰病の寒証は，手足厥冷と下痢を主要見症としており，厥陰病熱証は，口渇，下痢後重し嘔して発熱するものを主要見症としている．厥陰病は主とし

厥陰病

厥陰と少陽

主　　　証

寒　　　証
熱　　　証
肝　　　病

て肝の病変があり，肝病で疏泄不利となれば，脾胃の機能に影響をあたえて脾胃不和となることがあるので，呕吐，噦〔しゃっくり〕，下痢などの症状がよくおこるのである．

〔訳註：陰陽勝復——陰は寒邪を指し，陽は正気を指す．陰陽勝復とは邪正が争いその勝敗が交替して出現すること．〕

厥陰病の治法は，寒なる者は温め，熱なる者は清し，寒熱錯雑なる者は寒温併用してこれを治療する．

第1節　厥陰病の弁証の綱要

上熱下寒

厥陰病には上熱下寒の寒熱錯雑証がみられるが，これはまさに厥陰の陰尽きて陽生じるという病変の特徴を反映している．厥陰は風木の臓であり，内には少陽相火を挾んでおり，風火が互いに煽って津液を消灼し，臓がかわいて無液となり，水を求めるので消渇がみられるのである．ここでいう「消渇」は，渇して飲むことができ，飲んでまた渇するという一つの証候であり，多飲多尿の消渇病とは異なる．厥陰，少陽の木火の気が上衝すると，「気上って心を撞き，心中疼熱し」〔326〕という証候がみられる．熱あれば消穀善飢〔穀を消化しよく飢える〕し，寒あれば運化不利となり食することができなくなる．「飢して食するを欲せず」〔326〕とは，上熱下寒となり，寒熱が錯雑したあらわれである．中，下焦虚寒であるから食しても腐熟消化ができず，反って胃気が上逆して吐し，内に蛔虫が寄生していれば，蛔虫は寒さを避けて温を求め，食物の気味をかぎつけて上行するので，吐蛔の証候があらわれる．この病は寒熱錯雑に属するので，治療には寒温の薬を併用する．この場合，もし熱証しかあらわれず，寒証があらわれないからといって，苦寒の薬だけを用いてこれを瀉下すると，必ず脾胃をさらに傷つけることになり，下寒がいっそうひどくなり下痢が止まらなくなる．また寒証だけがあらわれて，熱証があらわれないからといって辛熱の薬だけを誤用して寒の薬を用いないと，上

「消渇」と消渇病

善飢と不能食

吐　蛔

熱を助けることになって津液を損ねるので，煩渇がいっそうひどくなる．

第 2 節　厥陰病の寒熱錯雑の証・治

1．烏梅丸の証

厥陰病の主要病変は寒熱錯雑証である．寒熱錯雑，上熱下寒であって病人に蛔虫の寄生がある場合には吐蛔し，また厥陰の疏泄が不利となり，気機〔気の昇降出入の機能活動〕がスムーズにいかなければ，陰陽の気が互いに順接しなくなり手足厥冷があらわれる．吐蛔して厥冷するものを蛔厥というが，吐蛔はまた蛔厥証に必見の一つの証である．これは前述の陽虚陰盛で陽虚であるため陽気が四肢に到達しないためにおこる厥逆証とは異なる．蛔厥の吐蛔は臓寒によるものであり，臓寒とはここでは胃腸に寒があることを指している．蛔虫の寄生にとって腸の寒は不利であり，蛔虫は本能的に寒を避けて温かいところを求めて上下に動き，「蛔上って膈に入る」と心煩不寧となるが，膈は蛔虫が長くいられる場所ではないので，しばらくして蛔虫が下行すると，心煩も止まるのである．食後に心煩，嘔悪があらわれるのは，「蛔食臭を聞いて出づる」によるもので，よって「其の人常に自ら蛔を吐す」のである〔338〕．

蛔厥証と吐蛔

また臓厥とよばれるものがあるが，これは蛔厥とは異なる．臓厥の特徴は，「脈微にして厥し」，七，八日すると皮膚が冷え，病人は躁し一時として安静にしていられないことにある．この臓厥証は純陰無陽の証であり，蛔厥証の寒熱錯雑の病変とは異なり，症状も異なっており混同してはならない．蛔厥の治療には烏梅丸を使い，寒熱薬を併用して和胃安蛔を行なう〔338〕．

臓厥

烏梅丸は，烏梅，細辛，乾姜，黄連，附子，当帰，蜀椒，桂枝，人参，黄柏で構成されている．本方は厥陰寒熱錯雑および蛔厥証治療の主要方剤である．烏梅を酢にひたしてその酸味を強め，和

組成と作用

肝安胃，斂陰止渇，安蛔縮蛔〔蛔虫を鎮圧すること〕をおこなう．附子，乾姜，桂枝を用いて温経扶陽して寒を去り，川椒，細辛は辛辣で性は熱であり，通陽破陰および寄生している蛔虫を殺すことができる．黄連，黄柏は苦寒薬であって瀉熱し，かつ蛔虫を下行させて吐，煩を止める作用がある．人参には補気して健脾する作用があり，当帰には補血して養肝する作用がある．これらの諸薬を配伍して寒熱の邪を去り，陰陽を協調させ，蛔虫を制圧して胃を和し，気血を回復させるのが本方構成の主旨である．本方は寒熱薬が併用されてはいるが，温熱薬のほうが多く，また烏梅の酸味による収斂固表作用によって，寒熱滑脱による慢性の下痢を治療することができるのである．米と蜜を使って丸薬にしているので，胃気の虚を養補するだけでなく，駆虫のための餌としての作用も果たしている．本方は多くは湯剤として使われており胆道蛔虫症の治療に対して非常によい効果がある．

2．乾姜黄芩黄連人参湯の証

傷寒で本来は寒によって下痢しているものを，医者が実熱によるものと誤って吐下の方法を用いて治療すれば，裏気がさらに虚して気機不利となり，脾胃の昇降が失調して寒熱が格拒する．胃気が下降を格拒されて上逆すると，「食口に入れば即ち吐す」となり，脾気が抑えられて清気が昇らないと下痢がいっそうひどくなる〔358〕．

嘔吐

寒熱の区別

嘔吐には寒熱の区別がある．一般的にいうと，寒によるものの多くは，朝食暮吐，暮食朝吐としてあらわれ，熱によるものの多くは「食已われば即ち吐す」として現われる．本証は食を口に入れるとすぐ吐くものであり，熱証に属する．しかしこの種の熱は吐下法を用いた後の寒格〔上熱に下寒がさからう〕によるものであり，熱はただ上にあらわれるだけであり，下はやはり寒である．上熱下寒であるので嘔吐と下痢が交互にあらわれる．乾姜黄芩黄連人参湯で上熱を清泄し下焦を温めるのがよい．

乾姜黄芩黄連人参湯は，乾姜，黄芩，黄連，人参で構成されている．本方は黄芩，黄連で上熱を清泄し，乾姜を用いて温脾して祛寒し，人参で健脾補虚する．本方は寒熱の薬味を併用しており，また辛開苦降の法を使用している．乾姜はまた黄芩，黄連をみちびいて熱邪を格拒させないようにするので，ある注釈家は，本方はまた火逆による嘔吐を治療すると考えている．

組成作用

3．麻黄升麻湯の証

傷寒を患って六七日すると，寒邪はすでに熱化はしているが，まだ実とはなっていない．これに対して医者が虚実をみわけずに攻下法を用いると正気が傷られ，邪気は内陥して上熱下寒，虚実挾雑の複雑な証候があらわれることになる．攻下した後，陽邪が内陥して鬱すると，寸脈は浮数から沈遅とかわり，下部の脈はふれることができなくなり，また陰陽の気が互いに順接しないと手足厥冷があらわれる．下した後，陰陽がともに損なわれて寒熱が錯雑し，内陥した陽邪が上を侵すと，咽喉不利となり膿血を吐したりする．内の陽気が虚して下を支持することができなければ，下痢が止まらなくなる．この場合，陰陽上下がともにその病を受けるので，虚実寒熱もまた入りまじって区別がつかなくなる．このような証では，その陰を治療すると，必ずその陽を傷つけることになるし，その虚を補そうとするとまたその実が障害となるので，これは難治の証である．「難治」とはなおらないということではなく，この場合は麻黄升麻湯を用いて寒熱をともに治療し，陽鬱している邪を宣発し，肺胃の陰を滋潤してやればよいのである〔356〕．

病　証

麻黄升麻湯は，麻黄，升麻，当帰，知母，黄芩，萎蕤，芍薬，天冬，桂枝，茯苓，炙甘草，石膏，白朮，乾姜で構成されている．本方は麻黄，升麻の薬量が最も多く使われており，これで内陥している陽鬱の邪を宣発する．黄芩，石膏で肺胃の邪熱を清熱し，桂枝，乾姜で通陽温中して祛寒し，当帰，芍薬で養血和陰し，知

組成と作用

母，天冬，萎蕤で滋陰降火して和陽する．甘草，茯苓，白朮は健脾益気して下痢を止めるだけではなく，安胃和中して上下を交通させることができる．本方は補瀉寒熱の薬を配伍して湯剤としたものである．薬味は多いが乱雑に配伍しているのではなく，相互に助けあっており，これは虚実寒熱錯雑の病証に対しての立法であり，精妙な意義を有している．

治験例　陳遜斎の医案を記して参考に供する．李夢如の子息は以前に喉痰を二度，溏瀉を一度患ったが治癒している．今回は寒熱病を患い十日余りになるが治らず，私の治療を受けにきた．脈を診終わらないうちに二度下痢をした．頭痛，腹痛，骨節痛があり，喉頭は白く腐蝕しており，膿様の痰に血の混ったものを吐する．六脈は浮脈であり，左右の脈を中程度に按じると脈はなくなり，さらに強く按じると微緩の脈を呈している．口渇があり水を飲みたがり，小便は少ない．両足の少陰脈はあるようでもあり，ないようでもある．処方を出すすべもなく，その病理も明らかではない．排膿湯，黄連阿膠湯，苦酒湯などを与えたがすべて満足な効果はなかった．また乾姜黄芩黄連人参湯を与えたがこれも妥当ではなかった．さらに小柴胡湯加減に改めて様子を見ることにした．

　雨の為に帰宅できず李宅附近にとまったが，色々考えて寝ることもできない．李父に病人は何度ほど発汗したかと聞くと，終始無汗であると答えた．さらに下剤を服用させたかという問いかけに対しては，瀉塩〔硫酸マグネシウム〕を三度服用させたら激しい下痢が頻繁におこり，脈が突然陰脈となったと答えた．これを聞いて，本症が麻黄升麻湯証であることがわかった．病人の脈は弱く，変動しやすく，平素喉病があり，下虚上熱の体質である．新たに太陽傷寒を患い，誤ってこれを下したために表邪が解せず，外熱が内陥して旧病である喉病を激発したために，喉頭が白腐し，膿血を吐したのである．脾弱湿重の体質の病人を大いに

下したために水瀉性の下痢となったのであり，水が大腸に行ったために小便不利となったのである．上焦の熱が盛んであるために口渇がおこり，表邪が解していないので頭痛，骨節痛などの証がまだあるのである．また熱が内に鬱閉しているので，四肢は厥冷しているのである．大いに下した後，気血は裏に集まっているので陽脈は沈弱となり，水液が下部に行くために陰脈もまたとだえようとしているのである．

　本方には，桂枝湯加麻黄が入っており，これで解表発汗し，茯苓，白朮，乾姜で化水し小便を利して下痢を止め，当帰は行血通脈を助け，黄芩，知母，石膏で消炎清熱すると同時に津液を生じさせ，升麻を用いて咽喉の毒を解し，玉竹（萎蕤）で膿血を去り，天門冬で痰膿を清利するのである．

　翌日に本方を服用させるように指示した．李氏は危険な脈象があるのを心配し，麻黄，桂枝の温性に耐えないと考え高麗人参を加えようとした．私は「沈弱の脈，四肢の厥冷は陽鬱によるものであり，陽虚によるものではない．人参を加えると消炎解毒の作用を妨げることにもなるので加えてはならない．経方は加減しないことを貴しとなす」と説明した．結果は本方を服用して治癒した．

第3節　厥陰病の寒証

　厥陰が寒邪を感受することと，陽気の衰微ということが厥陰寒証形成の基本的な原因である．寒は陰邪であり容易に陽気を傷つけ，また陽虚であれば寒を生じるので寒と陽虚はしばしば相互に因果関係となって病を生じるのである．

　厥陰は陰の極致であるから，その寒証はまた寒の極まったものとしてあらわれる．陰盛で寒極まり，陽虚で陽気が四肢に到達することができないので手足厥冷となり，これはまた厥陰寒証の一つの突出した症状となっている．厥陰病篇では四逆湯証および通

手足厥冷

脈四逆湯証を再び挙げており，厥逆を必見の証としているが，その道理もここにあるのである．

　大いに発汗し，あるいは大いに下した後，陽虚にして陰盛となり，陽虚であるために陽気が四肢に到達せず厥逆となるが，この場合腹痛，下痢などの証がなくてもやはり四逆湯で陽を救うのが急務となる〔353〕．また汗が出て陽を損傷し陽虚となれば，寒冷が内に生じ，血脈の運行が円滑でなくなり，腹内拘急し，腹痛下痢がおこる．四肢は諸陽の本であり，陽虚のため四肢を温養できないと手足厥冷だけでなく，疼痛もあらわれる．これは陽気に内を温める力がなくなっているだけでなく，外を保護する力もなくなっていることを示しており，この場合もやはり四逆湯で温陽袪寒しなければならない〔352〕．

　手足厥冷して，脈が沈微であれば陽虚による厥逆となるが，もし脈が疾促であってこれを按じると無力のものは，虚陽と強陰が互いに争っているのであり，争いのために脈は疾となり，また虚陽が陰寒に勝てないために手足は反って厥冷するのである．この場合の治療はまず灸法を用いる．たとえば太衝穴に灸をして通陽して消陰し，その後さらに四逆湯を服用して，回陽するのである〔349〕．

　厥陰寒逆して嘔し，陽虚で脈が弱で，小便はよく出て身体に微熱があるものは，陰寒が内盛で陽気が外にはばまれている証である．さらに手足厥冷してこれが回復しないならば，これは陽虚にして寒がさらに進んだものであって難治の証であり，急いで四逆湯で回陽救逆しなければならない〔376〕．

　厥陰裏寒であるために清穀を下痢し，手足厥冷し，裏寒が極めて盛んで陽気が外にはばまれると，反って身体に微熱がおこり汗が出る．これは「裏寒外熱」で真陽が外脱しようとしている危険な証であり，急いで通脈四逆湯で，摂陽消陰しなければならない〔369〕．

　上述した四逆湯証と通脈四逆湯証はともに少陰病篇〔p.190〕で詳

四　逆　湯

四肢疼痛

脈疾促で無力

嘔，脈弱，小便利，微熱

四　逆　湯

清穀下痢，微熱，発汗

通脈四逆湯

細な紹介をしているので，ここでは厥陰病の特徴にもとづいて，呉茱萸湯証と当帰四逆湯証にポイントをおいて紹介することにする．

1. 呉茱萸湯の証

厥陰肝脈は，胃を挟んで肝に属し，上って膈を貫き，脇肋に分布し，咽喉の後を循り，上って頏顙〔咽後壁の後鼻道〕に入り，目系に連なり，上って督脈と巓〔百会〕に会している．寒が厥陰を傷り，下焦の濁陰の気が経にそって上にある胃を侵すと，胃寒気逆となり乾嘔や清涎冷沫を吐したりし，頭部をおかすと頭頂の疼痛をひきおこす．臨床上，肝陽上亢があることは比較的よく知られているが，肝陰上逆があることは見過ごされている．一般的にいうと，肝陽上亢はよく風火を伴ない，肝陰上逆はよく水飲を伴う．厥陰病は濁陰が上逆して陽を侵すので頭痛や涎沫を吐すのが主要な症状となっている．治療には呉茱萸湯を用いて暖肝温胃，散寒降逆をおこなう〔377〕．

呉茱萸湯証は，『傷寒論』では三箇所にみられ，陽明〔245〕，少陰〔309〕，厥陰の三経の病変におよんでいる．その方証から分析すると肝胃虚寒が病変の根本である．それでは肝胃虚寒に属しているのに，何故にまた少陰病の中に入れているのであろうか．これは少陰腎陽は全身の陽気の本であり，また元陽の気は腎に根ざしており，肝胆から昇り，三焦を通り各臓腑組織を温煦しているからである．このことから肝胃虚寒と少陰が無関係でないことがわかる．さらに胃は中土であり，少陰の心腎水火が相交するためになくてはならない通路となっている．胃気虚寒して昇降が失調するならば，心腎〔水火〕も正常に交通することができなくなり，少陰病が形成されるのである．少陰病の「煩躁し死なんと欲す」〔309〕は，心腎不交の見証となり，また陽と陰の交争の反映でもあるのである．

肝陽上亢と肝陰上逆

頭痛，吐涎沫

呉 茱 萸 湯

肝胃虚寒と少陰病

2. 当帰四逆湯の証

　　厥陰肝は藏血を主っている．血虚であるものが寒邪を受けると，

手足厥寒　寒が肝脈を滞らせて陽気が四肢に到達せず手足厥寒があらわれる．
これは当帰四逆湯証に属する．脈で弁証すると，微脈は陽虚を主っており，細脈は血弱を主っている．陽虚陰盛にして手足厥冷するものの脈は必ず微脈となり，血虚肝寒にして手足厥冷するもの

細　　脈　　の脈は必ず細脈となる．脈は血の府であり，血虚で寒が滞ると，血脈は満ち足りることができず細渋となるので，細にして絶えんと欲する脈を呈するのである．厥陰血虚で寒があるものの治療には補血通経散寒を行うのがよく，当帰四逆湯を用いる〔351〕．

組成と作用　　当帰四逆湯は，当帰，桂枝，芍薬，細辛，炙甘草，通草，大棗で構成されている．本方は当帰，芍薬で補肝養血して調営を行い，桂枝，細辛で通陽疏肝して散寒を行い，甘草，大棗で脾胃を補して和中し，通草で陰陽を通じさせて血脈を利するのである．

四逆湯との違い　　少陰病のポイントは陽虚にあるので，四逆湯は乾姜，附子を用いて扶陽するのであり，厥陰病のポイントは血虚にあるので，この四逆湯は当帰，芍薬を用いて養血するのである．四逆湯は薬味が少なく力が集中しているために急いで回陽するのに適しており，本方は薬味が多く方義も広く血脈を温通する作用に長じている．

加　減　法　　内に久寒があるために下焦に寒が集まり少腹冷痛するものや，あるいは中焦に寒飲があるために嘔吐，脘腹疼痛するものには，呉茱萸，生姜を加えて暖肝温胃して寒飲を散じればよい．本方は清酒を用いて煎じ，その温通散寒の力を強める．

　　治験例　白××，女32歳．耕作作業をしている時に月経が始まり，野外の便所に行ったが寒風が下身に吹きつけ非常に冷えた．しばらくすると少腹が冷えて痛み，腰が折れるように痛む．独活寄生湯を服用したが効果はなかった．脈は弦細，舌苔は白く潤っている．これは月経が始まっており風寒の邪が侵入して絡脈が鬱血して阻滞したためにおこった病である．処方：当帰12g，桂

枝12g，赤芍9g，細辛6g，通草6g，石楠藤12g，鶏血藤12g，大棗7枚．二剤服用して治癒した．

第4節　厥陰病の熱証

　厥陰病には寒証と熱証がある．厥陰の寒とは，寒邪を感受して陽気が不足しているもので，厥陰の熱は熱邪を感受したか，あるいは陽気が鬱せられているものであり，これは真熱に属しており，虚陽が外に浮いたためにおこる仮熱とは異なる．

厥陰病の寒熱

　厥陰熱証には，厥陰の邪が少陽に出て，嘔して発熱するという小柴胡湯証〔378〕；邪熱が深伏して陰が鬱して伸びず，陰が外にはばまれたもので，脈滑にして厥する白虎湯証〔350〕；大腸に燥屎があるために腹部脹満がおこり下痢，譫語する小承気湯証〔373〕；また下痢の後，余熱が去りきらずに胸隔に鬱して「之を按じて心下濡なる」という虚煩証〔374〕；などがある．以上の各病証は，すでにそれぞれと関係のある篇で紹介してあるので，ここでは重複をさけることにする．

熱　　　証

　厥陰病虚寒による下痢に，転じて数脈，口渇があらわれるならば，これは陽熱が回復し正気が邪気に勝ったことを物語っており，疾病は自ずと治癒する転機にある．この場合，数脈と口渇が続くものは，陽が回復しすぎて熱気がありあまっているのである．

数脈，口渇

　厥陰が化熱し，肝の疏泄ができなくなると気滞をひきおこし，湿が集まりまた津液が熱によって損なわれ，血は熱によって腐り湿熱が下迫すると，口渇だけではなく膿血便を下痢する証があらわれる．湿邪の性質は粘膩であり，熱邪の性質は急迫であるために，湿熱が大腸に下迫すると，必ず裏急後重し，膿血・粘液便を排泄することがその特徴となっている．厥陰の湿熱による下痢の治療には，白頭翁湯で清熱燥湿，涼血疏肝を行う〔370，372〕．

膿　血　便

白　頭　翁　湯

　白頭翁湯は，白頭翁，黄柏，黄連，秦皮で構成されている．白頭翁の性味は苦寒であり，腸熱を清熱して毒痢を治療するのにす

組成と作用

ぐれており，かつ厥陰肝木の気を疏達することができる．黄連，黄柏には清熱燥湿の作用があり，胃腸を助けて下痢を止め，秦皮の性味は苦寒であり，肝胆および腸道の湿熱を清熱し，涼血して堅陰する．本方には清熱燥湿，疏肝涼血の作用があるので裏急後重，膿血便のある熱性痢疾に対して非常によい治療効果がある．

治験例 姜××，男，17歳．夏になって以来，一日に六七度腹痛下痢がある．裏急後重がひどく，しきりに便意をもよおすが排便できず，再三努力しても膿血粘液を少々排出するにすぎない．口渇があって水を飲みたがり，六脈は弦滑にして数，舌苔は黄膩である．これは厥陰病の下痢であり，湿熱が内伏して肝が疏泄しないためにおこるのであり，唐容川のいっている「金木相滲，湿熱相煎」の証である．処方：白頭翁12ｇ，黄連９ｇ，黄柏９ｇ，秦皮９ｇ，滑石塊18ｇ，白芍12ｇ，枳殻６ｇ，桔梗６ｇ．二剤服用後，大便の回数が減り，下痢も治る．さらに二剤服用すると粘液もなくなったが，まだときどき腹痛がある．芍薬湯を二剤服用して治癒した．

熱の陰傷による膿血便

厥陰病の虚寒による下痢の脈は沈遅である．「若し寸脈反って浮数に，尺中自ずから渋なる者」〔362〕は，陽が回復しすぎて下の陰不足に乗じて陰虚熱熾となっていることを示しており，血が熱によって腐ると膿血便がおこる．寸脈は陽であり，浮数もまた陽脈である．寸脈が浮数であることは，陽熱が余っていることの反映である．また尺脈は陰であり，尺中に渋脈が見られることは，裏陰が不足していることを反映している．このように強陽が弱陰を熱傷することによって膿血便を排泄することもある．しかしこれは熱が陰を熱傷することによっておこる膿血便であり，これと湿熱下重による膿血便とは異なる．『傷寒論』では，これに対する治法をあげていないが，黄連阿膠湯を使って滋陰降火してこれを治療することが考えられるだろう．

黄連阿膠湯

第5節　厥陰病の病機の変化

　病が厥陰に至ると，陰が尽きて陽が生じる．正邪の闘争には勝ち負けがあるので，その病変には厥と熱の進退という転機がある．

　傷寒を患って一二日から四五日は，正邪が交争している陰陽消長の段階であり，その闘争の結果，もし陽熱内盛となって陰が外に格拒されると，陰陽の気が互いに順接しなくなり，手足が厥冷する熱厥を形成する．熱厥の特徴は，まず発熱し，その後で手足厥冷となることであり，また手足厥冷の程度は裏熱の深さにより決まるということである．すなわち「厥深き者は熱もまた深く，厥微なる者は熱もまた微なり」〔335〕ということになる．熱厥は邪熱が内陥して，陽気が裏に鬱して四肢に達することができないために起るものであるので，厥・熱と同時に，また必ず煩渇や便秘などの証を伴う．この証の治療には，瀉下剤で破陽行陰，すなわち邪熱をとり去り，陰気が伸びられるようにすれば，厥・熱は自ずと解するのである．もし反ってこれを辛温発汗法で解熱しようとすれば，邪熱をいっそう助けることになり，邪熱が上炎して口腔潰瘍，糜爛の証があらわれる〔335〕． 〔熱　厥〕

　傷寒を患って陰盛陽衰となり，陽虚であるために陽気が四肢に到達しなければ手足厥冷をひきおこす．しかし厥を五日おこしたあと，また五日発熱するものは，陰寒は盛んであるが陽気もまた回復しており，正気と邪気が交争してともに弱っていないことを物語っている．第六日目には陰が勝ってまた厥があらわれるはずであるが，このとき厥逆があらわれない場合には，病が自ずと癒えることを示唆している．厥と熱は陰陽消長を反映しており，五日厥して五日発熱するということは，厥と熱が相等しく，「大過」でも「不及」でもなく，陰陽が平衡しているということであるので，病は自ずと癒えるのである〔336〕． 〔厥の後に発熱〕

　傷寒の病変過程にあって，正邪の闘争，厥・熱の勝復という病 〔厥と熱の多少〕

機の進退のポイントは，陽気の盛衰の状況によって決定される．たとえば厥・熱が交互におこる場合，四日発熱して三日しか厥逆せず，その後また四日発熱する場合には，厥が熱より少ないということであり，陽が勝って陰が退くということであるから，この場合にも病は自ずと癒えるのである〔341〕．これとは逆に，四日厥して三日しか発熱せず，その後また五日厥するという場合には，寒が多くて熱が少なく，陽が陰に勝てず，陽気が退いて陰気が進むということであり，これは病状が増悪することを示している〔342〕．

発熱不退　陽気が回復して四日から七日発熱が退かない場合には，陽気が回復しすぎたために化熱して陰を損ねる可能性があり，もし陰血が熱によって損なわれると，その後必ず膿血便があらわれる〔341〕．

陽気回復後の発熱　同じように傷寒を患い厥逆，下痢があらわれる陽虚陰盛に属するものに，陽気が回復したために後になって発熱をするものがあるが，この場合には厥もなくなり，下痢もまた自ずと止まる．これは陽長陰消によるものであり，陽が進んで陰が退き疾病は陰から陽に転じて治癒しようとしているあらわれである．発熱した後

発熱後の再度の厥冷　にまた厥冷の見られるものは陽が退いて陰が進んだものであり，陰寒が主として作用するので，また下痢がおこることになる〔331〕．

これらからもわかるように，傷寒厥逆するもので，後に発熱の見られるものは，陽気が回復して疾病が治癒にむかっていることを示している．しかし陽気は回復しすぎてはならず，回復しすぎると邪熱の病を形成することになる．

反　汗　出
喉　　　痺
膿　血　便
　邪熱が外に蒸し上炎すると，津液を外泄させて反って汗が出るし，咽喉を襲うと喉痺となる．発熱，無汗で陽熱が外泄できずに裏に迫って下におりると，熱は下焦の血分を傷つけ膿血便の病証が発生することとになる．邪熱が下行して上逆しない場合は，膿血便の病となり喉痺腫痛はおこらない〔334〕．

食欲と脈　厥・熱は正邪闘争，陽気の盛衰の状況を反映しているので，厥陰の病機の進退状況を判断するための重要な指標とはなるが，唯

一の指標ではない．病人が食することができるかできないか，脈は数であるか遅であるかなどからも同様に病機の進退を知ることができる．

たとえば傷寒を患って，発熱が六日ありそのあとまた九日厥逆して下痢の見られるもので，もしこの厥逆が陰寒内盛に属するものであれば，病人は食することができず，脈は遅脈を呈するはずである．もし反って食べられる場合には，「食せしむるに索餅〔麺類の食物〕を以てして」みる．その結果，食後に暴熱がおこらないでただ微熱が見られるならば，これは陽気が回復して胃気もまだ健在であることを物語っており，これは除中ではない．
〔訳注：索餅を食べさせるのは，胃気健在か除中かを知るためのテストである．〕

「除中」とは，胃気が敗絶した一種の証候である．胃熱があれば食べたものを消化し食欲があるが，胃虚寒であれば食欲はおこらない．ところが胃気敗絶して虚陽が脱亡しようとしている時に，食欲がおこって食事をとるという異常現象がおこることがある．この場合，食後に突然暴熱がおこり，中焦脾胃の気がなくなって死ぬのでこれを「除中」と称している．

「除中」

この食後の三日間，暴熱がみられず微熱が持続している者は，陽気が回復している良い現象であり，微熱がおこってちょうど三日がすぎようとする時期にこの病は治る．なぜならば，はじめ六日間発熱しており，また九日間厥逆した後，続けて三日間発熱するのであるから，前の六日と合わせると計九日間発熱することになる．すなわち厥と熱が相応することになり，陰陽が均衡するので病はなおるのである．もし三日後その熱がなくならず，また数脈のあらわれる者は，陽気が回復しすぎて熱気が余っているためであり，もしこれがさらに進んで陰血を灼損すると必ず癰膿を発することになる〔332〕．

食後に微熱

数　　脈

厥と熱が相応すると病は癒えることは上述したとおりである．もし邪が微であり，正気がほどよく回復した場合も病は癒える．

小便短赤通利色白

たとえば傷寒熱少なく厥微であり，ただ手の指が冷え，数日間煩躁したのち，小便短赤〔量が少なく色が濃いもの〕であったものが通利して色も淡白となり，また「黙々として食を欲せず」という状態から「食を得んと欲す」という状態に転じることがある．これは邪気がもともと盛んではなく，裏にも深く入っておらず，正邪交争の結果，邪熱が除かれて，胃気が調和したためであり病も癒える．もしこれとは違って，手足厥冷，胸脇満，心煩，多嘔，小便紅赤があらわれる者は，肝胆気鬱し，陽気が回復しすぎたために，裏気が不和となっていることを反映している．この症状が更に進むと恐らく熱が陰絡を傷つけて便血の証が発生する〔339〕．

<small>小便短赤→通利色白</small>

以上の記述から厥熱勝復病変がどのようなものか判ると思う．凡そ先熱後厥〔先に発熱し，そのあとで厥冷する〕する者は，伝経の証に属するものが多く，その病機の進退は主に邪熱の出入，深さによって決定される．また先厥後熱〔先に厥冷し，そのあと発熱する〕する者は，直中の証に属するものが多く，その病機の進退は主に身体の陽気盛衰，陰陽勝復によって決定される．陽(陰)気が盛んな後は必ず陰(陽)気の回復がある．〔これが陰陽勝復である〕凡そ寒が勝る者は，必ず下痢や食欲不振を伴ない，凡そ熱が回復する者は，必ず傷陰や動血を伴なう．厥陰は肝に属しており肝は蔵血を主っているので肝熱は陰を傷つけ，しばしば動血を患うのである．

<small>先 熱 後 厥</small>

<small>先 厥 後 熱</small>

また厥陰病は，厥・熱の多少から陰陽の進退，寒熱の盛衰を弁じることができる．臨床においてこの典型的な病例はないが，これは陰陽の消長を推論し，病状の診断や疾病の転帰を判断することにとって現実的な意義をもっている．厥についてだけいうと，陽虚陰盛による寒厥と，陽鬱格陰による熱厥の違いはあるが，手足が厥冷するという点では同じである．その病機についても，陰陽の気が互いに順接しないということで概括することができるので，『傷寒論』では「凡そ厥する者は，陰陽の気相い順接せず，すなわち厥と為す．厥とは，手足逆冷する是也」〔337〕と要約して指

<small>厥と熱の多少</small>

<small>厥について</small>

第6節　厥陰病の治療禁忌

　厥逆証は，厥陰病の主要見証の一つである．傷寒病が厥陰に至ると多くは陽微にして陰盛となり，四肢厥冷する者には温経回陽の治療を施さなければならず，けっして苦寒薬を用いて瀉下してはならない．「諸四逆厥する者は，之を下す可からず」〔330〕とはこれを指していっているのである．

　陽虚によって厥する者には下法を用いてはならず，また血虚にして厥する者にも同様に下法を用いることはできない．たとえば傷寒五六日にして邪気が裏に伝わる時期において，厥はあるが結胸証はなく，腹部を按じても濡らかく臍実証も見られず，脈が虚であるものは，血虚による厥証であり，これには下法を用いることはできない．誤ってこれを下して「虚虚」の訓戒を犯すと，ひどい場合には正気の虚脱をひきおこして死亡することがあるので細心の注意をはらわなければならない〔347〕．

第7節　厥陰病の予後

　病が厥陰にまで至ると疾病が最後の段階に到達したということができるので，厥陰病の病勢の軽重および生死・予後・転帰を判断することは非常に重要である．厥陰病篇中には，予後・転帰について述べたものが非常に多い．これについては厥熱勝復の一節〔p.221〕でも述べたので，ここでは重複をさけながら予後に関する内容を概括して紹介する．

　厥陰病中風，傷寒はともに陰経が邪を受けたものであり，病変は裏にあるので，その脈は沈微のものが多い．脈が沈から微浮に転じれば，これは裏にある邪が外に出たことを物語っている．すなわち陰病に陽脈があらわれたということであるから，「愈えんと

〔欄外〕
厥逆証

陽虚と血虚による厥

脈沈微→微浮

沈　　脈	欲すと為す」といっているのである．また，微浮の脈があらわれずに沈脈であれば，これは邪気が裏に内伏していることを示しているので，その病は「未だ癒えずと為す」といっているのである〔327〕．
陽　　脈	太陰病中風で脈陽微陰渋にして長なる者は癒えんと欲しており〔274〕；少陰中風，脈陽微陰浮の者は癒えんと欲しており〔290〕；厥陰中風もまた脈微浮の者は愈えんと欲しているのである〔327〕；このように陰病に陽脈があらわれることは，疾病が治癒にむかっている良い現象なのである．
下痢と脈	下痢は厥陰病常見証の一つであるが，その性質や予後がどのようなものであるかも，また脈象の変化から推しはかることができる．たとえば傷寒を患い一日に十数回下痢をするものは，邪がまだ尽きていないで，正気が大いに虚しているのであり，この場合にはその脈は〔脈証相符で〕微弱となるはずである．この場合に脈が反って実であれば〔脈証相反であり〕これは正気が虚して邪気があり余っており，邪実が下痢によって衰えず，正気が邪に勝てないためであるから，その予後は不良である〔368〕．
沈弦の脈	沈弦の脈の者は，沈は邪が裏にあることを示しており，弦は肝の脈である．これは湿熱が裏に蘊結して，厥陰肝木の疏泄作用が不利となっているためであり，この場合には，下痢後重や，すっきりと排便できず粘液を伴なうなどの症状があらわれる〔364〕．
大　　脈　　　脈微弱数	大脈の者は，病がさらに進むことを示しており，邪気がまだ盛んなので下痢は止まらない．これとは逆に脈が微弱で数の者は，陽熱の邪がすでに退いて真陰の気が回復することを物語っているので，下痢はまもなく自ずと止まるが，このとき発熱があっても邪気はすでに衰えて正気が回復しているので死に至ることはない〔364〕．
微熱，口渇，弱脈　　　脈数，微熱，汗出	また寒による下痢で，微熱，口渇，弱脈が見られるものは，寒が去って陽気が回復しているあらわれであるから，この場合は治療を加えなくても自然になおる〔359〕．もし下痢し，脈は数で微熱があり汗の出る者は，陰邪が退き陽気が通じていることをあらわ

第7節 厥陰病の予後

しているので，この場合も自然に治る〔360〕．しかし脈が反って緊になると，これは裏寒がまた盛んになったことを物語っており，主病はまだ解していない〔360〕． 脈　反　緊

下痢して脈数にして渇する者は，陰邪が去って陽気が回復して自ずと治ろうとしているあらわれであるが，もし治らなければ，陽気が回復しすぎて化熱し傷陰，動血をおこすので，膿血便の証候が発生する〔366〕． 脈数，渇

虚寒により下痢し，手足厥冷して無脈の者は，陰が先に枯渇し陽が後で絶えることになるが，この場合灸法あるいは温剤を用いてその陽を急いで救い，脈を回復させなければならない．もし24時間内に脈が回復して手足が温かくなる者は，真気が未だ亡んではおらず生存の機会があるので「生」といい，脈が回復しないものは，真気が亡んでいるので「死」といっているのである〔367〕．灸法を用いて治療しても厥・無脈ともに回復せず，さらに微喘する者は，真気が続かず大いに気が下脱しているのでやはり死ぬことになる〔361〕． 手足厥冷し無脈

厥陰病の厥熱勝復は，正邪闘争，正邪盛衰の状況を反映しているので，予後の判断に非常に価値をもっている．一般的にいうと厥熱相応しているものや，あるいは厥少熱多・熱少厥微のものはすべて疾病が自ずと癒える好現象である． 厥と熱の多少

発熱後に厥の見られる者は寒邪が勝っており，七日目は正気が回復し邪気が退こうとする時期ではあるが，この時期にさらに下痢する者は，正気が回復せず邪気が反って進んだことを物語っており，これは難治の証に属する〔348〕． 発熱後の厥と下痢

傷寒発熱が見られて陽が回復し陰が退けば，厥痢は自ずと止まるはずである．この時厥痢が止まらず，さらに躁煩し安眠できない者は，陰盛陽亡，神気散乱のあらわれであり，予後は不良である〔344〕． 躁　　煩

傷寒発熱して下痢がひどく厥逆の止まらない者は，陰が内渇して陽が外亡したものである．この場合には躁煩して臥することが 下痢ひどく厥逆不止

できないという状態はあらわれないが、陰の渇絶によって死ぬことになる〔345〕.

発熱と下痢, 汗不止

また病の開始時には下痢のなかった者が、六七日後に発熱と下痢が同時におこるということがある．この熱は陽気回復によるものではなく、陰盛格陽〔陰が内に盛んで陽を拒んで外に出す〕によるものであり、このときにさらに汗が出て止まらないのは、陽気不固にして外脱するからである．この場合、最後には「陰有りて陽無し」の状態を形成して、「陰陽離決すれば、精気すなわち絶ゆる」となるので、これもやはり死証である〔346〕.

陰　　陽

以上述べたことから、陰陽の道は均衡を以って順当とするが、陰陽が偏盛、偏衰となれば病となり、陰陽離絶すればすなわち死ぬということがわかる．医者の責任は、疾病の発生・発展の法則を把握して有効に疾病を予防・治療することである．そのためにも陰陽という対立物の統一法則を理解して、その道理にしたがってたえずそれを調整して均衡を保たなければならない．

死証, 不治証

『傷寒論』中、とくに厥陰病篇ではいくつかの「死」証や「不治」の証をあげている．これは歴史的な条件や科学水準の制約があったということで理解することができるが、古人の言を理由に救死扶傷〔死にかかっている者を救助し、負傷者を世話する〕という責任を放棄することはできない．現在の医療条件を充分に利用し、中西医それぞれの有効な方法を採用して、積極的に自発的に救済治療を行わなければならない．大量の臨床実践も証明しているように、昔の「不治」の証が今日ではたえず「可治」の証になってきているのである．医学科学の発展につれて、今後さらに多くの不治の証が有効な予防治療方法を獲得するであろうことを信じてやまない．

日中条文番号対照表・条文索引

○本表は，日中両国で使われている『傷寒論』の条文番号の対照表と，本訳書の条文索引を兼ねたものである．
○対照した6文献は以下の略称で示した．

「**成都**」——成都中医学院主編『傷寒論釈義』(中医学院試用教材重訂本1964年版)．これは近年刊行された全国高等医薬院校試用教材の一つである湖北中医学院主編『傷寒論選読』(中医専業用)(上海科学技術出版社，1979年) でも底本として使われており，本訳書の条文番号もこれを使用した．なおこの本は1978年，上海科学技術出版社が再版した．

「**南京**」——南京中医学院傷寒教研組編著『傷寒論訳釈(上下)』(第2版，上海科学技術出版社，1980年)．これは第1版が1959年の発行で，全22篇の原文について校勘・現代訳・解説その他を行っている．

「**上海**」——上海中医学院中医基礎理論教研組校注『傷寒論』(上海人民出版社，1976年)．日本漢方協会学術部編『傷寒雑病論』(東洋学術出版社，1981年) は本書に準じている．

「**奥田**」——奥田謙蔵著『傷寒論講義』(医道の日本社，1965年)．

「**大塚**」——大塚敬節著『臨床応用・傷寒論解説』(創元社，1966年)．著者の発掘した「康平本」の原文(15字詰)の解説の省略(表中の△印) が若干ある．また追論(13～14字詰)の解説(表中の～印) も含んでいる．

「**長沢**」——長沢元夫著『康治本傷寒論の研究』(健友館，1982年)．「康治本」の研究書．

○条文の分け方が違う場合は，「備考」で条文の初めの部分を示す等の注記をした．なお，字句の異同は注記しなかった．

成都	南京 上海	奥田	大塚	長沢	本訳書該当頁	備 考
太陽病（上）						
1	1	1	1	1	26	
2	2	2	2	2	28	
3	3	3	3	3	27	
4	4	4			12, 60	
5	5	5			12, 60	
6	6	6	△		116, 118	
7	7	7				
8	8	8			60, 61	
9	9	9				
10	10	10				
11	11	11			23	
12	12	12	4	4	29	
13	13	13	5	5		
14	14	14	6	6	34	
15	15	15	7		41	
16	16	16	8		42, 89 91, 111	

成都	南京 上海	奥田	大塚	長沢	本訳書該当頁	備 考
*17	〃	*17			40	*桂枝本為解～
18	17	18			41	
19	18	19			32	
20	19	20				
21	20	21	9	7	34, 40	
22	21	22	10	8	36	
〃	*22	〃	〃			*若微悪寒者～
23	23	23	11		51	
24	24	24	12		32	
25	25	25	13		52	
26	26	26	14	10	13	
27	27	27	15		53	
28	28	28	16	9	38	
29	29	29	17	11	111, 112	
30	30	30				

229

太陽病（中）

成都	南京上海	奥田	大塚	長沢	本訳書該当頁	備考
31	31	31	18	12	49	
32	32	32	19	13	171	
33	33	33	20	14	171	
34	34	34	21		94	
35	35	35	22	15	43	
36	36	36			171	
37	37	37				
38	38	38	23	16	47	
39	39	39	24	17	49	
40	40	40	25		45	
41	41	41	26		46	
42	42	42	27			
43	43	43	28		33	
44	44	44	29			
45	45	45				
46	46	46	30			
47	47	47			44	
48	48	48	31		174	
49	49	49				
50	50	50			55	
51	51	51				
52	52	52				
53	53	53			30	
54	54	54			30	
55	55	55	32		44, 45	
56	56	56				
57	57	57			30	
58	58	58			91, 112	
59	59	59	*△		92	*50条に続く
60	60	60	*△			
61	61	61	51	18	109	
62	62	62	33〜		37	
63	63	63	34〜	19	18, 92	
64	64	64	35〜		18, 95, 103	
65	65	65	36〜	20	18, 97	
66	66	66	37〜		18, 105	
67	67	67	38	21*	99	*, *2 1条文を構成
68	68	68	39	23	110	
69	69	69	40	22 *2	110	
70	70	70	41	23	18, 111	
71	71	71	42		62	
72	72	72	43			
73	73	73	44		18, 104	
74	74	74	45		61, 62	
75*	75	75*			103	*発汗後飲水〜
76	〃	76				*2発汗吐下後〜
77 *2	76	77 *2	△ *2			*3若少気者〜
78	〃	78 *3	46	24	67, 68	
〃	〃	79	〃			
79	77	80	47		64	
80	78	81	48			
81	79	82	49		68	
82	80	83	50		68	
83	81	84			68	
84	82	85	52	25	107, 187	
85	83	86			56	
86	84	87			56	
87	85	88			57	
88	86	89			57	
89	87	90			57	
90	88	91			58	
91	89	92			58	
92	90	93			90	
93	91	94	53		90	
94	92	95			90, 186	
95	93	96	△			
96	94	97	△			
97	95	98			29	
98	96	99	54	26	153	
99	97	100			155	

231

成都	南京上海	奥田	大塚	長沢	本訳書該当頁	備　考
99	99	*101				*服柴胡湯已〜
100	98	102				
101	99	103	55	27	157	
102	100	104	56	28	157	
103	101	105			159	
*104	〃	*106			156	*凡柴胡湯〜
105	102	107	57	29	104	
106	103	108	58	30	163	
107	104	109	59		164	
108	105	110	△		127	
109	106	111	60	31	63	
110	107	112	61		167	
111	108	113				
112	109	114				
113	110	115	△		115	
114	111	116	△		114,115	
115	112	117	62		96	
116	113	118				
117	114	119	63			
118	115	120			115	
119	116	121			114,116	*脈浮宜以〜
*120	〃	*122				
〃	〃	*2 123				*2 欲自解者〜
121	117	124	64		98	
122	118	125	65		96	
123	119	126				
124	120	127	△		190	
125	121	128			107	
126	122	129			106,107	
127	123	130	66			
128	124	131	67		63,64	
129	125	132	68		18	
130	126	133	69		65	
131	127	134				

成都	南京上海	奥田	大塚	長沢	本訳書該当頁	備　考
太陽病（下）						
132	128	135				*何謂蔵結〜
〃	*129	〃				
133	130	136				
134	131	137			69,78	
*135	〃	*138	*70		70,71	*結胸者項亦〜
136	132	139				
137	133	140			76	
138	134	141	71			
139	135	142	72	32	71,76	
140	136	143	73			
141	137	144	74	33	72,76	
142	138	145	75		73	
143	139	146	△			
144	140	147	△			
145	141	148	76			
*146	〃	〃	〃		75	*寒実結胸〜
147	142	149			176	
148	143	150			167	
149	144	151	77		169	
150	145	152			170	
151	146	153	78		162	
152	147	154	79	34	165	
153	148	155	80		157	
154	149	156	81	35	78,79	
155	150	157	△		176	
156	151	158			78	
157	152	159	82	36	77	
158	153	160	83			
159	154	161	〃		83	
160	155	162	〃		84	
161	156	163	〃		86	
162	157	164	84	37		
163	158	165	85	38	82	
164	159	166	86			
165	160	167				

成都	南京上海	奥田	大塚	長沢	本訳書該当頁	備 考
166	161	168	87		85	
167	162	169				
168	163	170	88			
169	164	171	△			
170	165	172	△			
171	166	173	89		188,189	
172	167	174				
173	168	175	90	42	142	
174	169	176	91	43	142	
175	170	177	92		143	
176	171	178			176	
177	172	179	93	40	172	
178	173	180	94	39	87	
179	174	181	95		119,120	
180	175	182	96		120	
181	176	183	97	41	141	
182	177	184	98		102	
183	178	185			101	
陽明病						
184	179	186				
185	180	187	99	44	123,126	
186	181	188			125,126	
187	182	189			122	
188	183	190				
189	184	191				
190	185	192	100		125	*傷寒発熱〜
〃	〃	193	101*			
191	186	194				
192	187	195			126,180	
193	188	196				
194	189	197				
195	190	198			144	
196	191	199	102		144	
197	192	200			151	
198	193	201				
199	194	202			137	
200	195	203				
201	196	204				
202	197	205			141	
203	198	206				
204	199	207				
205	200	208				
206	201	209				
207	202	210				
208	203	211				
209	204	212			136	
210	205	213			137	
211	206	214			137	
212	207	215			127	
213	208	216	103	*(45)	130,137	*他に同文なし
214	209	217	104		138,139	
215	210	218			151	
〃	〃	219*				*直視〜
216	211	220			151	
217	212	221	105		130	
218	213	222	106		129,139	
219	214	223	107			
220	215	224			130	
221	216	225			170	
222	217	226				
223	218	227				
224	219	228	108	47	173,188	
225	220	229	109			
226	221	230	110			*若渇欲飲水〜
〃	222*	231*	〃			*2若脈浮発熱〜
〃	*2 223	*2 232	〃			
227	224	233				
228	225	234				
229	226	235				
230	227	236			140	
231	228	237	111			
232	229	238	112		176	

成都	南京上海	奥田	大塚	長沢	本訳書該当頁	備考
233	230	239	113		176	
234	231	240	114			*脈但浮〜
〃	232*	〃	〃			
235	233	241	115		135	
236	234	242			139	
237	235	243			140	
238	236	244	116	46	148	
239	237	245	117		146	
240	238	246	118		130	
241	239	247			129	
242	240	248				
243	241	249	119		130	
244	242	250			131	
245	243	251	120		145,217	
246	244	252				
247	245	253				
〃	〃	254*				*陽脈実〜
248	246	255				
249	247	256			133	
250	248	257	121		127,174	
251	249	258			127	
252	250	259			129,138	
253	251	260			19,138	
254	252	261	122		132	
255	253	262				
256	254	263			132	
257	255	264				
258	256	265	123		173	
259	257	266				
〃	258*	267*				若脈数不解〜
260	259	268				
261	260	269	124			
262	261	270	125		149	
263	262	271	126			

成都	南京上海	奥田	大塚	長沢	本訳書該当頁	備考
少陽病						
264	263	272	127	48	153	
265	264	273	128		160	
266	265	274	129		160	
267	266	275	130		156	
〃	267*	276*	〃			*若已吐下〜
268	268	277			161,173	
269	269	278			161	
270	270	279			162	
271	271	280			162	
272	272	281				
太陰病						
273	273	282	131	49,50*		*他に同文なし
274	274	283			181,226	
275	275	284				
276	276	285	132		181	
277	277	286	133		18,178	
278	278	287			180	
279	279	288	134		179	*大実痛者〜
〃	〃	289*	〃	50*2		*2第2段
280	280	290			180	
少陰病						
281	281	291	135	51	182	
282	282	292	136		18,184	
283	283	293			186	
284	284	294			206	
285	285	295			204	
286	286	296			204	
287	287	297			207	
288	288	298			207	
289	289	299			207	
290	290	300			207,226	
291	291	301				
292	292	302			208	
293	293	303			198	

成都	南京上海	奥田	大塚	長沢	本訳書該当頁	備考	成都	南京上海	奥田	大塚	長沢	本訳書該当頁	備考
294	294	304			205		328	328	338				
295	295	305			208		329	329	339				
296	296	306			208		330	330	340				
297	297	307			208		331	331	341			222	
298	298	308			208		332	332	342			223	
299	299	309			208		333	333	343				
300	300	310			208		334	334	344			222	
301	301	311	137		185		335	335	345			221	
302	302	312	138		185		336	336	346			221	
303	303	313	139	52	195		337	337	347	160		224	
304	304	314	140	53	186		338	338	348	161		211	
305	305	315	141	54	187		339	339	349			224	
306	306	316	142	55			340	340	350				
307	307	317	143		194		341	341	351			222	
308	308	318					342	342	352				
309	309	319	144	56	217		343	343	353				
310	310	320	145				344	344	354			227	
311	311	321	146	57	200		345	345	355			228	
312	312	322	147		201		346	346	356			228	
313	313	323	148		201		347	347	357			225	
314	314	324	149	58	191		348	348	358			227	
315	315	325	150		192		349	349	359			216	
316	316	326	151	59			350	350	360	162	65	219	
317	317	327	152	60	191		351	351	361	163		218	
318	318	328	153		198		〃	352*	362*	〃			*若其人～
319	319	329	154	61	196		352	353	363	164		216	
320	320	330	155		203		353	354	364	165		216	
321	321	331	156		203		354	355	365	166			
322	322	332					355	356	366	167			
323	323	333	157	62	188		356	357	367			213	
324	324	334	158		188,190		357	358	368				
325	325	335					358	359	369	168		212	
厥陰病							359	360	370			226	
							360	361	371			227	
326	326	336	159	63	209,210		361	362	372			227	*少陰負趺陽～
327	327	337			226		〃	〃	373*				

成都	南京上海	奥田	大塚	長沢	本訳書該当頁	備 考
362	363	374			220	
363	364	375				
364	365	376			226	
365	366	377				
366	367	378			227	
367	368	379			227	
368	369	380			226	
369	370	381	169		216	
370	371	382	170			
371	372	383	171			
372	373	384				
373	374	385			219	
374	375	386			219	
375	376	387				
376	377	388			216	
377	378	389	172		217	
378	379	390			219	
379	380	391				
380	381	392				

成都	南京上海	奥田	大塚	長沢	本訳書該当頁	備 考
霍乱病						
381	382	393				
382	383	394				
383	384	395				
〃	〃	396*				*下利後〜
384	385	397	173			
385	386	398	174			
386	387	399				
387	388	400	175			
388	389	401	176			
389	390	402	177			
390	391	403	△			
陰陽易差後労復病						
391	392	404				
392	393	405	178			
393	394	406	179			
394	395	407	180			
395	396	408	181			
396	397	409	182			
397	398	410				

方剤名索引

イ

一甲復脈湯……………………………… 102
茵陳蒿湯………………………………… 148

ウ

烏梅丸…………………………………… 211
禹余糧丸………………………………… 58

オ

黄芩加半夏生姜湯……………………… 172
黄芩湯…………………………………… 172
黄連阿膠湯………………………… 195, 220
黄連湯………………………………87, 145

カ

加減復脈湯……………………………… 102
葛根黄芩黄連湯………………………… 93
葛根加半夏湯…………………………… 171
葛根湯……………………… 49, 139, 171, 174
瓜蒂散…………………………………… 189
乾姜黄芩黄連人参湯…………………… 212
乾姜附子湯……………………………… 109
甘草湯…………………………………… 200
甘草乾姜湯……………………………… 113
甘草瀉心湯……………………………… 81
甘草附子湯……………………………… 120

キ

桔梗湯…………………………………… 200

ク

苦酒湯…………………………………… 200

ケ

桂枝加葛根湯………………………… 13, 33

桂枝加桂湯……………………………… 98
桂枝加厚朴杏仁湯……………………… 32
桂枝加芍薬生姜各一両
　人参三両新加湯……………………… 37
桂枝加芍薬湯…………………………… 179
桂枝加大黄湯…………………………… 179
桂枝加附子湯……………………… 34, 112
桂枝甘草湯………………………… 95, 103
桂枝甘草竜骨牡蠣湯…………………… 96
桂枝去桂加茯苓白朮湯………………… 38
桂枝去芍薬加蜀漆竜骨牡蠣
　救逆湯………………………………… 96
桂枝去芍薬加附子湯…………………… 36
桂枝去芍薬湯…………………………… 35
桂枝湯……………………… 13, 28, 90, 139
桂枝二越婢一湯………………………… 52
桂枝二麻黄一湯………………………… 52
桂枝附子湯……………………………… 119
桂枝麻黄各半湯………………………… 50

コ

厚朴生姜半夏人参湯…………………… 105
黒錫丹…………………………………… 99
呉茱萸湯…………………………145, 193, 217
五苓散……………………………… 62, 103

サ

柴胡加芒硝湯……………………… 164, 176
柴胡桂枝乾姜湯………………………… 165
柴胡桂枝湯………………………… 162, 172
三甲復脈湯……………………………… 102
三物白散………………………………… 74

シ

四逆散…………………………………… 198
四逆湯……………………… 91, 113, 189, 216

梔子乾姜湯	68	抵当湯	64,65,146
梔子豉湯	67		
梔子柏皮湯	149	**ト**	
十棗湯	76	桃核承気湯	63
炙甘草湯	102	桃花湯	193
芍薬甘草湯	112,113	当帰四逆湯	218
芍薬甘草附子湯	110	**ニ**	
承気湯	139	二甲復脈湯	102
小陥胸湯	73	人参湯	179
生姜瀉心湯	80	**ハ**	
小建中湯	13,104	白頭翁湯	219
小柴胡湯	136,154,169,176	半夏散	201
小承気湯	128	半夏瀉心湯	79
小青竜湯	45	半夏湯	201
真武湯	107,187	**ヒ**	
参附湯	187	白通加猪胆汁湯	192
セ		白通湯	191
旋覆代赭湯	85	白虎加人参湯	13,142
タ		白虎湯	141,174,219
大黄黄連瀉心湯	82	**フ**	
大陥胸加厚朴湯	72	復脈湯	102
大胸陥丸	70	茯苓飲	104
大陥胸湯	71	茯苓甘草湯	104
大柴胡湯	163,176	茯苓桂枝甘草大棗湯	97
大承気湯	13,129,172,203	茯苓四逆湯	110
大青竜湯	47,53	附子瀉心湯	84
チ		附子湯	186
竹葉石膏湯	107	**マ**	
調胃承気湯	64,111,112,126,174	麻黄升麻湯	213
猪膚湯	201	麻黄湯	40,42,139,171
猪苓湯	196	麻黄附子甘草湯	185
ツ		麻黄附子細辛湯	185
通脈四逆湯	190,216	麻黄連軺赤小豆湯	149
テ		麻杏甘石湯	92
抵当丸	66		

麻子仁丸……………………… 133

リ

理中湯(＝人参湯) ……………… 179

理中湯加丁香呉茱萸……………… 107

苓桂朮甘湯……………………… 99

書名・人名索引

イ
- 『医宗金鑑』……………… 39, 107
- 『印機草』……………………… 95
- 『陰陽大論』…………………… 15

オ
- 汪済川 ………………………… 4
- 王叔和 ………………………… 4
- 王冰 ………………………… 199

カ
- 柯琴（韵伯）…………… 31, 87, 129

キ
- 『九巻』……………………… 15
- 許叔微 …………… 33, 55, 103, 158
- 『金匱玉函経』………………… 4
- 『金匱玉函要略方論』………… 4
- 『金匱要略』……… 4, 46, 77, 79, 82, 100

ク
- 『寓章草』…………………… 191

ケ
- 『経方実験録』…………… 50, 77
- 『外台秘要』………………… 82

コ
- 江瓘 ………………………… 203
- 江篁南 ……………………… 45
- 高保衡 ………………………… 4

シ
- 朱肱 ………………………… 17
- 『傷寒貫珠集』……………… 53

ス
- 『傷寒九十論』………… 33, 55, 158
- 『傷寒雑病論』………………… 3, 4
- 『傷寒総病論』………………… 74
- 『傷寒卒病論』………………… 3
- 肖伯章 …………………… 64, 84
- 舒馳遠 ……………………… 63
- 徐霊胎 …………………… 39, 87

セ
- 成無已 ………………………… 4
- 『赤水玄珠』………………… 105
- 『千金方』…………………… 82

ソ
- 『続名医類案』……………… 65
- 『甦生的鏡』………………… 58
- 『素問』……… 6, 7, 15, 54, 60, 96, 122, 155, 174, 195
- 孫奇 ………………………… 4

タ
- 『内経』……………… 64, 131, 209
- 『胎臚薬録』………………… 15

チ
- 治平本 ………………………… 4
- 『注解傷寒論』………………… 4
- 張意田 ……………………… 65
- 張隠庵 ……………………… 10
- 張介賓（景岳）…………… 9, 21
- 趙開美 ………………………… 4
- 張機 ………………………… 3
- 『張氏医通』………………… 106
- 張石頑 ……………………… 105
- 張仲景(機) …………………… 3
- 張伯祖 ………………………… 3

陳修園 …………………………… 20, 128
陳慎吾 …………………………… 39
陳遜斎 …………………………… 214

テ
程郊倩 …………………………… 132

ト
『遯園医案』 …………………… 64, 84

ナ
『難経』 …………………………… 6

ハ
馬元儀 …………………………… 95
『八十一難』 …………………… 15

フ
武威の医簡 ……………………… 14
『普済本事方』 ………………… 158

ヘ
『平脈弁証』 …………………… 15

ホ
方有執 …………………………… 78

メ
『名医類案』 …………………… 203

ヤ
山田正珍 ………………………… 15, 41

ユ
尤怡（在涇） …………………… 53, 123
喩昌 ……………………………… 191

ヨ
葉天士 …………………………… 39

リ
陸淵雷 …………………………… 35
林億 ……………………………… 4, 34

ル
『類経』 …………………………… 21

レ
『霊枢』 …………………………… 15, 25, 26, 118

ロ
龐安時 …………………………… 74

病症名・術語その他索引

ア

噫気…………………………………… 80
足太陽膀胱経………………………… 26

イ

胃家実…………………………… 122,126
胃脘部………………………………… 78
溢飲…………………………………… 46
イレウス……………………………… 72
陰黄………………………………… 180
陰寒盛極…………………………… 209
咽喉乾燥……………………………… 56
陰尽陽回…………………………… 209
陰盛格陽…………………………… 228
陰盛格陽証…………………………… 22
陰に発する…………………………… 22
陰平陽秘…………………………… 195
陰陽学説……………………………… 15
陰陽勝復…………………………… 210
陰絡………………………………… 198

ウ

温病…………………………… 116,118

エ

営弱…………………………………… 29
栄弱…………………………………… 29
衛気…………………………………… 25
衛強…………………………………… 29
壊病…………………………………… 41

オ

嘔悪…………………………………… 79
黄疸………………………………… 144
往来寒熱…………………………… 153

悪寒…………………………………… 27
温通…………………………………… 87
温粉…………………………………… 48

カ

蛔厥………………………………… 211
蛔虫…………………………………… 58
火逆…………………………………… 96
格拒………………………………… 190
格陽………………………………… 190
火劫…………………………………… 96
客気…………………………………… 82
滑脱………………………………… 194
痒み…………………………………… 51
肝炎………………………………… 166
乾嘔…………………………………… 77
汗家…………………………………… 58
丸剤と湯剤…………………………… 66
寒実結胸…………………………… 69,74
甘遂…………………………………… 72
寒の真仮……………………………… 22
甘瀾水………………………………… 97

キ

気化……………………………… 34,46
気機…………………………… 78,211
気口と人迎の脈…………………… 105
気痞…………………………………… 81
瘕…………………………………… 52
拒按………………………………… 179
狭義の傷寒…………………………… 6
夾雑証………………………………… 13
強主弱客……………………………… 82
協熱下痢……………………………… 93
胸満気喘……………………………… 32
虚煩…………………………………… 67

ケ

金破不鳴	202
桂枝湯の加減証	32
桂枝湯の禁忌証	39
迎瀉法	61
痙病	70
解肌	40
厥逆証	225
結胸	69
血室の定義	168
厥陰病	8
結脈	101
懸飲	77
兼証	13
蠲痰消痞	80

コ

紅汗	44
広義の傷寒	6
剛痙	70
頏顙	217
硬痛拒按	63
項背強几几	34
後服	72
合病	12
穀疸	144

サ

数脈	116
雑病	6
三陰経病	22
三陰病	8
散剤	62
三陽経病	22
三陽の合病	161, 173

シ

直中	12
衂家	45, 57
日晡潮熱	72
七情驚恐	101
湿熱発黄	147
炙甘草の量	43
尺中遅	55
柔痙	70
酒客病	40
主証	13
酒煎	102
純陰結	157
少陰病	8
消渇	8, 210
消渇病	210
傷寒	6, 24, 203
傷寒病	6
小汗法	50
『傷寒論』の学び方	20
『傷寒論』の六経	7
承気	133
小結胸	73
消穀善飢	210
焼針	96
小腹拘急	63
小腹鞕満	64
小腹満	66
少陽と陽明の併病	176
少陽病	8
除中	223
心下痞	78
心下痞鞕	80
真寒仮熱	23
心宮	101
真熱仮寒	23
心煩不眠	67
蕁麻疹	31
水飲内停の証	38

ス

- 水飲内停の証 ……………………… 38
- 水逆 ……………………………… 62
- 水府 ……………………………… 62
- 清穀の下利 ………………………… 8
- 精神分裂症 ……………………… 168
- 醒脾 ……………………………… 201

セ

- 舌苔 …………………………… 27, 62
- 喘家 ……………………………… 32
- 戦汗 ………………………… 11, 116
- 譫語 ………………… 115, 127, 151

ソ

- 瘡家 ……………………………… 57
- 臓厥 …………………………… 211
- 臓腑経絡弁証 …………………… 16
- 『素問』の六経 …………………… 7

タ

- 太陰温病 ………………………… 118
- 太陰病 …………………………… 8
- 内経13方 ………………………… 14
- 『内経』の弁証 …………………… 14
- 大結胸 ………………………… 70, 71
- 大便鞕の判断 …………………… 137
- 代脈 …………………………… 101
- 戴陽 …………………………… 190
- 太陽 …………………………… 25
- 太陽経証 …………………… 24, 27
- 太陽, 少陰の表裏「両感」証 …… 90
- 太陽傷寒 ………………………… 40
- 太陽傷寒証 ……………………… 42
- 太陽蓄血証 ……………………… 63
- 太陽蓄水証 ……………………… 61
- 太陽中風 ………………………… 28
- 太陽中風の病理 ………………… 29

病症名・術語その他索引　**243**

- 太陽と少陽の合病 ……………… 172
- 太陽と少陽の併病 ……………… 175
- 太陽と陽明の合病 ……………… 171
- 太陽と陽明の併病 ……………… 174
- 太陽の気 ………………………… 25
- 太陽病 ………………… 7, 24, 26, 118
- 太陽病の類証 …………………… 117
- 太陽腑証 …………………… 24, 27, 61
- 太陽腑証の成因 ………………… 66
- 太陽腑証の蓄血と蓄水の鑑別 … 66
- 短気 ……………………………… 77

チ

- 蓄血 ……………………………… 24
- 蓄水 ……………………………… 24
- チフス …………………………… 6
- 中陰溜腑 ………………………… 203
- 中風 ………………………… 24, 28
- 腸チフス ………………………… 194
- 潮熱 …………………………… 164
- 長脈 …………………………… 181
- 猪胆汁法 ………………………… 135
- 沈脈 ……………………………… 64

ツ

- 痛下 …………………………… 155
- 頭項強痛 ………………………… 26

テ

- 鄭声 …………………………… 151
- 抵当丸と抵当湯との違い ……… 66
- 伝経 ……………………………… 59
- 転矢気 ………………………… 138
- 転属 …………………………… 125
- 転入 …………………………… 125
- 伝変 ……………………………… 11

ト

- 潪 ……………………………… 81

疼煩……………………………… 119
土瓜根方………………………… 135

ナ

七日……………………………… 60

ネ

熱稀粥…………………………… 30
熱気痞…………………………… 82
熱結傍流………………………… 203
熱実結胸………………………… 74
熱入血室………………………… 168
熱の真仮………………………… 22

ハ

白飲……………………………… 75
発汗禁忌証……………………… 54
発汗法…………………………… 54
発狂……………………………… 65
八綱弁証………………………… 16
八法……………………………… 14
発熱……………………………… 27
発熱と悪寒……………………… 21
煩渇……………………………… 62
煩躁不寧………………………… 76

ヒ

痺………………………………… 119
微数の脈………………………… 116
痞塞……………………………… 83
微脈……………………………… 64
皮毛腠理………………………… 42
脾約証…………………………… 134
白虎湯証………………………… 62
病機……………………………… 160
表虚……………………………… 42
表虚裏実………………………… 135
表実……………………………… 42
表証……………………………… 24

病人もと微溏…………………… 68
標本中身の理論………………… 10

フ

風温……………………………… 118
風邪……………………………… 28
浮緊脈…………………………… 43
復方……………………………… 53
不伝経…………………………… 59
舞踏病…………………………… 168
浮脈……………………………… 26
浮脈と滑脈……………………… 141
趺陽脈…………………………… 133
分肉……………………………… 84

ヘ

併病……………………………… 12
変証………………………… 13,17,88
弁証・論治………………………… 5,18

ホ

胞宮……………………………… 168
亡血家…………………………… 57
膀胱失約………………………… 173
方剤の歴史……………………… 14
傍流……………………………… 203
奔豚……………………………… 97

マ

麻沸湯…………………………… 83
慢性腎炎…………………… 196,205

ミ

蜜煎導法………………………… 134
未病を治す……………………… 61
脈「陰陽俱緊」………………… 43
脈細微…………………………… 56
脈浮緊…………………………… 55
脈浮大…………………………… 75

脈「陽浮而陰弱」……………………… 29

ヨ

陽黄………………………………148, 180
陽結…………………………………… 157
陽盛格陰証…………………………… 23
陽に発する…………………………… 21
陽微結………………………………… 156
陽明…………………………………… 122
陽明経証……………………………… 139
陽明と少陽の合病…………………… 172
陽明熱証……………………………… 141
陽明病………………………………… 8
陽明病外証……………………… 122, 124
陽明病虚寒証………………………… 143

リ

裏急後重……………………………… 88
裏の虚寒……………………………… 58
両感証…………………………… 24, 185
淋家…………………………………… 56

ロ

六経…………………………………… 7
六経病証……………………………… 8
六経分証……………………………… 5
六経弁証……………………………… 16

ワ

「或証」………………………………… 187

編著者劉渡舟教授について

　劉渡舟教授（1917年生れ）は幼少の頃，体が弱くよく病気をし，その治療のために中医と接する機会が多かった．縁があり，ある先生に師事すること六年，理論基礎の学習に最初の三年を費し主として張・馬氏注の『黄帝内経』を，また『本草三家注』『注解傷寒論』『金匱心典』などの著作を学ぶ．第二段階としての次の三年間は『医宗金鑑』中の臨床課程にあたる「雑病心法要訣」「婦科心法要訣」「幼科心法要訣」の講義を受け，学習のかたわらその暗誦を命ぜられる．その後先生の指示により『医宗金鑑』を購読しその学習に専念するが，『訂正傷寒論注』に特に興味をひいたことから『傷寒論』の学習に没頭するようになる．

　1956年北京中医学院の創立とともに北京に赴任し，『傷寒論』の教鞭を担当すること今日にいたる．劉渡舟教授は弁証論治派に属されており，臨床を非常に重視されている．「中医学は独自のまとまった理論体系をもっており，まず中医基礎をしっかり身につけなければならない；『傷寒論』を読む場合，臓腑経絡は六経弁証の物質的基礎であるという認識を必要とする；また他の古典著作の理解を通じて『傷寒論』を読むこと」を講師や学生に強調している．

　主要な著作としては『傷寒論通俗講話』『傷寒論十四講』『傷寒論詮解』『傷寒論選読』『医宗金鑑・傷寒心法要訣白話解』などがある．

　現在は北京中医学院傷寒金匱教研室主任教授，国務院学位委員会（医学）学科評議組委員，北京市高等教育局評議審査委員会中医評議審査組委員，中華全国中医学会理事，中華全国中医学会中医理論整理研究委員会常務委員などの職にあり，文字通り中国における中医学権威者の一人である．

1983年4月13日

兵　頭　　明

訳者あとがき

　日本では，吉益東洞を中核とした古方派の傷寒論研究が主流を占め，『黄帝内経』と『傷寒論』とは異質の医学であるとする考え方が有力である．『内経』の臓腑経絡の思想と，『神農本草経』の薬物理論とを縦横に駆使し，五経一貫の立場から『傷寒論』を解釈した内藤希哲の『医経解惑論』などは例外に属する．

　中国では，成無已の『注解傷寒論』以来，『傷寒論』は『内経』と同じ世界観の上に成立っているとする考え方が主流であり，本書の原著『傷寒論通俗講話』も，いうまでもなくこの立場に立った解説書である．

　原著の編著者である北京中医学院の劉渡舟教授は，共訳者の兵頭明が詳しく紹介しているように，現代中国の傷寒論研究の第一人者である．日本への招聘講演，『中医臨床』誌の座談会，北京での日中傷寒論シンポジウムなどを通じて筆者も親しくその謦咳に接し，劉先生の重厚な人柄と深い学識に尊敬の念を深くしている．

　古方派を主体にした日本の傷寒論解説書を読み慣れた方々は，本書の解説を読んで異質でなじめない感触を受けるかも知れない．しかし本書を一読して現代中国の主流派の傷寒論解釈を知って頂くのも決して無駄ではないと思う．

　中医学を学んだ方々にとっては，本書の解説は判り易いと思うので，八綱弁証の基本である傷寒論学習の足掛りとして，豊富な臨床例をまじえた本書を大いに利用して頂きたいと思う．

　原著には記されていないが，文中引用の傷寒論条文や関連事項に条文番号を附けて読者の便を計った．本書を読む際に条文番号の記された傷寒論原典を手元において参考にして頂きたい．条文番号は中医学院教材である『傷寒論釈義』や『傷寒論選読』などに用いられている慣用のものとした．

　日本と中国とでは条文番号にずれがあるので，巻末に奥田謙蔵著『傷寒論講義』，大塚敬節著『傷寒論解説』等の該当する条文番号を併記して一覧表とした．

　中国医学の"陰盛格陽""膀胱気化""熱結傍流"などの独自の術語については，術語を生かし原文のニュアンスを尊重するために一般的には原文のまま用

いたが，難解なものは傍注をつけたり意訳したりした．翻訳は訳者四人が分担して行ってから調整したが，不十分な点があるかも知れない．諸賢の御叱正を抑ぎたいと思う．

　1981年1月に王府井の新華書店で原著を求め，宿舎の北京飯店で通読しながら本書の翻訳紹介を企図したのであるが，幸いにも有能な共訳者に恵まれ，東洋学術出版社の山本，谷田両氏の献身的な努力によって，予想外に早く世に出すことができた．

　本書が読者諸賢の傷寒論研究の一助となり，更に日中両国の東方医学の交流にいささかなりとも貢献できるならば，訳者一同の喜びこれに過ぎるものはない．

1983年4月1日

勝　田　正　泰

【訳者略歴】

勝田正泰（かつた・まさやす）
1925年（大正14年）～2005年。日本医科大学卒業。日本東洋医学会名誉会員、勝田医院院長。
著書：『気をめぐる冒険』（柏樹社）、『金匱要略解説』『難経解説』『現代語訳黄帝内経素問』『現代語訳黄帝内経霊枢上巻』共訳、『中国傷寒論解説続編』監訳・共訳、『現代語訳奇経八脈考』訳（以上、東洋学術出版社刊）

川島繁男（かわしま・しげお）
1926年（大正15年）生まれ。千葉医科大学付属薬学専門部（現・千葉大学薬学部）卒業。一元製薬株式会社学術部勤務。雑誌『漢証』主編。

菅沼 伸（すがぬま・しん）
1954年（昭和29年）～2012年。北京中医学院卒業。中医師（中国）。神奈川県立総合リハビリテーション・センター職員。
監修：『漢方方剤ハンドブック』『いかに弁証論治するか』（ともに東洋学術出版社刊）

兵頭 明（ひょうどう・あきら）
1954年（昭和29年）生まれ。北京中医学院卒業。中医師（中国）。学校法人後藤学園中医学研究所所長。
訳書：『難経解説』『朱氏頭皮針』（共訳）、『針灸学』［基礎篇］［臨床篇］［経穴篇］［手技篇］『写真でみる脳血管障害の針灸治療』（監訳）、『中医弁証学』『臨床経穴学』『中医鍼灸臨床発揮』（以上、東洋学術出版社刊）

中国傷寒論解説

1983年5月15日	上製　第1版第1刷発行
1993年8月10日	第6刷発行
2001年3月22日	並製　第1版第1刷発行
2019年5月20日	第4刷発行

■著　者　　劉　渡舟
■訳　者　　勝田正泰　川島繁男　菅沼 伸　兵頭 明
■発行者　　井ノ上 匠
■発行所　　東洋学術出版社
〒272-0021　千葉県市川市八幡2-16-15-405
販売部　電話 047(321)4428　FAX 047(321)4429
e-mail　hanbai@chuui.co.jp
編集部　電話 047(335)6780　FAX 047(300)0565
e-mail　henshu@chuui.co.jp
ホームページ　http://www.chuui.co.jp/

印刷・製本―――丸井工文社

2001　Printed in Japan©　　　　ISBN978-4-924954-65-6　C3047

中医基本用語辞典

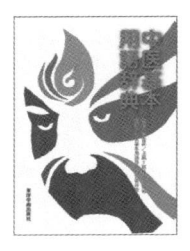

監修／高金亮　主編／劉桂平・孟静岩　翻訳／中医基本用語辞典翻訳委員会　Ａ５判　ビニールクロス装・函入　872頁　本体8,000円＋税

中医学の基本用語約3,500語を，収載。引きやすく，読みやすく，中医学の基礎がしっかり身に付いて，学習にも臨床にも役立つ1冊。

- ●中医学の専門用語を，平易な説明文で解説。中医学の基礎がしっかり身に付く。
- ●用語を探しやすい五十音順の配列を基本にしながら，親見出し語の下に子見出し語・孫見出し語を配列してあるので，関連用語も参照しやすい。
- ●中医病名の後ろには，代表的な弁証分型が子見出し語として併記されており，用語の解説に加えて弁証に応じた治法・方剤名・配穴など，治療の際の参考になる情報もすぐに得られる。
- ●類義語集・年表・経絡図・中薬一覧表・方剤一覧表など，付録も充実。

［原文］傷寒雑病論

Ｂ６判上製　三訂版　440頁　本体3,500円＋税

『傷寒論』『金匱要略』の合冊本。明・趙開美本『仲景全書』（内閣文庫本）を底本とする。1字下げ条文を復活，旧漢字を使用。原典に忠実なテキストとして高い評価を受ける。

現代語訳　宋本傷寒論

劉渡舟・姜元安・生島忍編著　Ａ５判並製　834頁　本体8,600円＋税

原文と和訓の上下2段組。北京図書館所蔵の宋本傷寒論の全条文に［原文・和訓・注釈・現代語訳・解説］を付した総合的な傷寒論解説。著者は，日本の傷寒論研究に絶大な影響を与えた『中国傷寒論解説』（小社刊）の著者。

金匱要略解説

何任（浙江中医学院教授）著　勝田正泰監訳
内山恵子・勝田正泰・庄司良文・菅沼伸・兵頭明・吉田美保訳
Ａ５判並製　680頁　本体5,600円＋税

『中国傷寒論解説』（劉渡舟著・小社刊）とともに，名著の誉れ高い解説書。［原文―訓読―語釈―解説―索引］の構成。

中医病因病機学

宋鷺冰著　柴﨑瑛子訳　Ａ５判並製　608頁　本体5,600円＋税

病因病機は中医学の核心中の核心。患者の証候を分析し，病因と病態メカニズムを明らかにすることによって，治療方針を立てるのが中医学の最大の特徴。その病因病機を専門に解説した名著の1冊。

中医弁証学

柯雪帆著　兵頭明訳　Ａ５判並製　544頁　本体5,100円＋税

証を羅列的・静止的に捉えるのではなく，立体的・動態的に捉える画期的な解説書。1つの証がどのような経過をたどり，どのような予後にいたるかを予想してはじめて，現実性のある臨床を行うことができる。

傷寒論を読もう

髙山宏世著　Ａ５判並製　480頁　本体 4,000 円＋税
必読書でありながら，読みこなすことが難しい『傷寒論』を，著者がやさしい語り口で条文ごとに解説。初級者にも中級者にも，最適。40種の患者イラスト入り「重要処方図解」付きで，臨床にも大いに参考になる。

金匱要略も読もう

髙山宏世著　Ａ５判並製　536頁　本体 4,500 円＋税
慢性疾患治療における必読書『金匱要略』を，条文ごとに著者がやさしい語り口で解説。同著者による好評の書『傷寒論を読もう』の姉妹篇。50種の患者イラスト入り「処方図解」付き。初級者にも中級者にも最適の１冊。

臨床力を磨く
傷寒論の読み方 50

裴永清著　藤原了信監訳　藤原道明・劉桂平訳
Ａ５判並製　312頁　本体 3,800 円＋税
劉渡舟先生を師とする著者が，長年の臨床経験にもとづき，『傷寒論』の50の論題に関する緻密な考察を述べる。古典理論によって，『傷寒論』の難点をすっきりと解決し，治療効果を発揮するための実践的な考え方を提示する。

わかる・使える
漢方方剤学

小金井信宏著
[時方篇]　Ｂ５判並製　352頁　本体 4,200 円＋税
今までにない面白さで読ませる方剤学の決定版。知らず知らずのうちに広大な中医学の世界へと誘う魅力ある解説書。経方（傷寒・金匱）以降に開発された中国歴代の名方20処方を徹底的に解説。
[経方篇１]　Ｂ５判並製　340頁　本体 4,200 円＋税
『傷寒・金匱』の経方11処方の解説。各方剤を図解・表解・比較方式で系統的に解説。これほど興味を引き立てる方剤解説はそう多くはない。

中医学ってなんだろう
①人間のしくみ

小金井信宏著
Ｂ５判並製　336頁　２色刷り　本体 4,800 円＋税
文化の壁を越え，中医学的な考え方を学ぶ。読めば読むほど，中医学が面白くなる一冊。やさしいけれど奥深い，中医学解説書。はじめて学ぶ人にもわかりやすく，「陰陽五行」「生命と精」「経絡・臓象・気血津液」など，中医学独特の考え方も詳しく紹介。

名医の経方応用
──傷寒金匱方の解説と応用

姜春華・戴克敏著　藤原了信監訳　藤原道明・劉桂平訳
Ａ５判並製　592頁　本体 5,400 円＋税
上海の名老中医・姜春華教授の講義を整理・加筆。『傷寒・金匱』収載の約160方剤について，構成生薬・適応証・方解・歴代名医の研究・応用を解説，エキス剤にも応用可能。200例以上の症例とその考察は中医臨床のモデル。漢方入門者から上級者まで，長く使える１冊。

標準　中医内科学

張伯臾主編　董建華・周仲瑛副主編　鈴木元子・福田裕子・藤田康介・向田和弘翻訳　Ｂ５判並製　424頁　本体4,600円＋税

内科でよく見られる代表的な48病証の弁証治療を解説。老中医たちが心血を注いで編纂した，定評ある「第五版教科書」の日本語版。古典文献の引用が豊富。日常の漢方診療に役立つ基本知識が確実に身につく標準教科書。

図解・表解　方剤学

滝沢健司著　Ｂ５判並製　２色刷　600頁　本体7,200円＋税

方剤学は漢方治療を行ううえで欠かすことのできない学問であるといってよい。本書は，本格的に中医学を実践してきた著者が，中国で教科書として用いられている方剤学のテキストをもとに，独自の視点と方法でまとめ上げた実用的な参考書である。

医学生のための漢方医学【基礎篇】

安井廣迪著　Ａ４変形判並製　242頁　本体4,200円＋税

医学生向け漢方セミナーで好評の入門テキスト。歴史と現況を把握したうえで，臨床で必要な中医学と漢方医学の最低限の基本知識を学べる。巻末には便利な「生薬一覧」「処方一覧」「医事年表」付き。

[実践講座] 中医弁証

楊亜平主編　平出由子翻訳　Ａ５判並製　800頁　本体5,800円＋税

医師と患者の会話形式で弁証論治を行う診察風景を再現。対話の要所で医師の思考方法を提示しているので，弁証論治の組み立て方・分析方法・結論の導き方を容易に理解できる。本篇114，副篇87，計201症例収録。

中医診断学ノート

内山恵子著　Ｂ５判並製　184頁　本体3,200円＋税

チャート式図形化で，視覚的に中医学を理解させる画期的なノート。中医学全体の流れを俯瞰的に理解できるレイアウト。平易な文章で要領よく解説。増刷を重ねる好評の書。

やさしい中医学入門

関口善太著　Ａ５判並製　204頁　本体2,600円＋税

入門時に誰もが戸惑う中医学の特異な発想法を，爽やかで楽しいイラストと豊富な図表で解説。３日間で読める中医学の入門書。本書に続いて『中医学の基礎』を学ぶのが中医学初級コース。

中医学の基礎

平馬直樹・兵頭明・路京華・劉公望監修
Ｂ５判並製　340頁　本体5,600円＋税

中国の第５版教材をもとに，日本人が学びやすいように徹底的に吟味推敲された「中医学基礎理論」の決定版。日中共同編集による権威ある教科書。初学者が必ず学ぶ必読書。『針灸学』[基礎篇]を改訂した中医版テキスト。

今、甦る—東洋医学の「知」の源泉。

中国伝統医学の最大の聖典—
二大古籍に和訓と現代語訳

- ●わかりやすいポピュラーなテキスト ●東洋医学臨床家必読の書
- ●［原文・注釈・和訓・現代語訳・解説・要点］の構成

A5判上製／函入／縦書。原文（大文字）と和訓は上下2段組。

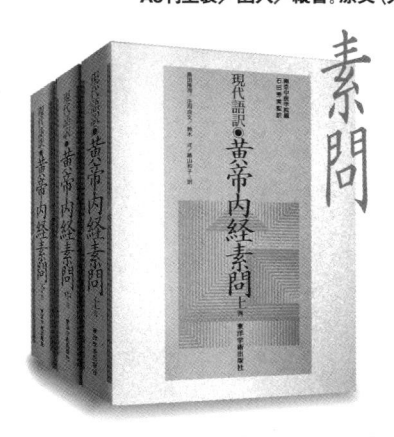

現代語訳●黄帝内経素問［上・中・下巻］

監訳／石田秀実（九州国際大学教授）

［上巻］512頁／本体 10,000円＋税
［中巻］458頁／本体 9,500円＋税
［下巻］634頁／本体 12,000円＋税
【全巻揃】本体 31,500円＋税

現代語訳●黄帝内経霊枢［上・下巻］

監訳／石田秀実（九州国際大学教授）・
白杉悦雄（東北芸術工科大学助教授）

［上巻］568頁／本体 11,000円＋税
［下巻］552頁／本体 11,000円＋税
【全巻揃】本体 22,000円＋税

東洋学術出版社

販売部：〒272-0021 千葉県市川市八幡2-16-15-405 電話047-321-4428
フリーダイヤルFAX 0120-727-060 E-mail:hanbai@chuui.co.jp
ホームページ http://www.chuui.co.jp

新しいイメージの中医学学習雑誌

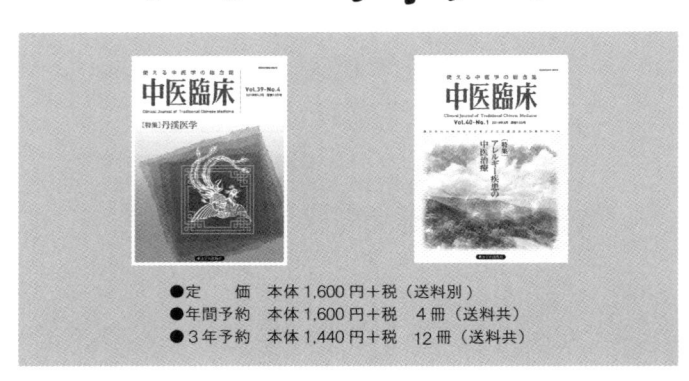

[季刊] 中医臨床

- ●定　　価　本体 1,600 円＋税（送料別）
- ●年間予約　本体 1,600 円＋税　4 冊（送料共）
- ●3 年予約　本体 1,440 円＋税　12 冊（送料共）

中医学を初歩からマスターできる雑誌

短期間に自力で臨床ができることが目標

できるだけ短期間に中医学をマスターしていただき，自力で臨床ができる力をつけていただくことを第一の目標に編集を進めています。中医学を分散的でなく系統的に学べることを念頭に置きながら，疾患・症状の病態本質を見分け，処方・配穴・手技を的確に運用できる能力を身につけることをめざしています。

漢方エキス製剤の中医学的運用

毎号疾患・症状・方剤別の興味深い特集を掲載。疾患の病因病機の分析に重点を置き，症状のどのような変化にも対応できる能力を培います。「病名漢方」でなく，「弁証漢方」に重点を置きながら，エキス製剤の運用効果の向上をめざしています。

読者と双方向性のコミュニケーション

「症例相談」や「症例討論」「質問」のコーナーを設け，読者と双方向のコミュニケーションを強め，臨床力向上をめざしています。「弁証論治トレーニング」では，出題された症例に多くの読者が回答を寄せ，それにコメンテーターが親切に解説を加えています。活気のあるコーナーです。

バラエティーに富んだ誌面

中医学の基礎理論や用語解説など初級者向けのやさしい記事から，高度な難病治療の文献まで，漢方と針灸の両分野を中心に，講演・インタビュー・取材記事・解説記事・症例検討・理論検討・翻訳文献・研究動向・食養・コラム・書籍紹介・ニュース……など多彩な内容。

ご注文はフリーダイヤルFAXで
0120-727-060

東洋学術出版社

〒272-0021　千葉県市川市八幡 2-16-15-405
電話：（047）321-4428
E-mail：hanbai@chuui.co.jp
URL：http://www.chuui.co.jp